U0188671

艾瑞克森
催眠治疗大典

The Collected Works of Milton H. Erickson

总主译 · 杨丽萍

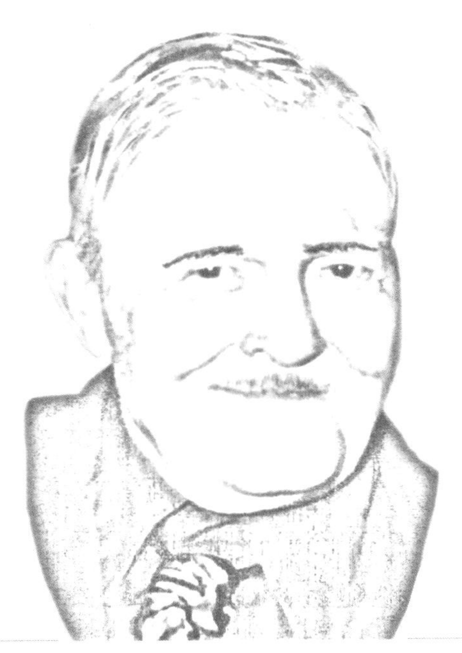

BASIC HYPNOTIC
INDUCTION AND
SUGGESTION

2 基本催眠引导与暗示

编著

[美]Milton H. Erickson

[美]Ernest L. Rossi

[美]Roxanna Erickson-Klein

[美]Kathryn L. Rossi

主译 · 金　焰

上海科学技术出版社

图书在版编目（CIP）数据

基本催眠引导与暗示 / （美）米尔顿·艾瑞克森等编著 ; 杨丽萍总主译 ; 金焰主译. -- 上海 : 上海科学技术出版社, 2024.1
（艾瑞克森催眠治疗大典）
书名原文: Basic Hypnotic Induction and Suggestion (The Collected Works of Milton H. Erickson)
ISBN 978-7-5478-6351-0

Ⅰ. ①基… Ⅱ. ①米… ②杨… ③金… Ⅲ. ①催眠治疗 Ⅳ. ①R749.057

中国国家版本馆CIP数据核字(2023)第209424号

基本催眠引导与暗示(艾瑞克森催眠治疗大典)

编　著　[美]Milton H. Erickson
[美]Ernest L. Rossi
[美]Roxanna Erickson-Klein
[美]Kathryn L. Rossi
总主译　杨丽萍
主　译　金　焰

上海世纪出版(集团)有限公司
上海科学技术出版社　出版、发行
(上海市闵行区号景路159弄A座9F-10F)
邮政编码 201101　www.sstp.cn
徐州绪权印刷有限公司　印刷
开本 720×1000　1/16　印张 23
字数: 400千字
2024年1月第1版　2024年1月第1次印刷
ISBN 978-7-5478-6351-0/R·2856
定价: 98.00元

内容提要

《艾瑞克森催眠治疗大典》第 2 卷《基本催眠引导与暗示》共 4 篇，16 章。

本书介绍了催眠的基本知识、历史与现状，是由米尔顿 · 艾瑞克森（以下称艾瑞克森）、简 · 海利和约翰 · 威克兰德三人共同解读的有史以来最详细的催眠治疗逐字稿，是读者学习和理解艾瑞克森催眠的“抓手”。本书具体介绍了 6 种催眠技术，均为艾瑞克森原创，如双重束缚、间接暗示、手臂悬浮、双重沟通、震惊技术和催眠后暗示的行为和状态，有说明、有原理、有举例、有分析，仿佛是艾瑞克森催眠的百宝箱。

本书还引入了由欧内斯特 · 罗西（以下称罗西）首创的社会心理基因组学的核心概念，罗西试图用当代神经科学的发展来解释艾瑞克森催眠治疗的原理和机制，体现了其努力、用心和与时俱进。

本书内容经典、表述形式多样，适用于心理工作者、脑科学研究者、行为研究者、心身科学研究者、教育工作者及想改变人生的探索者。

译者名单

总 主 译·杨丽萍

主　　译·金　焰

参 译 者·刘蓓蓉

翻译助理·黄岳良　文柯翰

审　　校·杨丽萍

献 词

致敬两位才华横溢的前辈的生平和毕生作品
从中我们将不断获得更深的领悟

米尔顿・艾瑞克森（1901—1980 年）
欧内斯特・罗西（1927—2020 年）

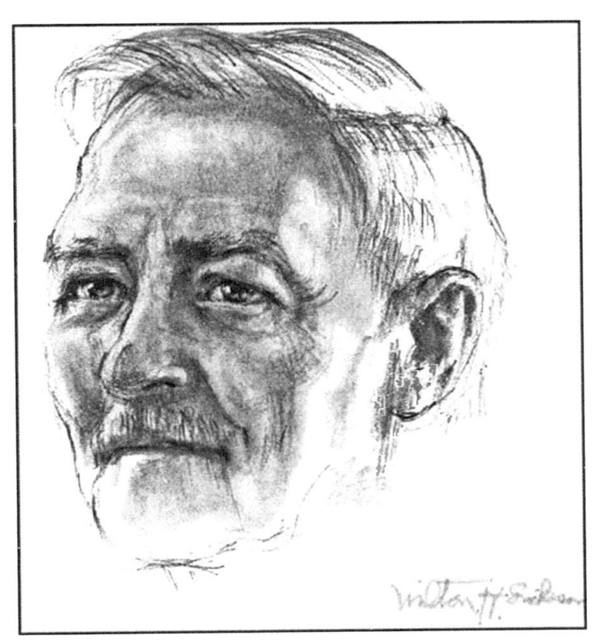

艾瑞克森博士(1901—1980年)

插画师:艾达·登格罗夫,1976年7月4日

中文版序

艾瑞克森因其自身的勇敢、出众的才华及神奇的治疗效果受到同事们的喜爱和敬畏。他又是那么慈祥、善良和细致入微。

他说:“催眠是一个人的爱刺激了另一个人的爱。”(Zeig, J.A., An Epic Life, p.296)

如果可以的话,记得在这些神奇的论文中拜见他。

你在阅读时很可能被催眠。

艾瑞克・格林列夫　博士
美国旧金山湾区米尔顿・艾瑞克森基金会创始人
第一位艾瑞克森催眠写作科学卓越成就奖获得者

1972年,我在研究生院就读时参加了催眠工作坊。在某次催眠演示中,一名牙医用催眠术麻醉了一位医生的手,接着他捏起医生手上一块皮肤直接将一根外科手术针穿了过去,然而医生却没有表现出任何不适的迹象。

从那一刻起,我迷上了催眠。催眠中的沟通是如何制造这种麻醉效应的……我能向谁去学催眠呢?

1年后,我第一次去凤凰城(菲尼克斯)向艾瑞克森学习催眠。令我万分惊讶的是,我见到的是一位身体因脊髓灰质炎(小儿麻痹症)后遗症受到极大限制,但在精神上和治疗中充满活力的男人。艾瑞克森就是这样的人,以至于我对学习催眠的热衷很快淡了下去,取而代之的,是我对艾瑞克森本人如何克服身体缺陷、如何生活、如何做治疗变得日渐着迷。我迷上了艾瑞克森,因为他面对逆境时表现得如此强大,他促使我想成为一个更优秀的人。

艾瑞克森是一名精神科医生,专攻简短速效的心理治疗方法。这让他明显不同于那些忙着开药或者习惯传统长程心理治疗的精神科医生。他是20世纪催眠和短期心理治疗领域最顶尖的专家,他对临床洞察和治疗艺术的影响至今仍在延续,无人能及。艾瑞克森有一种不可思议的能力,能够直达来访者的内心世界。他懂得如何在治疗中运用人类沟通的一切元素,包括手势、姿势、接触、语调和节奏,对来访者善加利用。

和很多治疗师一样,我也在艾瑞克森开创性努力的基础上做出了自身的贡献。欧内斯特·罗西(以下称罗西)在我之前与艾瑞克森一起工作。罗西整理了艾瑞克森的专业论文和文章,并将它们纳入神经科学的理论框架中。罗西的妻子凯瑟琳·罗西和艾瑞克森的女儿罗克珊娜·艾瑞克森·克莱因也贡献了她们各自的观点,供读者参考。

艾瑞克森得到了许多领域杰出人士的认可,其中包括人类学家玛格丽特·米德和格雷戈里·贝特森。也许他们也同样影响了艾瑞克森,因为他似乎比同时代的人更敏锐地意识到文化对催眠的影响。

艾瑞克森治疗中的文化视角让他的治疗工作更加贴近在中国从事心理治疗的专业人士。我有幸多次访问中国,并非常欣赏中国的智慧和文化。艾瑞克森的治疗模式与中国的实用理性非常契合,这样一来,引进他的疗法来发展中国的心理治疗实践就会变得更加容易。

市面上有许多研究和介绍艾瑞克森和他治疗工作的图书,但它们都来自他人的解读和诠释。有了这套丛书,读者们可以追溯到这一切的源头:艾瑞克森本人撰写的关于催眠和心理治疗的丛书。我建议你仔细阅读这套丛书,那么,你也会迷上艾瑞克森。

杰弗瑞·萨德　博士

美国米尔顿·艾瑞克森基金会主席

我很荣幸有机会为已故美国精神病学家艾瑞克森博士这套卓越的丛书撰写序言。这套丛书现已译成中文，供中国从事心理治疗的同仁阅读。艾瑞克森博士是一个独具一格的人，可谓前无古人、后无来者。对于学习和教学，他有着永无止境的欲望，在不可避免的复杂多变的心理治疗实践领域，他更是独辟蹊径、不断创新。

在最近对 31 个国家的 691 名临床催眠从业者进行的一项调查（这也是几十年来第一次进行如此有意义的调查）结果显示，71%的临床催眠从业者称他们使用的是艾瑞克森式的催眠方法（Palsson et al.，2023）。这突显了艾瑞克森博士的观点在当代催眠实践方面的影响力有多强大，以及他的催眠治疗方法如此地广受欢迎、历久弥新。他对人及人所遭遇到的各种问题进行了不计其数的极富洞察力的观察，并开创了大量行之有效的治疗方法。

艾瑞克森催眠方法所基于的是他凭一己之力拓展的对催眠的全新看法，他主张催眠是一种特殊的人际互动，而催眠状态简单地说就是被催眠对象回应这种互动时内在生发的某种心理状态。这种观点现在看来似乎显而易见，但在当时实属离经叛道，有违那个时代的普遍想法和专业见解。这种人际关系的全新视角使他的治疗产生了一个关键的转向，并极大地形塑了当代的心理治疗，即他会运用精心设计的策略来为患者创造全新的体验，以至于患者习以为常的一贯做法变得难以为继。

艾瑞克森的治疗方式与他同时代的一众治疗方法形成了鲜明对比，当时的主流看法是要让患者形成对于自身问题的洞见，并希望这种洞见能引发患者的改变，唯独艾瑞克森博士对创造某种似乎会让患者问题“自发”改变的情境感兴趣，这种情境既可以构建在患者内心，也可以创建于患者的环境。因此，当你阅读此书时，会发现书中那些以治疗目标为导向的催眠应用方式和心理治疗策略总是极富创意，甚至让人惊叹不已。因此，这套丛书适合慢慢品读、细心揣摩。我很荣幸以此序来预祝这位旷世奇才毕生之作中文版的出版。

迈克尔·亚普科　博士

临床心理学家

米尔顿·艾瑞克森基金会和国际催眠学会终身成就奖

意识制造了能够被意识到的问题，所以这些问题的解决之道，并不在意识之中，而在意识之外。

对艾瑞克森来说，意识和潜意识之间似乎并没有屏障，他可以随心所欲地抓取潜意识里的“药物”，极其有针对性地去治疗意识里的顽疾。

读艾瑞克森的文字，就是在读潜意识本身。这是潜意识意识化的过程，也是真正的觉悟之路。

曾奇峰
精神科副主任医师
中德高级心理治疗师
德中心理治疗研究院创始人、首任院长

艾瑞克森是美国临床催眠学会（American Society of Clinical Hypnosis）和《美国临床催眠杂志》的创始人，被誉为现代催眠之父。《艾瑞克森催眠治疗大典》系统、全面地介绍了艾瑞克森催眠思想、体系、方法及案例。丛书中文版的翻译出版，不仅是我国学习、应用和研究现代催眠的心理学人士的福音，也可以帮助一般大众应用现代催眠的技术和方法来提高自己的工作效率和生活的幸福感。

孙时进
复旦大学心理研究中心

艾瑞克森是现代催眠治疗的主要代表人物。他独树一帜又不拘一格的治疗手法既引起心理治疗学圈的兴趣，又令人感到难以捉摸。他的弟子罗森（Sidney Rosen）指出了所谓的“艾瑞克森式悖论（Ericksonian paradox）”现象：这位操弄大师（催化者）允许并激发来访者巨大的自由。然而，如果我们能够越过表面的矛盾，就会发现艾瑞克森在简洁的手法中完成了所有心理治疗必备的核心操作。这意味着他对心理治疗有根本的掌握。此次《艾瑞克森催眠治疗大典》中文版的问世，让中文读者能够以第一手资料来深入理解艾瑞克森在心理治疗本质及方法上的洞见。该丛书是所有心理治疗者必备的参考著作。

李维伦
台湾政治大学哲学系教授
《存在催眠治疗》作者
存在催眠治疗学会(中国台湾地区)创会理事长
华人心理治疗基金会董事
华人本土心理研究基金会董事
杜肯大学临床心理学博士

艾瑞克森是当代的催眠之父，他留下了不计其数的催眠治疗案例及催眠治疗技巧。艾瑞克森不仅对世界催眠治疗和心理治疗有所贡献，而且培养出许多当代的心理治疗大师，启发了许多心理治疗学派。这套丛书结合了所有与艾瑞克森相关的文献、论文、案例，甚至他与学生们的对话。同时，这套丛书里的资料经过艾瑞克森第一代大弟子罗西老师、第二代大弟子萨德博士的整理，确保了资料的精准和可信。

通过杨丽萍(总主译)、于收、金焰、刘蓓蓉、于连香等人的翻译，我们得以窥见艾瑞克森的伟大之处。这套丛书一共有 16 卷，如果您也想在心理治疗、催眠治疗领域不断精进，那么这套丛书是值得珍藏的“传家之宝”。瞻阅伟人的事迹，对我们就会有所启发。艾瑞克森的人生意义就在于启发更多人活出精彩的人生。

我非常敬佩杨丽萍及翻译团队成员的热情和毅力。《艾瑞克森催眠治疗大典》是跨时代的巨作，将为心理学界爱好催眠的同行们带来福音，不容错过，真诚推荐给您。

洪伟凯
纽约哥伦比亚大学心理咨询硕士
艾瑞克森学派讲师、治疗师、翻译

艾瑞克森并不为他的治疗模式甚至人格理论做任何定义，他个人也不刻意书写专业出版。这是艾瑞克森催眠有别于其他治疗学派的一大特色，这赋予了后续追随者无限发展的空间，而让艾瑞克森催眠得以生生不息。

这样也造成了学习者的困难，因为没有一个可以依循的固定方法。《艾瑞克森催眠治疗大典》的出版，将艾瑞克森散落的论文分门别类结集成册，方便学习者从艾瑞克森本人的文字中探索其中奥妙。现今杨丽萍女士及翻译团队成员能够将其翻译成中文版，是我们心理工作者研究艾瑞克森催眠的巨大福祉和财富。

蔡东杰
精神科医师
华人艾瑞克森催眠治疗学会创会理事长
《催眠治疗实务手册》作者

中文版前言

人生无处不催眠

艾瑞克森催眠语言中有个重要的核心词——ideamotor，从字面直译很难表达作者背后的深刻含义。中国文化的理解中最接近的表达是"起心动念"，只不过用在艾瑞克森催眠语言中，"念起心动"更为贴切。

"起心动念"只在一瞬间，而许多人的人生轨迹便在这样一个个的瞬间岔道中，进入了另外一条崭新的探索之路。

我的"念起心动"是在6年前，在阅读于收老师翻译的《艾瑞克森催眠教学实录》4卷书期间，被书中的案例深深吸引。这些书还激起了我更多的好奇：另外的12卷讲了什么？艾瑞克森是当代催眠之父，他对当代催眠治疗技术和临床案例的贡献之大，至少目前无人能超越。然而，对于艾瑞克森，除了简·海利和杰弗瑞·萨德博士介绍艾瑞克森催眠治疗的3本书之外，可供国内读者和心理专业工作者了解、学习和深入阅读的专著和文献实在太少了。我们是否可以享受完整阅读艾瑞克森神奇的催眠治疗技术的饕餮大餐：从概念到实验、从理论剖析到完整的临床案例、从催眠逐字稿到教学实录的全部学习资料呢？

抱着这份好奇，我在国外的网站上查阅了大量艾瑞克森早期的论文，以及他在医学杂志上刊登过的文章。同时，也留意了首卷的开篇介绍，特别是艾瑞克森早年的个人经历。之后，更加坚定了这个决定：要从第1卷着手探索艾瑞克森催眠治疗研究与实践的始末。艾瑞克森催眠治疗的灵魂和利用原则，能最大限度地被应用于各种类型的患者和来访者，运用艾瑞克森独创的临床技术，能非常迅速地治疗当代困扰人们的各种严重心理问题。因此，16 卷书的引进翻译出版，将成为我们国内心理治疗领域的一个里程碑。

于是，从 2018 年开始，我联络了美国出版社，对接了米尔顿・艾瑞克森基金会，经萨德博士引荐版权方(即艾瑞克森女儿和欧内斯特・罗西博士)。与此同时，在国内我们也同步组建翻译团队，团队成员均来自研究艾瑞克森催眠治疗应用及热衷于此的同行，他们中有通读原著并坚持逐字逐句分析者，有已经翻译了其中 4 卷者，有沉浸并应用艾瑞克森催眠治疗十几年者，有同声翻译艾瑞克森催眠治疗理论者……他们是我们携手共同完成翻译任务的重要同伴。

签约了版权，我开始着手翻译第 1 卷至第 4 卷的案例，以治疗故事和有声阅读的形式在公众号里推送。这个初衷也是源于很多心理工作者对艾瑞克森催眠治疗技术的难以拿捏，似乎找不到抓手。我想从真实治疗案例故事入手，让一则则催眠故事唤起我们对艾瑞克森催眠治疗的探索。

“艾瑞克森催眠治疗故事”的翻译历时 2 年，伴随着 26 位艾瑞克森催眠治疗取向的心理咨询师的讨论、校对、录音等工作过程并完整地呈现。

在完成“艾瑞克森催眠治疗故事”翻译之后，我们翻译团队成员彼此已经过 2 年的磨合，于是开始了本套书第一阶段的翻译工作。确定了翻译流程：由我作为总主译，每本书确定一位主译及三位参译者，主译对自己所负责的分卷至少要翻译 2 遍。流转到总主译处的是主译译稿与另外三位参译译稿，由总主译对这些译稿进行审校、汇编并定稿；下一步由翻译助理以专业读者的身份对翻译完成稿进行全篇阅读，进行文字修改，阅读期间标记晦涩、难以理解之处；阅读完毕，再返回至总主译处，由总主译根据原文、主译译稿与参译译稿对这些晦涩、难以理解之处再次进行修改；修改结束，全文打印后再次阅读。最终交付给出版社的稿件实为翻译、审校、修订逾 10 遍的稿件。

翻译过程中，我时常会因作者治疗方法的妙不可言而兴奋得手舞足蹈地来回踱步，会因作者不露声色的睿智而拍案叫绝，也会因翻译到困境之处而想把面前的一堆译稿撕碎，有时也会因翻译了艾瑞克森的引导语而趴在桌子上睡着。然而，更多次地会自言自语道：艾老头，您怎么做到的！您是怎么做到的……

无论工作如何繁忙，无论环境如何挑战，我们翻译团队的伙伴们都提前完成了翻译任务，非常感恩我的同路人……在这里，请允许我非常隆重地介绍一下我们的团队成员：总主译及审校，杨丽萍；主译及参译者，于收、金焰、刘蓓蓉、于连香；翻译助理，文柯翰、黄岳良、瓦海燕、康宏民、金毅。

尽管经过反复 10 遍的翻译、讨论、修订、审校并最终定稿，我们依然感到语言文字的表达不甚完美，并不完全符合“信、雅、达”，因此我们团队敬盼广大读者斧正，并一同来学习和探索。

在 4 年翻译过程中，要感谢我的家人，身为骨科医生的先生在医学专业名词上给了我很多指导；远在英国就读格拉斯哥大学医学院脑科学的儿子，从他自己的专业角度给了我很多解答；还有我“杨家大院”的家人们每时每刻都在传递一种温暖的、安心的爱，让我在探索求知的路上走得更稳、更远……

漫漫路途，催眠之声伴随您……

《艾瑞克森催眠治疗大典》总主译　杨丽萍

2022 年 12 月平安夜

于上海

内容导读

本书分 4 篇，系统地介绍了催眠的引导与暗示。

首先，介绍了催眠的基本知识。例如，介绍了催眠的历史、催眠的常见问题、催眠现象的研究价值、催眠的起源、催眠中人际关系的重要性、团体催眠的好处，并举例说明了催眠在治疗急性精神障碍中的实际运用。

其次，介绍了催眠治疗的历史与现状。从催眠治疗逐步形成的历史开始，举例说明了催眠中暗示、意识、无意识扮演的角色，还详细说明了催眠在医学中的运用，以及催眠成为一种治疗手段的历史和现状。

第三，详细介绍了实践的案例。每一个精彩的案例无不展现出艾瑞克森润物细无声般的幽默和策略：他让被诊断为暴力精神病发作的患者，通过一系列梦境一次次地以不同角色进入自己的梦境，去自行决定康复的速度；他会毫不留情地痛斥一名对自我形象极其贬低的患者，目的是在建立深度信任的基础上逐步重构和改变其生活；他更是不可思议地帮助一名精神病幻觉的女性，让其把那些幻觉“私密”地收藏在一个大信封里……阅读这些案例就像沉浸在一部部引人入胜的探险电影中，会让你更加迫不及待地想知道接下来会发生什么，求知欲会带领我们探索治疗是如何进行和获得成功的，最终患者是如何回归社会的……

最后，详细探讨了 6 种具体的催眠技术。其中，有部分内容是罗西的原创，可被视为他的作品，引入了他首创的社会心理基因组学的核心概念，并总结了他所谓的四阶段创造性周期等研究推测，以及如何将社会心理基因组学中的期待和惊奇整合到治疗性催眠中，作为一种复杂的创造性适应系统，从而实现人类从思维到基因表达的各个层面上的创造性适应。

让我们一起翻开书卷，跟随着艾瑞克森催眠治疗的足迹，深深地感受，慢慢地体会……

英文版序一

欢迎来到催眠王国!

阅读一本好书,就好比进入了一个学无止境、不断探索的神奇王国。而这正是我在1973年第一次读到艾瑞克森博士的文章后,迫切拜访他本人的真切感受。从他那儿,我总能在这个神奇王国里探索到新东西,领略到不一样的风景。

《艾瑞克森催眠治疗大典》记录了这位富有创新的精神科医生的治疗工作,他对当代催眠和催眠治疗的推动是不可超越的。由艾瑞克森等编撰的本书为《艾瑞克森催眠治疗大典》第2卷。

通过阅读本卷杰出精彩的内容,你将见证艾瑞克森博士催眠引导和治疗方法的演变。通过反复阅读这些精彩的论文,你可以越来越深地进入催眠王国。

艾瑞克森博士自20世纪30年代开始工作时的早期论文,以及一直延续到他逝世(1980年3月)前几年的论文,都谈到了催眠引导与暗示技术入门指南。他早期论文的文风更富学术化,因此读起来也更具挑战性,这些论文代表了一种更为传统的催眠引导和催眠治疗方法。

这些早期论文清晰地表明了两件事:

其一,艾瑞克森博士一直尽其所能地将催眠作为一种正当合法的医学治疗手段,推荐给他的医学和精神科同事们。在那个时代,医学界一直认为催眠是江湖骗术,是故弄玄虚的神秘行为,好多年以后才被真正接受。

事实上,本书出版在很大程度上得益于艾瑞克森博士对催眠和催眠治疗的大力弘扬和坚持不懈。在 20 世纪 50 年代初，催眠最终被获准并认定为一种临床治疗手段。

其二，他仍受到当时催眠领域主流思想的影响，即以直接暗示来主导催眠引导和催眠治疗。然而随着时间的推移，他逐渐摆脱这种禁锢，最终形成了自己独特的方式。

在这些早期论文中，艾瑞克森博士大量普及了催眠的历史，介绍了催眠的本质，以便他的医学和精神科同事能更好地理解和接受催眠与催眠治疗，视其为有效的治疗手段。从论文里我们还可以发现，他自 20 世纪 40 年代开始就已经逐渐形成了对于催眠暗示、恍惚状态和治疗的独特观点和思考。他还改变了过去很多催眠的直接暗示及治疗手法：仅在催眠引导阶段运用直接暗示，而在催眠的治疗阶段运用他所独创的更细致、更微妙也更加间接的治疗手法。自 20 世纪 50 年代至 70 年代，他又渐渐地将唤起技术和利用技术视为重中之重，并将其发挥到极致。

利用技术，指的是利用患者带入治疗情境的任何信念、想法、感受、恐惧、个性特征、习惯甚至他所求助的症状，以此将患者带入催眠状态，并引发患者在现实生活中做出积极改变。该技术包括相信解决患者的良方就在“他自己身上”（内在答案），即患者已拥有解决问题的资源、知识和能力，治疗师仅仅需要加以引导。

艾瑞克森博士认为，利用技术是他对催眠治疗领域做出的两大原创贡献之一（另一项是散缀技术）。利用技术不仅有助于减少或消除催眠和治疗中的阻抗，而且还是在催眠和其他治疗中进行更多技术创新的基础。他的这种思想的演变和利用技术的应运而生，标志着一场彻底的变革，即他放弃了大多数催眠治疗师在催眠和催眠治疗中惯用的纯“暗示”方法，转而采用了全新的“唤起”方式。

当我第一次接触艾瑞克森博士的催眠和治疗方式时，总感到摸不着头脑：为什么他每每总能在看似“无解”的案例中取得奇迹般的治疗效果？他是怎么做到的？如今，我认为，他的诀窍就在于从纯暗示变为唤起的方式。

纯暗示的方式涉及一位权威的“操作者”，不断向患者灌输新的、更好的想法和信念，从而帮助患者纠正错误或无益的信念和习惯。操作者的这些说辞，类似埃米尔·库埃的那句闻名遐迩的自我暗示语录：“每一天，从每一个方面，我都在变得越来越好。”（《不列颠百科全书》，2021 年），这些暗示源自催眠治疗师对患者需要思考什么和感受什么的主观认定。

唤起的方式则认为，患者原本就拥有促成改变的资源和能力，催眠治疗师只需充当伙伴和促进者，邀请患者唤起自身能力，构建新的联想网络，消除旧的联想背景，解决方案便会自然而然地浮出水面。当艾瑞克森博士宣称人们可以信任自己的无意识时，这就是他真正的思想。在艾瑞克森博士心目中，潜意识（无意识）更像是一个能帮助治愈的蕴藏着各类丰富知识和资源的宝库，而不是一口沸腾着压抑欲望和原始冲动的大锅，需要自我和超我严加控制，以免释放出内心的海德先生进入这个世界（译者注：海德先生，出自英国斯蒂文森编著的《化身博士》，原名《杰基尔博士和海德先生奇案》，其中杰基尔博士善良温柔，德高望重，是人人景仰的名医；爱德华·海德却粗暴卑劣，无恶不作，是人人唾弃的恶棍，用海德先生表示魔鬼的化身）。因此，当我们读到本书中这种全新的唤起方式的临床实例时，一定会兴味盎然。

本书的案例还展示了艾瑞克森博士是如何发展利用技术的。例如：他让一位被诊断为暴力倾向的多发性精神病患者通过一系列梦境来决定自己康复的速度；他毫不留情地贬低一位对自己有着负面自我形象认同的患者，目的恰恰是逐渐让她恢复自信并改变生活；他还协助过一位有着精神病幻觉的女性及时将幻觉装入一个马尼拉纸信封等。阅读这些案例就像被带入一场沉浸式的精彩影片，深深陷入，欲罢不能，我们急于知道后续情节，以及最终治疗是如何进展并大获成功的。

随着本卷内容的展开，我们得以遇见这位“魔术师”幕后的各位学生和同事，如来自贝特森研究项目的约翰·威克兰德、简·海利及欧内斯特·罗西。罗西为艾瑞克森晚年的对话者和书记员（代笔人），他详细地解读了艾瑞克森博士在各类引导模式和治疗案例中的每一个单词和每一个动作的分析记录。

我们还可以读到艾瑞克森博士运用多层次的策略性举措，调动催眠受试者和患者的能力，让他们更好地进入催眠恍惚状态，从而解决自身问题。在这里，我们能体会到艾瑞克森博士如何融知识与艺术于一炉，化经验与技能为一体，妙到毫巅地达成治愈。

简·海利曾在本卷中提到，但凡能理解艾瑞克森博士催眠治疗神奇之五成，治疗水准必定突飞猛进。这听上去像是语带谦卑的过溢之词，然而当你读完本卷后续论文中的逐字稿后，你也许会意识到要理解这五成的神奇，恐怕非要穷经皓首才行。

我希望你享受催眠王国的这段旅程，充分领略艾瑞克森博士思想的博大精深，未来你一定还会多次温故而知新。

比尔·奥汉隆
科学硕士（MS）
BillOHanlon.com
圣菲，新墨西哥州

英文版序二

《治疗性催眠的高阶技术》英文版序

修改于1968年并出版，由简・海利、格伦和斯特拉顿编撰

30多年来，我有幸目睹了艾瑞克森博士研究和治疗工作的长足进步。在一些场合，我也简单地分享过我的体会。

催眠现象的研究领域有个奇怪的现象，有太多的研究人员中途退出。行为科学家们曾或长或短地加入研究行列，可他们也转头去研究别的课题了。这种怪象部分导致了催眠总是落入那些热衷催眠但不知科学为何物的"三脚猫"或仅仅想用催眠作秀者的手中。催眠研究有如此高的退出率，肯定有一些特殊的原因值得深思。原因可能是：和所有的心理学研究领域一样，人们很难做到在基础研究和应用研究之间维持一种健康的平衡。人们总是心急火燎地想得到立竿见影的效果；而当他们实施催眠并允诺某种效果时，却不免经历痛苦和失望。这让许多人不免灰心丧气，遂半途而废。

本书所记载的艾瑞克森的研究工作，极其出色地摒除了上述怪象。此外，想要在催眠领域有所建树，研究者需要拥有一系列较为特殊、不同寻常的品质，而艾瑞克森的持之以恒表明，这种罕见的性格组合比其他工作者表现得更为稳定(他简短的生平故事生动地表明了这一点)。事实上，艾瑞克森将他的一生都献给了催眠现象的探索，这在现代医学中几乎独树一帜。和他的老师、耶鲁大学的克拉克・赫尔博士一样，艾瑞克森坚决排除一切外在的干扰和影响；而干扰和影响又何其多哉。本书记录了艾瑞克森博士40多

年耐心十足、坚持不懈的临床研究。他研究的成果颇丰，将催眠从其混乱的局面中拯救了出来。除了描述艾瑞克森本人的治疗工作外，本书还记载了其他几位工作者的共同努力，他们都曾为艾瑞克森的同事。综上所述，这是几十年来关于临床催眠最重要的一本书。

任何想要研究或应用催眠的人都不能错过这本书，且一定要仔细地反复研读。事实上，精神病学领域尤其是精神分析精神病学领域的工作者，更应该人手一本。书中所描述的临床和实验数据，解释了人格的组织结构，揭示了人格从一个核心焦点转移到另一个核心焦点的各种方式，指出了不同层次的象征功能和非象征功能之间不断变化的相互作用，尤其阐明了潜意识加工的持续又变化的功能。和所有记载真正有价值的实验工作的图书一样，学生不仅可以顺着书中实验观察者的数据和阐释来学习，也可以通过质疑它们而有所学。

当然，本书也难免有些许疏漏：有几个问题处理得过于草率。其中我重点想说的是：①对于催眠状态本身和各种催眠引导过程，本书理应更详细地思考和探讨如何设立客观标准，并加以比较；②本书理应更全面地探讨假装，以及有意识的假装（如诈病）和完全无意识的（即歇斯底里）假装之间的重要差异，而重中之重（但也难上加难）是要研究无意识的假装。这些问题涉及催眠最为核心的未解之谜，毫无疑问本书将来更新再版时一定会对此有更全面的阐述。

写到这，我禁不住想把目光从过去挪开，去展望未来。直到最近，普通精神病学、精神分析精神病学和催眠研究都必须取决于人们对一系列快速发展的复杂事件的看法，而观察者自己也带着情绪参与其中。这让科学研究根本无从谈起；在这种情形下，这些心理学专业领域想要取得任何进展都是难以想象的。无论是催眠还是精神分析精神病学，想要提出假设和进行实证，都必须对整个治疗或者实验过程进行录音、录像，如今我们的设备已经可以做到，这为所有心理学的专业学科开辟了新的前景。因此，在未来所有催眠现象学的研究中，使用这些设备来记录基本数据并进行采样是必不可少的，这样才能供更多人进行后续研究。

事实上，如果将艾瑞克森当年的临床研究放到现在来做并作记录，本书中关于其研究过程的详细和精心的文字描述的大部分数据，应该会以转录逐字稿为音像档案的形式呈现。严谨的手写笔记当然可以作为音像档案的替代品，但起不到相同效果。笔记再巨细无遗也无法避免记录者感知、回忆和报告中的错误，也无法避免他无意识地赋予某些样本更大的权重。而且，笔记的记录者一旦漏记了某个行为的短暂瞬间，是没有机会补救的：靠着对主要观察结果的回忆和回想，绝不可能产生全新的视角和研究。这就是为什么终有一天，所有的研究工作都要以某种永久和可复制的形式直接记录下来的原因，以便为研究人员和其他人的重复研究提供原始数据。我希望，随着艾瑞克森博士和海利先生的持续工作，他们将会收集并整理出一个完整的录像资料档案库，记录本书所包含的内容，这样，来自各个学派的众多行为科学研究者将有机会反复研究它们。

话虽如此，事实上，如今我们对催眠的理解和认识已经取得了一定的进步，这要归功于本书所记载的研究工作。它代表了过去的那个时代所能达到的最好程度，在此基础上，未来所能提供的更高精准度资料，终将建立一门催眠的新科学。对于这个未来，一大部分的贡献来自这本记载了一位勇于奉献、锐意创新大师生活和工作的杰作。

劳伦斯·库比

医学博士

纽约

英文版前言一

日新月异的神经科学

艾瑞克森一生着迷于人类心身的整合方式，这不由得让我们想到了一个问题：对于心理治疗、艺术和科学与人类的交互而言，天赋、期待和动机等因素是如何加剧了问题的复杂化。艾瑞克森坚信自己的治疗工作可以得到科学的解释。对于可以量化的概念，他有着自己独特的表述："你的记忆是在化学或细胞层面上编码的，因此它们仍然存在于你的无意识头脑中……"我们现在知道，活动依赖性的基因表达确实受到了调控，但当时尚不为人所知。人类的一切思想、感觉、行为、体验和暗示都能唤起生化反应，进而对我们的生理产生可量化的影响。在阅读这套《艾瑞克森催眠治疗大典》的时候，大家最好理解为这是一套工作底稿，用来记述一趟发现之旅。就丛书中的论文而言，我们并没有形成固定的答案或最终的结论，也没法提供一劳永逸的证明。但绝大多数的论文都能给人深刻的启发，激发思想的火花，并唤起内心的敬畏：对于人类意识之谜的追寻将永无止境。

虽然治疗艺术可以追溯到人类文明伊始，但在艾瑞克森开始正式研究催眠的年代，无法得益于之后一个世纪才蓬勃发展的神经科学工具。不过，他为将催眠作为一种有效、强大的治疗手段而进行的斗争，还是挑战了认为催眠属于巫术和魔法的陈旧观念。在过去的一个世纪里，医学和心理治疗的研究发生了巨变。尽管批判性思考可以追溯到几个世纪前，但直到 20 世纪初，量子物理学的理论概念才对科学的研究方法产生重大的影响。重要的是，我们得明白艾瑞克森是 1928 年从医学院毕业的，而当时的医学、艺术和实践几乎没有接受过任何科学方法论的指导。直到 20 世纪初，人们才开始将科学思维整合到对于人类行为的研究中，并且每 10 年才能获得一次很好的推动。心理治疗必须以科学实证为基础的观念也直到 20 世纪 40 年代中期第二次世界大战之后才被广泛地接受。统计学家和哲学家们一直在研究并不断开发新的数学工具，以便更加严格地评估科学假设的测试结果。如今，计算机科学与基因组研究更是紧密结合，大大加速了我们探索新思想、新方法和相关性的能力，并让几十年前还流行的工具显得相当原始。如今，虽然催眠的生理机制还没有被彻底理解，但我们可以用这些不断进步的工具来对催眠治疗的成功进行量化并发展对艾瑞克森治疗工作的新理解。

罗西对艾瑞克森催眠逐字稿的注解，向读者提供了他对于艾瑞克森遣词造句背后原理和意图的深刻见解，便于读者更好地研习。虽然这些逐字稿无法完整记录和解读艾瑞克森运用了哪些非语言的沟通元素、采取了哪些行动、引发了哪些反应，不过罗西仍试图解释在他眼里艾瑞克森如何成功地运用技术来唤起患者的情绪、惊讶和其他元素，从而提升患者的疗愈反应。当今神经科学的最新发现显示出与艾瑞克森治疗工作的一致性。罗西对于心身反应最新见解的解释为未来催眠在神经科学中的相关性提供了一个开创性的视角。

收集整理并出版《艾瑞克森催眠治疗大典》是一个持续的过程。这套丛书中的许多论文以前都发表在各种期刊或书籍上。伯纳德·戈顿（以下称戈顿）博士是艾瑞克森的好朋友和杰出的同事，他和艾瑞克森一样对催眠治疗感兴趣，他是第一个试图收集整理艾瑞克森论文者。不幸的是，戈顿意外地英年早逝了。几年后，简·海利（以下称海利）接续了戈顿的工作，将收集整理过的艾瑞克森的论文进行了汇编并出版了《治疗性催眠的高阶技术》（1968）。此书当初由劳伦斯·库比（以下称库比）博士撰写的序现已收录在本卷中，而戈顿和海利当初所选择的论文也已整合到这套丛书的前八卷中。

2021 年，我们请比尔·奥汉隆（以下称奥汉隆）为本书撰写序，他描绘了他对艾瑞克森治疗工作的亲身体验和感受，艾瑞克森是一位他合作过的非常钦佩的大师。库比和奥汉隆撰写序的时间跨度长达半个世纪，这不由地让人对艾瑞克森的治疗工作跨越几代人而产生历久弥新的影响表示由衷的赞叹。

这套《艾瑞克森催眠治疗大典》将神经科学和社会心理基因组学的最新概念介绍给学生、临床医生和研究人员们，并鼓励他们在更深刻的知识背景下探索艾瑞克森的开创性工作。2006 年，我们首次以 3 张 CD-ROM 的形式编撰出版了这套神经科学版本。面向消费者的新兴数字技术能让公众及时读到早已售罄的出版物，然而这些技术并不像我们希望的那样友好、阅读舒适，于是我们很快就和米尔顿·艾瑞克森基金会达成协议，开始以图书形式出版这些作品。我们又投入了大量的时间和精力直到这些重要的作品以电子书（原著）的形式与读者见面，不仅内容更新，还有搜索功能，读者可以在搜索引擎中搜索整套丛书中感兴趣的主题和案例。

艾瑞克森在职业生涯开始前就以创新的方式来思考催眠并力图拓展对人类意识本质的理解。在近 60 年的职业生涯中，他一直在探索、质疑和挑战人类已知的极限。每当有了新的发现，艾瑞克森都热衷于记录和发表这些发现，并希望其他专业人士能够超越他经验所及之处。我们遂邀请您站在他的肩膀上，对于如何度过更美好的人生，以及如何帮助来访者减轻困惑和痛苦，形成您自己的独到见解。

此致

敬礼

欧内斯特·罗西博士和凯瑟琳·罗西博士

加利福尼亚州，洛索斯

罗克珊娜·艾瑞克森·克莱因博士

得克萨斯州，达拉斯

英文版前言二

我们一直怀揣宏愿：在我们力所能及的范围内，希望尽可能多地收集艾瑞克森的原创著作，并以一种尽可能满足学生兴趣的形式出版。最初每卷书都以纸质书的形式出版。本套丛书16卷电子版的出版，体现了编辑们锲而不舍的努力，希望经典著作历久弥新，惠及更多的读者。编者在这套丛书编纂的各个阶段已经共同合作和单独工作了数十年，我们三人，欧内斯特·罗西和凯瑟琳·罗西，以及罗克珊娜·艾瑞克森·克莱因秉承共同的承诺：将这些经典文稿带给今天以及未来的学生们。我们之间的友谊是这套丛书经受众多挑战后仍得以出版的力量源泉。当我们中的一员疲惫了或面对丧亲之痛时，另一位就会施以援手，继续前行。丛书中的每卷书最初都以纸质形式出版过。最近的15年，进入了电子版的新时代，人们阅读到这些开创性著作成为可能。我们的愿景是把所有的著作做成一套合集，让学生以一种前所未有的深度去阅读和探索。我们正在努力开发一个涵盖整套丛书的搜索引擎，便于读者根据自己的兴趣全方位地检索。希望通过本套丛书出版所开启的新篇章，能将文集中的智慧带给不断扩大的受众群体，并鼓励他们不断探索治疗的无限可能性。

在书中，你会读到艾瑞克森在写作、交谈和演讲时的语录。你还会读到他是如何与患者和同事互动、如何向他们解释和不做解释的。这些语录所体现的和谐、顺畅，告诉我们当无意识的过程开启时，有意识的解释是如何停止的。艾瑞克森非常重视随着自己的意念自发涌现出来的念头，并在多年后形成了他独到的见解。在前言中，我们还加入了那些持续推进艾瑞克森工作的同事及同行们的心声。阅读本书就像找到了一个无穷无尽的旷世宝藏，读者们能不断地深入探究和提升理念，加强技术和方法，同时探索艾瑞克森留给我们关于治疗的宝贵遗产。

欧内斯特·罗西

罗克珊娜·艾瑞克森·克莱因

凯瑟琳·罗西

致读者的信

对于我们三位编者：欧内斯特·罗西、凯瑟琳·罗西和罗克珊娜·艾瑞克森·克莱因而言，这是一个重大且快乐的时刻。这套丛书的出版意味着我们翻越了丛山峻岭，终于抵达了顶峰。我们发行了16卷丛书的第1卷。之前，该系列已经由非营利性组织米尔顿·艾瑞克森基金会档案馆以精装版和平装版的纸质形式出版发行。我们这次努力汇编呈现的是涵盖全部16卷可综合搜索的内容。

艾瑞克森博士在一个世纪前开始撰写专业文章。他将自己的职业生涯奉献给了一个梦想：将临床催眠从历史的斑驳阴影之中，带向科学和医学领域的全新突破。作为同事的欧内斯特·罗西（以下称罗西）在艾瑞克森的指导下使用催眠，并在半个世纪前开始跟随艾瑞克森学习催眠和探索催眠。罗西和艾瑞克森两人以书面形式，试图厘清艾瑞克森多年形成和发展的对催眠和康复的理解，并撰写文章摸索催眠技术，推进催眠临床工作和专业知识的发展。

1980年艾瑞克森去世时，他已经和罗西合著了12卷书，并与出版商签订了合同，著作出版工作在共同努力中不断推进。艾瑞克森完成了人生早期所树立的宏伟目标。为此，艾瑞克森家族对罗西和其他同事满怀感激，他们都为编撰和保存艾瑞克森这位伟大催眠大师的思想做出了贡献和努力。几年后，罗西和艾瑞克森家族成员都意识到著作并没有按合同承诺的那样被推广和提供给读者。

在接下来的几十年里，我们三个人为了确保这些重要著作能够完整地呈现给读者，齐心协力地解决了与出版有关的一系列法律、商业、财务和实际问题。我们三人致力于将艾瑞克森的主要著作出版，供更多学者、临床医生、历史学家和未来的探索者阅读。著作出版是一段艰苦的旅程，也正是在这段旅途中，罗西和罗克珊娜的工作联盟愈加牢固，我们之间的珍贵友情也日渐深厚。

在这趟旅程开始的时候，我们不知道心理治疗对基因会带来怎样的生理影响，这不仅尚不为人所知，也有待科学更深的研究和探索。那时的读者从未想到有朝一日能阅读电子版图书。当我们走完这趟旅程时，科学早已飞速进步，而电子版图书出版也有了不错的市场。因此，我们的目标也发生了改变，以便更好地响应时代的变化。罗西又对原著进行了注释，帮助读者从当今已知的神经科学和基因组学的全新视角来理解原著的相应内容。因此，我们呈现给读者的是原创性著作，目的是运用当今最新的科学观点来审视艾瑞克森的语言和著作是如何引发患者做出有益于健康的改变的。

此刻，将上述设想和创意融为一体并付诸实施的成果已经规划成形，带有搜索功能的之后 15 卷不久也将与大家见面。最终，我们希望除了这 16 卷，还能尽可能多地出版艾瑞克森的主要著作，其中包括一些还从未公开发表的文章。我们的工作尚未完成，但也算千里之行迈出了第一步。

欧内斯特・罗西博士和凯瑟琳・罗西博士
洛斯奥索斯，加利福尼亚

罗克珊娜・艾瑞克森・克莱因博士
得克萨斯州，达拉斯

目 录

第一篇

治疗性催眠和暗示导论

通过这些跨越了几十年的论文，我们看到艾瑞克森复兴的催眠治疗新方法，极富创造性地促进了患者的症状缓解、深度自省和个人潜能的实现。这些创新让人感受到他对于人类心理复杂性的不同寻常的尊重和欣赏。我们视他为探索者，他是一位时刻不忘自身的局限，同时又充分意识到患者自我治愈的能力和发展内在成长的潜力。在论文中，我们还读到他通过努力摆脱了许多心理治疗"流派"限制性假设的羁绊。基于艾瑞克森在 20 世纪 50 年代和 60 年代撰写的 3～4 篇不完整的手稿片段，我们整理出了这一般性导论，从而使我们了解到他对以下几个方面的观点：

- 一种容易获取，且简单实用的心理治疗模式。
- 心理治疗的现状与未来。
- 自然主义方式：不涉及任何超自然力量或超感官知觉（ESP）。
- 艾瑞克森催眠引导和暗示的两种基本方法。

一种容易获取，且简单实用的心理治疗模式

在从属医学领域的心理治疗发展历程中，心理理论日趋复杂，程序则惊人地僵化。其中尤其以精神分析取向的各种衍生流派为甚，过度强调任何治疗都要以全面的理论架构为前提，并且过于固化地将治疗方法套用到所有患者身上，这一切背后有着三项基本假设。

第一项假设：任何心理治疗，如果仅仅基于可观察的行为并聚焦于患者当前和未来的生活需求，肯定是不充分的、肤浅的和无效的，相形之下，真正有效的治疗应该帮助患者重构对于自己年代久远的过往岁月的理解。

第二项假设：相同的整齐划一，僵化刻板的治疗方法（例如，"古典精神分析""非指导原则"等固定疗法）可以适合于所有人，无论时代或情境有何不同。这项假设忽略了：①患者有着个人化的生命经历、应对方式和习得知识；②患者的现实生活状况往往构成了其心理问题的背景；③患者的症状有什么样的特征，是心理的、生理的、躯体的，还是这三者的排列组合。

第三项假设：心理治疗的效果必须通过治疗师对患者的直接或间接的翻译和解释来实现，治疗师都得揭示患者人生体验背后的内在含义，而这些所谓的内在含义全部取材于该流派的种种假设和猜测。为了更好地说明第三项假设，现略举一例：当我们看到一个饥饿的婴儿在贪婪地吸吮母亲的乳房时，不能仅认为婴儿正在满足其生理需求。相

反，应该将婴儿的吸吮行为解释为婴儿对生理饥饿心生怨恨后，所展现的攻击性行为，或者诠释为婴儿正在努力吸附于母亲从而利用母亲来抵御外部世界的威胁性。就这样，一项哺乳动物的基本生理过程，经过如此这般言之凿凿的解读，表示哪怕一个新生婴儿都拥有如此复杂的心理。

纵观各种心理治疗流派对人类行为的假设，可谓众说纷纭，甚至矛盾对立，比较它们的总体治疗效果又相差无几，然而这番事实分毫没能打消他们对这些假设的执着和依赖。这也没有触动支持者们对本流派的理论（说教）进行任何批判式、对比性的再评估。各种心理治疗流派对人类行为的理论阐释日趋复杂，治疗流程呆板乏味，心理治疗遂蜕变为一项大众负担不起的耗时费力、价格昂贵的活动，绝大多数人都无法获得。理想中的那种方便大众、简单易用的心理治疗失去了阵地。取而代之的是，林林总总的心理治疗流派，尤以精神分析取向为甚，详尽阐述了互不相容、各执一词的治疗哲学，对此患者只好去适应，哪怕这样未必符合他们的最佳利益。

心理治疗的现状与未来

心理治疗必然是复杂和漫长的过程，这一假设与人们日常生活的一般经验相矛盾。简单的日常生活事件，哪怕转瞬即逝，常常也有可能给人的性格带来深远的影响。这类事件可以全然源自当下的某个瞬间，却依然会唤起当事人的重大反应，其影响从现在一直波及未来。当事人针对日常生活事件的这些重大反应，未必像众多推崇阐释的心理治疗流派追随者们所热切认定的那样，一定反映了或重新经历了创伤性的婴儿体验。这么说绝非否认当事人在婴儿期和儿童期经历的心理创伤的重要性。相反，在此只想强调一个事实，即创伤经历可以发生在任何年龄段，并且很可能只反映了当时的实际生活境遇。理解人类的创伤经历并不需要非得以婴幼儿期创伤的原型为前提。

对正在接受心理治疗的患者而言，当前和预期中的生活境遇才是最为重要的，因为要应付这些生活状况，患者的主要任务就是有效调节当前和未来的需求和驱力，而无论他们过去有怎么样的经历。过于沉溺于分析患者的过去，忽视患者当前境遇的需求、可能性和能力，很容易且往往会过度拉长心理治疗的周期。

既然患者当前的日常生活经验如此重要，我们理应更多认识到人际关系会给精神病理学，以及心理治疗带来特别和强大的影响。人际关系的效力，无论是破坏性的还是建设性的，更多取决于关系的强度、持续时间和性质，而并非那些著名治疗流派所提出的

"心理动力解释"。在人类经验中,治愈性的良好人际关系成功纠正适应不良的行为的例子比比皆是,其效果之好,所有正式心理治疗的成果加在一起都远远比不上。然而目前为止,还没有人用科学方法测量过那些友善的话语、挑衅的语调、痛苦的喘息、低语的怀疑、威胁的语气、嘲讽的声音、满意的咕哝、鼓励的言辞和期待的沉默所带来的心身影响。心理治疗的成败皆在于这些细节。心理治疗的力量则主要取决于治疗师共情和强调反应的能力,而非治疗师经年累月地熟读背诵目前许多分析和心理治疗流派的教义理念。这些治疗流派过分强调理念的灌输,忽视了人际关系在各种微妙层面的重要性,使得医学实践成了流水线上的陈规戒律,而医学和生活的艺术也沦为了实验室的产物和理论的载体。

为了更好地说明这一点,下面略举两例,2 例均涉及清晰可辨的问题,也都需要巨大的心身调整方能应对。在第一个例子中,一位成年人突遭横祸,四肢截肢,他不得不去面对一项令他胆战心惊的巨大挑战,即要全方位地调整和重新安排曾经属于健全人的生活方式。针对患者的心理治疗并不需要对他过往进行细致地痛苦地探寻,或者耗费心力地进行心理动力学分析的重新定位。相反,治疗的重点在于如何满足他的需求(迫在眉睫的当下和即将面对的未来那些心理的和躯体的需求),此时利用他的过往经验能起到的作用是次要的也是有限的。

在第二个案例中,一名 15 岁的男孩,他从 8 岁起就被父母拒养,一年四季都在学校和夏令营里寄宿,只有在平安夜才能回家过一宿。因为一直被拒斥,他 10 岁时产生了躯体症状,得了黏液性结肠炎,造成无法忍受的生理疼痛、内心痛楚和频繁排便的烦恼。几位外科医生都建议对他进行结肠切除手术,但遭到他父母的拒绝。从 11 岁到 13 岁,他接受了为期 2 年,每天一次的高强度精神分析治疗,结果反而加重了他的症状。在他父母的坚持下,终于停止了精神分析的治疗。15 岁时,父母给他两个选择,要么进行外科手术或要么接受催眠治疗。男孩选择了催眠治疗。催眠治疗完全聚焦在他的排便需求和相关生理机制上,将排便视作日复一日的日常现实,更恰当地说属于某种生理愉悦和满足。催眠治疗并没有试图去解决他的家庭困扰和自我调整等问题。而是完全针对男孩的身体症状和功能,经过 4 小时的治疗,效果显著——男孩从结肠炎中恢复,成功完成了高中和大学的学业,完善了良好的社会和个人调整,再也没有出现过类似的躯体症状。

尽管患者呈现的症状明显与过去遭受的心理问题有关,但症状本身却给患者当下的日常生活带来了极大的障碍。相比患者过去遭遇的家庭不幸,现实的问题愈演愈烈,变得更为困扰和烦心。因此,对患者的心理治疗侧重于他眼前的生活状况,这也应该是许多心身问题的治疗原则。治疗的核心思考并非将他的排泄行为解释和定义为是对父母情感态度的象征性表现。相反，治疗所考虑的是人们在日常生活中拥有良好和愉快的心理功能的现实价值，这是作为个体可被明确感知和欣赏的权利，并与其他未解决和无关的问题分开。治疗让患者的心理功能恢复了新的平衡，并间接促成了有利的、渐进的人格调整，从而不需要再接受进一步的心理治疗。

许多其他的心身问题也是同样的道理。一旦治疗能够帮助患者创建一种全新的、有益的人格力量的平衡，有时甚至极其微小的幅度，都能让身体和心理的“天平”倒向一种自发的、渐进的康复过程，有点像移除器质性疾病复合体中的某个单一元素而引发自然的生物愈合。这符合人们的日常生活经验，一个看似微不足道的刺激或体验就足以毁掉或成就一个人甚至一个民族的命运。

毋庸置疑，当人们寻求心理治疗时，或多或少受到了过去创伤事件的影响。然而，这些影响未必是导致患者病症的唯一原因，患者也并不是非得理解过去某个的原因才能被治愈。人一直会学习新的东西，获得新的体验，这个过程并非止于童年，而是贯穿一生，也总会有全新的、千变万化的机遇带来有益或者不利的个人调整。

自然主义的方式：没有超自然力量或超感官能力

接下来将阐述催眠疗法的用途和局限，对此人们在实验和治疗性催眠领域积累了50多年的经验。自古以来，医学界都了解正常睡眠有利于恢复精力。毫无疑问，早期医者的唱诵帮助许多患者进入了这种恢复性的睡眠状态，就像母亲的低吟帮助她时睡时醒的孩子进入安静和深沉的睡眠状态一样。

在过去的2个世纪里，催眠经历了从麦斯麦术（Mesmerism，催眠术）的兴起到人们对催眠作为一种治疗工具被认可的发展历程，然而错误的观念也逐渐形成，即催眠本身就是一种治愈的力量。催眠被认为以某种神秘的方式超越了正常的心理和生理能力，从而实现了奇迹般的治愈。任何严肃认真地学习催眠的学生都知道，所有的催眠现象都可以在日常生活中的正常行为上被观察到。在催眠中人们并没有实现超越正常能力的“神话”。在我的所有的经验中，那些声称超自然力量、奇迹般治愈或催眠引起的超感官知觉的说法，从来也没有得到过任何的证实。在我（艾瑞克森）调查过的案例中，我发现那些所谓的超自然力量和奇迹般的治愈只是某种被激活的状态或正常的心身过程。而所谓的超感官知觉也仅仅是人们对于最小线索的无意识利用。其实我们都拥有比我们能够意识到的还要多的潜力。催眠疗法的作用之一就是唤起和利用这些隐藏的潜能。

患者之所以会出现心理问题，恰恰是因为他们不知道如何充分运用自身的能力。在我看来，让受试者进入一种简单接受的静止状态，催眠引导本身并不具有治愈（除了上文提到的休息和睡眠的恢复价值之外）的功能。催眠的全部价值在于它作为一种方式，即通过唤起有利于个体整体健康的心理和生理反应，来促进治愈的方式和手段。

认为催眠本身就能带来治愈，就如同认为教育能直接提升智力一样，是一种错误观念。训练有素的治疗师们拥有着各自（医学、口腔医学和心理学等各个专业）相关领域针对心理和生理过程的全面知识。同样的，训练有素的催眠师们也知道如何有目的地唤起并有序地利用这些心理和生理过程来促进治疗目标的达成。

艾瑞克森催眠引导和暗示的两种基本技术

本卷收录的所有论文都体现了艾瑞克森为了理解催眠引导和暗示的意念动力学所做的大量努力。它们是一座宝库，宝库中收藏的录音及逐字稿清晰地展示了艾瑞克森实际上是如何开展治疗的。大多数论文都加入了针对艾瑞克森催眠引导和暗示的创新方法的评论和建议，学生、研究人员和各类心理执业治疗师读来一定会深受启发，然而这并非最终定论。这些评论和建议仅仅意在启发读者去进一步提升自身的理解和能力。

第一篇中的许多论文对催眠史及医学地位的介绍显得相当传统，但“催眠心理治疗”就充满了独创性，这篇论文发表在一本鲜为人知的杂志上，之前从未再版过，它吹响了一种新型催眠疗法的号角。当你将这篇论文与之前其他作者发表的所有文章进行比较时，你会立刻意识到艾瑞克森是一位独创者，他发明和运用了治疗性催眠的全新原理。从未有人写过能与他比肩的作品。在本卷的这篇文章和其他论文中，读者将会发现强调艾瑞克森催眠治疗的重要原则：

无意识无需意识化：无意识的心理过程可以被促发，好让无意识自动发挥作用，以个性化的方式来解决每个患者的心理问题。

无需分析患者的心理机制和人格特征：它们可以被视作促进治疗目标达成的过程、动力或途径而直接加以利用。

暗示不一定非得是直接的：间接暗示（一种内隐心理过程的启发）往往可以绕开患者的习得限制，更好地促进内隐（无意识）心理过程。“经由这类间接暗示，患者能够完成那些困难的内部心理过程，将内在体验进行解体、重组、重新联结和投射，以满足（治疗目标）的要求。”

治疗性暗示并不是一个控制患者实现治疗师观点的过程：正好相反，治疗暗示使得患者能够自发地对自身行为进行内在的重组。

艾瑞克森治疗模式的这四个原则代表了一种范式的变革，对治疗性催眠形成了全新的理解。本卷许多论文的记载显示，在他本人有意识地思考这些原则之前，已经对这些原则进行了大量的探索性应用。我们大多数人可能需要花费一些时间和耐心才能吸收和使用这些新的原则，其实每当我们固有的参考框架经历彻底变革时都有过类似的体验。不过，一旦我们能够应用这些新的原则，就能得到回报，即我们一直希望患者会发生那些暴发式的改变和成长。

我们可以认为，艾瑞克森的催眠引导和暗示方法貌似复杂，但他其实只运用了两项基本技术：①通过谈话的方式，他在受试者的脑海中提出各种议题，从而将受试者成功导入恍惚状态之中；②通过动作的方式，引发了受试者的某些动作和行为（如手臂悬浮），从而将受试者成功导入解决问题并获得治愈的戏剧性体验之中。

在本卷第二篇和第四篇可以分别读到对于这两种方法的详尽说明。这两种方法都属于意念动力学范畴，即任何一个想法或动作都可以在分子基因组学、大脑可塑性及心理体验等各个层面上产生行为的动力。

米尔顿·艾瑞克森
欧内斯特·罗西

第一章

催眠在精神病学中的应用

米尔顿·艾瑞克森

引自 Medical Record, July 19, 1939, pp. 60 - 65, originally from an address given before the Ontario Neuropsychiatric Association, March 18, 1937, at London, Ontario。

近 200 年来，科学家们慢慢地对催眠产生了兴趣。然而，大众仍对催眠存有较大的敌意、误解和恐惧心理，因为人们实在搞不清楚催眠到底是怎么回事。不过，在过去 50 年里，心理学、精神病学和精神分析学提出了不少实用的新概念，直接或间接地将催眠置于安全的科学理解基础之上，使催眠摆脱了长期以来的迷信和错误的观念。

目前，许多领先的心理学实验室正在对催眠进行受控科学研究。在过去的 20 年里，约有 400 多篇法语、英语和德语撰写的以催眠为主题的论文。其中有 1/3 是在过去 20 年的前 10 年撰写的，它们要么含糊笼统地提到催眠，要么仅仅涉及催眠的一些皮毛。而后 10 年的文章占总数的 2/3，显示出对催眠有着截然不同的态度。不仅文章的体量翻了一番，而且越来越多地在受控实验室分析和实验科学的基础上研究催眠，希望能够透过催眠的表象去发现催眠的本质。这类科学研究的直接成果是：让人们意识到催眠作为一种工具可以被用于对人类行为、神经生理学和精神疾病中的心理层面所进行的实验研究和分析之中，因此催眠值得被进一步调研和探索。

在讨论催眠的科学性之前，先简短地回顾一下催眠的历史。尽管在几个世纪前的人们，哪怕原始人也早已知晓催眠术的作用，但催眠术直到 1775 年才以准科学的形象在安东·麦斯麦（后文称麦斯麦）的一项研究中首登历史舞台，最初被以麦斯麦的名字命名为麦斯麦术（Mesmerism）。麦斯麦没能意识到催眠本质上发生在心理层面，而是认为催眠来自某种宇宙能量，对某些类型的患者具有明显的疗效。麦斯麦误解了他的发现，加上公众对任何新的和难以理解的现象的普遍敌意，引发了人们对于催眠的众多迷信观念和恐惧心理，对此读者可以在“翠尔比（Trilby）”的故事中找到出色的描述，尤其在斯文加利这个角色身上。如今这些迷信观念和恐惧心理开始销声匿迹，但它们仍经常在电影、小报和连环漫画中出现。

继麦斯麦之后，三位杰出的英国医生分别是：①埃利奥特森，于 1817 年开始工作，在医院和私人诊所中将麦斯麦术作为一种明确的治疗辅助手段；②埃斯代尔，是在埃利奥特森的成功和著作的激励下，开始在印度的一家政府医院将麦斯麦术作为外科手术的麻醉工具；③詹姆斯・布雷德（后文称布雷德），三人中的最后一位，在 1841 年认识到了麦斯麦术的心理本质，并在科学基础上将其重新命名为“催眠（hypnotism）”。

在布雷德之后，许多杰出的临床医生对催眠大感兴趣，其中最重要的人物便是沙可。然而，沙可的许多治疗工作恰恰阻碍了催眠领域可靠知识的发展。他错将催眠与歇斯底里症（神经症）混同，导致了众多对于催眠的严重误解。时至今日，仍有人误认为催眠和神经症是一回事。幸好越来越多的临床文献正在纠正这一错误观念。

催眠临床应用与发展的下一个重要人物也许是弗洛伊德（但他的影响日趋衰败），他与布鲁尔在治疗精神病患者时，最早将催眠作为一种工具来探查患者的内心。然而，他很快放弃了催眠，因为他试图将催眠作为一种直接的、迅速的矫正和治疗手段，而非一种间接的治疗性教育措施，他发现了催眠的局限性，不过他还是在运用催眠时获得了一些发现。

自从人们首次将催眠作为临床工具来研究精神疾病以来，催眠技术的发展、研究和分析，为心理学提供了大量的概念与方法论，同时催眠作为临床工具更广泛地被用来探究正常和异常的行为模式。从此，催眠及其应用的研究被异常心理学、临床心理学家及精神科医生接管。

随着相对年轻的心理学和精神病学明确认识到催眠是一项值得研究的课题，人们越来越认识到催眠有可能被运用到两个领域中：①催眠可以作为实验工具来研究人类行为的本质；②催眠可以作为一种工具来探索和治疗精神疾病。

到目前为止临床心理学家们的贡献更大，他们将催眠从异常心理学的领域带出来，并利用催眠来重新审视那些之前被认为已经讲得很清楚的心理学议题。临床心理学家的这些催眠实验不管在直接还是间接的意义上都贡献良多，诸如提供了对于学习与遗忘、推理、感觉、注意、感受和情绪、联想、条件反射和个性发展等心理学概念的全新理解，开发了解决旧问题的新方法，并可以在不同的心理条件下重复既定研究，得出更多的信息。

临床心理学的不断发展让精神病学多方获益。正如怀特霍恩和齐尔博格（1933）指出的那样，在 1921 年至 1930 年的 10 年间，精神病学文献的性质发生了翻天覆地的变化，临床描述性的文章逐渐减少，心理学研究的文章则不止翻了一番。随着心理研究的潮流涌动，精神病学不再仅仅将催眠视为一种局限性的治疗手段，更多地将催眠当作一种切实有效的工具和方法来研究心理障碍，以及帮着理解实验室研究课题的因果关系。

常见问题与催眠

然而，在讨论如何在实验室里运用催眠之前，最好先简单讨论一下通常会被提及的关于催眠的问题，之后再探讨催眠技术。首先，人们总会问一些常见问题，首当其冲的便是哪些对象能够被催眠。对此的回答是，任何真正愿意合作的对象都可以被催眠，不管他是正常人、歇斯底里的神经症患者还是精神分裂症患者。其次，催眠不会带来任何有害影响，也不会像电影和一些报纸误导的那样能够帮助实施犯罪（Erickson，1932，1934）。第三，尽管催眠看上去像睡觉，但催眠和生理意义上的睡眠没有任何实际联系，它只是一种心理现象（Bass，1931）。最后，催眠不是超自然现象，而是一种正常心理表现，只是人们所知甚少罢了，而且在经验丰富的催眠师手里，催眠不但方法简单易用，效果也稳定可控。

至于催眠引导技术，在相关文献里几乎都是空白的，因此每个催眠师不得不开发自己的技术。文献所记载的催眠过程往往信息不足，容易误导。由于缺少如何提高改进这项基本技术的信息，研究人员所尝试的许多早期催眠工作往往效果糟糕，差强人意，这解释了为什么人们对于催眠会有这么多的负面印象。

人们往往以为，为了催眠受试者，催眠师要反复暗示受试者累了，困了，要好好睡一觉，直到受试者看上去确实像要睡着时，就表明他们做好了接受催眠程序的准备，鉴于各种表象的证据，受试者此时确实有可能要进入催眠状态了，然而事实上，他们也有可能只是进入一种特定的恍惚状态，只能接受有限的暗示。要切实有效地将催眠作为一种治疗手段或实验方法来使用，至少需要对受试者进行几个小时的催眠训练。在训练过程中，受试者可以被反复催眠、唤醒、再催眠和再唤醒，通过每一次的恍惚和清醒状态，他们可以慢慢地学会控制他们的心理功能和反应方式来增加意识和无意识之间的解离程度，最终从效果上而非事实上产生了一个解离的催眠人格。只有在每个受试者训练和打造出一种在催眠状态中以有组织的、整合的方式运用心理功能的能力之后，才能进行广泛复杂的催眠治疗或实验研究。

要整合各类催眠行为相关的困难和大量人力，训练不同个体所需的时间和精力的差异，因此不可能建立一套统一的标准做法，加上人们对于整合各种催眠反应的必要性普遍缺乏认识，因此催眠工作的效果往往差强人意，成效甚微，甚至充满误导性。

鉴于篇幅有限，无法对如何优化该项技术进行更为详尽的讨论。因此，最好先做一个简明扼要的概述：一项有效的技术需要基于不断重复的、长期持续的多样催眠状态，直到受试者达到某种昏昏欲睡的状态。在催眠的昏昏欲睡状态中，受试者被慢慢地训练去接受暗示，并以一种整合的方式对于催眠的情形作出反应。只有这样，才能确保意识与人格的无意识元素产生全面的解离，研究人员才能针对需要研究的特定人格元素进行令人满意的操作。

催眠现象的利用

接下来，我想谈谈如何利用各种催眠现象，最好挑出对精神问题有重大影响的催眠现象，并指出针对这些催眠现象进行调查研究的可能性。

而几乎每个催眠受试者身上都会呈现的，非常重要的催眠现象之一就是木僵（译者注：僵住了，catalepsy）。在催眠状态下，受试者呈现的木僵与紧张性精神分裂症患者木僵时的蜡样屈曲几乎难以区分。为了精神分裂症患者蜡样屈曲的生理和心理的研究，人们做过包括药物在内的数不胜数的研究（译者注：动物实验抑制离体小肠运动，能对抗多巴胺等对纹状体腺苷酸环化酶的兴奋作用，临床可治疗震颤性麻痹、脑部疾病等），但都没能得出清晰的答案。催眠中的木僵和精神疾病中的木僵的表现非常相似，同时提醒我们为了研究这种精神疾病常见症状的神经精神病学，先详细研究一下催眠中的木僵不失为一种好办法，因为催眠中的木僵可以被引发、引导和控制，本身就是一种完整的心身现象，可以进行详尽的生理和心理研究，而精神疾病中的木僵仅仅是患者一大群综合征的一小部分，有许多其他的因素同时牵涉其中。当然，说催眠中的木僵等同于精神疾病中的木僵，也许结论下得有点早，但它至少提供了一个研究方向，即研究者可以针对一种非常类似，又很方便研究的心身现象进行全面彻底的研究。耶鲁大学威廉姆斯（Williams，1929）和其他许多学者就已经开展了类似的研究，但对此还需要做更多临床导向的工作才行。除了精神病学的收获之外，对催眠中木僵的研究应该还能帮助人们了解不少肌张力和神经生理学的知识。可以想象，对催眠中木僵的理解将极大地帮助人们提高对于紧张性精神分裂症的认识。

另外一种与精神疾病有直接关系的催眠现象就是失忆，一旦受试者进入深度催眠状态，会对之后发生事件产生失忆。因此，处在深度催眠状态的受试者无论做了多少复杂动作，醒来后却对此毫无记忆（Erickson，1934），事实上，他们甚至压根不记得自己刚才进入过催眠状态。

人们不难认识到，失忆本身构成了众多精神疾病的核心问题，考虑到那些遗忘了的早年经历对人格的塑造作用。精神病患者的失忆与催眠失忆属于同一类现象，唯一的区别在于催眠失忆可以由研究者人为控制、操作、引导、移除甚至重建。因此，可以在催眠受试者身上合成或制造失忆状态，然后分析失忆对人格的影响；接着恢复记忆，研究受试者如何建立联想，如何在意识中将遗忘的经验重新整合到人格意识的过程。简而言之，催眠可以引发一种失忆状态，可以是全面失忆，也可以是范围有限的部分失忆，在全面彻底地研究和分析该失忆状态的同时，可以保留在任何时候将其部分或全部解除的可能性，并对这个过程的每一步进行差异分析。

除了在实验室研究失忆的动力学之外，还可以在临床上运用催眠应对精神科实践中遇到的失忆问题。近期的文献中记录了不少患者忘了自己是谁或者人生重要经历的案例。在常规的精神病学实践中，对失忆几乎没有行之有效的方法，不得不痛苦但又往往徒劳地反复试错。通过催眠，正如贝克（1936）和艾瑞克森（1933，1937a；Erickson & Kubie，1939）所特别证明的那样，可以在催眠状态下创造某些心理情境，并通过催眠暗示唤醒休眠的联想，重建失忆的内容。至于可以运用哪些不同的催眠技术，艾瑞克森所著《特定失忆症调查》（*The Investigation of a Specific Amnesia*，1933）中就有一个案例，一位对于圣诞礼物产生失认的年轻女士，通过自动书写、水晶凝视和梦境暗示恢复了遗忘的信息。这几项技术在清醒状态下很难见效，但在催眠性特殊心理状态下，可能是最好的办法。因此，发展以催眠应对失忆的临床技术应该能极大地丰富我们关于失忆的知识，包括失忆是怎么发生的，哪些驱力压抑了记忆，失忆形成和发展，或者记忆移除的心理机制到底是什么。

还有一种类型的实验性催眠研究同样利用了催眠状态下的特有现象，将受暗示性作为实验测试工具来验证对于精神疾病病因的假设。催眠能对精神障碍的主要症状进行微型的模拟或者复制，因此是一种极具价值的手段，这点充分体现在卢里亚的著作《人类冲突的本质》（*The Nature of Human Conflict*，1932）、休斯顿等（1934）的著作、艾瑞克森（1935）对由催眠引发的情结的多项研究，以及布里克纳和库比的研究《一场微型的精神病风暴》（*A Miniature Psychotic Storm*，1936）之中。上述学者不约而同地谈到在正常受试者身上引发精神病性症状和情绪紊乱，类似于真实的精神障碍的复杂表现，借此了解精神障碍背后的心理过程。

当受试者在催眠状态下表现出明显的受暗示性时，卢里亚（1932）、休斯顿及其同事们（1934）趁机暗示受试者一些不太愉快的经历（受试者一旦接受该暗示，会暴发大量的内心冲突，从而呈现出严重的神经症和情绪症状）。他们紧接着对受试者进行单词联想测试，并伴随着自主和非自主运动的反应，以确定在催眠状态和清醒状态下是否都存在内心冲突的证据。随后，他们用催眠心理治疗来消除这项内心冲突，再次进行单词联想测试及其伴随测试，发现之前内心冲突的证据消失了。简而言之，实验者展示了在正常受试者身上，人为引发微型精神病症状的可能性，目的在于控制受试者的人格反应，这种随时可以被实验者移除的微型精神病症状被假定在结构上类似于真实的精神障碍。艾瑞克森的研究（Erickson，1935）证实了在受试者身上人为地引发一种以强迫、恐惧和上瘾为特征的神经症的可能性，并使得受试者已有的神经症变成这种被引发的神经症的一部分，从而通过对人为引发神经症的心理治疗来移除原始困扰。

出于对强迫行为动力学的兴趣，布里克纳和库比（1936）进行了一项研究，他们给出一些催眠后暗示，让受试者在催眠后发展出强迫行为。通过这种方式，他们能够一步步地观察这种异常行为从缓慢发生到最终成形的全过程，识别受试者反应模式中的每个元素，并将其与公认的理论概念相对照。这类研究揭示了单独对各种人类行为进行完整研究的可能性。在卢里亚的工作（1932）之前，情结的所有心理学和精神病学概念都仅仅是一种临床假设而已，然而基于上述实验，我们现在拥有了实验室证据和取得证据的方法，证实代表某些心理现象的情结可以被实验性地展示出来，而且我们可以引发受试者的情结，并对该情结如何影响他的人格做出假设，然后通过直接观察修正假设，最后再通过心理治疗解除该情结，并消除它对人格反应的影响（1934）。同样，艾瑞克森自己的研究（1935）与布里克纳和库比的研究（1936）显示了如何产生强迫、恐惧等行为的一些基本过程，清楚地揭示了特定体验与其在行为模式中的直接表现之间的因果关系。

还有一种类型的催眠工作，研究在深度催眠状态的受试者身上能引发哪些神经生理的改变，这给精神病学研究带来了很大的希望。西尔斯（1932）报道了一些关于催眠麻醉的广泛研究，其中受试者被引发了局部麻醉，使其类似神经症，尤其是癔症和各种转换综合征中呈现的感觉缺失现象相当。这项工作充分显示了将精神障碍的各种转换症状通过催眠还原为简化研究、全程可控的实验室研究项目的可能性。

这种方法还有更多的应用，体现在 1936 年 5 月向美国精神病学协会（American Psychiatric Association）报告的工作中（Erickson, 1938a, 1938b）：艾瑞克森通过催眠暗示在受试者身上引发了耳聋状态，且符合神经性耳聋的所有证据，不过艾瑞克森可以轻易地解除和重建受试者的耳聋，只要给予受试者适当的暗示即可。

还有两项类似的研究，调查催眠对感官的心理–生理和神经–生理功能的影响，一项是用催眠引发色盲（Erickson, 1939d），另外一项是用催眠引发色彩的幻觉并伴随伪负后像（Erickson & Erickson, 1938）。鉴于催眠技术可以引发耳聋和色盲，而且其程度和特征与器质性的耳聋和色盲类似，这显然体现了催眠技术在心理生理学和神经生理学研究中的巨大价值。

然而，在我（艾瑞克森）看来，催眠在精神病学研究中的最大优势之一，是它在引发重大心理状况方面的多种可能性，以及可以对人格反应进行明确的控制和研究。因此，通过催眠暗示，研究人员可以创造出某种特定的心理情境，从而对该情境下的人格反应进行充分研究，不受其他因素的影响和干扰。例如，如需研究情绪抑郁状态对行为的一般影响，可以用催眠在受试者身上引发深度抑郁状态，从而以任意的多种方式来影响他们的行为。同时，还可以用催眠来解除该抑郁状态，从而直接对比抑郁行为和正常行为之间的区别。上文提到的调查研究描述过类似的实验研究（Huston et al., 1934; Luria, 1932）。

正如可以用催眠来创造某种情境研究行为模式的遗传发展一样，催眠也可以被用来唤起遗忘已久的反应模式。为了说明这一点，让我们思考退行这个精神病学概念，退行可以被定义为倒退到更简单和更早期的行为模式——日常生活中，我们经常可以看到老年患者成了老小孩，以及精神分裂症患者的"退行"表现。柏拉图瑙（1933）对此进行了研究，而他的研究工作也被艾瑞克森重复过（Erickson, 1939b），研究者向深度催眠状态的成人受试者暗示他们是孩子，还没有成年。实验者对于这些处在被暗示的童年状态下的受试者，进行了智力测试，结果发现，催眠实际上唤起了更简单和更早期的反应模式（包括智力和肌肉反应），而且受试者对于被暗示的年龄水平之后学的东西产生了遗忘。

对处在清醒状态的正常受试者进行的对照研究表明，正常的成年人不可能做出真正符合儿童时期的反应。对于这个问题我个人的研究表明，正常成年人可以通过催眠暗示事实上退行到婴儿期，不仅仅是智力和情绪反应模式的退行，连肌肉反射反应也一并退行。在实验室里引发的正常受试者的这种退行到底有多大意义仍然是个问题，但值得更多的研究。这对于理解精神病患者的退行有多大价值也仍然是另一个问题。但至少催眠提供了迄今最好的、最有希望的方法来研究退行，这个最重要也是最困难的精神问题之一。

同样的道理，催眠退行可以很好地解释另一个重要的精神学问题，即宣泄或重温过去的经历。在这个过程中，受试者被重新定位或退行到他们生命早先的某个阶段，从而能够重新经历很久以前的某件事，就好像此事正在眼前发生那样。这类研究工作的一个例子可以在《神经病学和精神病学档案》(*Archives of Neurology and Psychiatry*)(Erickson, 1937)上发表的一份报告中找到。一名被下药迷倒并殴打至不省人事的患者，从伤势中康复后，完全忘了这段经历。几年后，在催眠中他被重新定位到遇袭的那个时候，重新经历一遍往事，就好像它正在发生一样。通过这个过程，他想起了整个事件，而且无意识也重新发生了整合，表现为以条件反射反应丧失的特征(不省人事)再发展，以及再现当时混乱的精神状况。简单来说，患者被引发在催眠状态中重新经历一遍早已被遗忘的深刻的创伤体验。显而易见，这套程序能确保取得患者充分的精神病史数据，并且也明显提醒我们将患者重新定位到他们最初出现适应不良和精神异常的生活时期的各种可能性。通过这种重新定位，就有可能直接解决心理治疗中涉及的问题。

催眠在精神病学中的另外一个应用，那就是发展研究心理动力的实验方法。我们都知道，个体的人格反应和情绪态度，有可能直接或间接地表现出来，有时候是有意识地，有时候在某种人们意识不到自身行为的水平上，或者即便意识到了自己的行为，却不知道动机为何。迄今我们对心理机制的认识都出自对外在表现的观察和对此事后的因果解释，并将动因归属于之前发生的事件联系起来。接着，这种因果关系可提供某种洞察，之后就通过留意这种洞察是否有助于阐明反应的本质来验证之前的结论。

通过应用催眠，心理动力问题的研究方法可以发生彻底的改观。例如，人们早就接受了无意识心理或无意识思维的存在，但证据建立在上述心理机制发生后的观察上。艾瑞克森的实验工作(Erickson, 1938a)表明，催眠有可能创造一种心理状况，并宣布受到这种状况影响的人将被迫以某种方式作出反应，从而引发无意识心理的表现。在上述实验中，一名正常的催眠受试者被要求写一个简单的句子，句子本身完整而有意义，任何人都可以读懂并且看出这层意思。然而，这个句子将以一种不可察觉的方式隐藏了一层意思，对此只有受试者的无意识才明确知道。受试者完成了这项艰巨的任务，她写下了自己对执行某一动作所需时间长度的估算。受试者和在场的整个小组看了文字，都读到了"30 秒"(Thirty seconds)的字样。然而，通过间接提问和自动书写，发现受试者写的其实是"38 秒"的字样，她写了潦草的"30"(Thirty)，并把字母"y"变形成了数字"8"。由此，可以了解到受试者有两种想法在同时进行，并通过不同的象征性符号思维记录成了两串同时发生的文字，其中的一条信息是受试者的意识无法觉察的。在同一份报告中，另一名催眠受试者可以做到在书面对话时，让对话符合受试者意识到的某种含义，但整个对话的发展却完全基于只有受试者的无意识和研究人员才知道的含义，而受试者的意识则完全不知道对话的实际性质是什么。

另一个值得一提的重要考虑因素是催眠后的行为，因为这种现象在催眠实验和临床治疗应用中都非常密集地出现过。催眠后行为的简单定义是，对催眠暗示的反应，并且该反应基于催眠师的暗示是在催眠状态结束后才发生的。通过运用这种技术，治疗可以对行为进行良好的引导、影响和控制，并促使患者能够充裕地应对他们各种各样的问题。同样，这项技术也可以在实验室里实验性地用作对受试者进行心理操作的手段，从而让研究者针对行为的动力学进行研究，催眠在这方面的效用正在日益显现（Erickson & Erickson，1941）。

结　论

鉴于本报告篇幅的限制，我们只能简单地展示出催眠在精神病学中的一些应用。省略了很多重要的考虑因素。我的目的只是指出通过使用催眠进行精神病学定义研究的某些可能性。这类研究的最终结果是好是坏，目前尚未定论，但至少可以说，当催眠技术被应用于精神病学问题时，极有希望去达成对于某些棘手问题更好的理解。何况，催眠本身也是一种非常值得去深入理解的心理行为。对一种心理行为的透彻理解应该会对许多心理障碍的理解助益良多，这想法再合理不过了。

第二章

医学中的催眠

米尔顿·艾瑞克森

引自 The Medical Clinics of North, America, May, 1944, New York Number。

催眠或催眠术是非专业人员和科学工作者都非常感兴趣的一种心理现象。它的历史与人类一样悠久，古代和当代最原始的部族都利用催眠进行医疗和宗教仪式，强化对神秘主义和魔法的信仰。作为人类心理表现的催眠具有鲜明的特征、令人费解和困惑的现象，看似奇迹的结果，加上长期被用来迷惑观察者，让催眠笼罩在超自然和非现实的光环里。因此，公众对催眠（现在已经有了科学的结论）的态度从来就充斥着迷信般的敬畏、误解、怀疑、对抗，以及切实的敌意和恐惧，现在仍旧如此。加上江湖骗子和舞台表演者的滥用，经验不足的实验者和医务人员意图良好的误用和错用，这种态度变得根深蒂固。

催眠的科学史大约始于 1775 年的麦斯麦，他的名字至今仍然是催眠的代名词之一，但不幸的是，这个开端也建立在一种神秘信念上，麦斯麦认为催眠是由一种疗愈性的奇特宇宙能量所构成的。

麦斯麦开始使用催眠，因为他发现各种形式的暗示都可以在某些类型的患者身上引发类似睡眠的状态，当患者处在这种状态时，可以给他们一些治疗暗示，他们的困扰和症状马上减轻甚至完全消失。令人遗憾的是，麦斯麦没能看出他所发现的现象，完全发生在心理层面上，他反而将其归因为他号称“动物磁性”（animal magnetism）的宇宙能量。麦斯麦成功地治疗了大量正规医疗手段无法治愈的患者，但他加诸于其治疗方式的这种神秘主义说法让他身败名裂。但他对催眠现象的发现和利用，还是为将来治疗性催眠的发展，以及心理治疗成为医疗手段有效性的承认奠定了基础。

自麦斯麦时代以来，一批又一批的科学工作者（主要是医学工作者），相继为催眠科学的发展做出了巨大的贡献。1817 年，埃利奥特森（第一位使用听诊器的英国医生）在医疗实践中有效地使用了催眠，并出版了大量著作探讨催眠对于特定类型患者的适用性。埃斯代尔读了埃利奥特森的书并产生了极大的兴趣，他成功说服印度政府建造了一座主要用于催眠的国立医院。在这所医院里，他尝试将催眠用在所有类型的患者身上，尤其是外科患者。

1841 年，布雷德（一位强烈反对“麦斯麦术”的英国医生）被说服对一位催眠受试者进行体检。他认识到了催眠现象的有效性和心因性，于是创造了“催眠”和“催眠术”这两个术语，并首次将催眠作为一种具有广泛医学和科学意义的心理状态进行了科学研究。

从那时起，首先是临床医生，接着是心理学家，包括许多杰出的科学家，为了更好地理解催眠，为了将催眠当作一种科学工具，或者为了将催眠当作对特定类型患者具有巨大价值的医疗手段，各自做出了越来越多的贡献。尤其在过去 25 年里，精神科医生和心理学家对催眠的兴趣迅速高涨。在过去的 15 年里，关于在精神病学和实验心理学领域有效使用催眠的出版物也与日俱增。

然而，令人遗憾的是，对于催眠的陈旧观念和概念仍然顽固不化，浪费了人们在实验研究和治疗领域所作的努力。例如，一些心理学家仍在发表基于 19 世纪技术和心理学概念的研究，一些医生仍将催眠用于直接缓解症状，而不是作为一种纠正人格障碍的教育的程序。

到目前为止，催眠的科学研究仍处在初级阶段，尽管人们认为催眠是一个很有价值的科学研究主题，并对此产生了健康、强烈的兴趣，然而对于将催眠研究与我们目前的概念和理解（包括对人格、人际关系、内在关系、心身关系，以及它们之间的相互依赖性）结合起来的必要性，仍然缺乏充分的共识。

普遍性问题

任何关于催眠的讨论都免不了涉及一些普遍性问题，如谁可以被催眠、催眠可能会产生什么不利影响、催眠会不会被用来反社会、催眠师与受试者关系的性质、催眠状态的可控性、催眠睡眠和生理睡眠之间的关系，以及催眠有没有可能唤起或催化受试者身上异常或病理性的状况，甚至要不是催眠，受试者身上的这种状况可能会永久休眠，不会发作。

由于篇幅的限制，对这些问题的回答不得不显得简短而教条，读者可以参考以下参考文献：Brickner & Kubie，1936；Bass，1931；Beck，1936；Erickson，1933, 1935,

1937a，1938a，1938b，1939a，1939c，1943b，1943c；Erickson & Erickson，1941；Erickson & Brickner，1943；Erickson & Hill，1944；Erickson & Kubie，1939，1941；Farber & Fisher，1943；Fisher，1943；Gill & Brenman，1943；Harriman，1941，1942a，1942b；Liebman，1941；Raeder，1933；Sears，1932；Vogel，1934；White，1941。

简单来说，除了那些在其他常规的人际关系中可能产生的影响之外，催眠不会对受试者产生任何不利或有害的影响。催眠也不能被用来反社会或实施犯罪，大多数受试者可以在催眠中被引导认为自己实施过虚构的罪行或假装犯过罪，但假装的罪行不能被当作现实发生过；催眠者与受试者之间的关系完全是一种自愿合作的关系，任何受试者都不能在违背意愿或拒绝合作的前提下被催眠；催眠师与受试者的关系类似于医生-患者、律师-当事人、牧师-教区居民的关系。此外，受试者可以成为催眠师，催眠师也可以成为受试者；他们可以轮流对彼此进行催眠，并经常做一些类似的实验工作。有人相信催眠是由意志强大的人来支配意志薄弱的人，这完全是一种误解。最好的催眠受试者都是些高智商的正常人；反之，那些智商不足者、精神病患者和许多精神病性神经症患者要么很难被催眠，要么根本无法被催眠。

鉴于催眠主要取决于受试者的合作，催眠状态的控制很大程度上也取决于受试者。如果没有充分合作，受试者不可能在极长的时间内都保持催眠状态。通过某种方式将催眠师从催眠情境中移除的话，则会破坏为维持催眠状态所必需的人际关系合作，催眠也会因此中断。所以，任何受试者都不可能被意外地或有意地、单独地、无限期地处在催眠状态中。

催眠的恍惚状态与生理睡眠只是看上去相似而已。催眠是一种带有次级生理表现的心理现象，睡眠是一种带有次级心理表现的生理现象。催眠状态下的血液分布、肌肉张力、运动行为和反射行为都与生理睡眠全然不同，这两种现象主要服务于完全不同的目的。就生理特征而言，催眠状态和清醒状态之间的相似性要比与生理睡眠中的相似性大得多。

至于说催眠能引发或催化受试者的异常或精神病理状态，显然是一个事后归因的观察。这是一种时间上先后发生的关系，但不是因果关系，就像常规阑尾切除手术后的患者首次出现精神疾病的发作。

最后谈谈对催眠不利影响的怀疑，就目前为止，在我催眠数百名受试者的个人经历中，并没有发现催眠引发的任何的不利影响，其中一些人已经被催眠过数百次。此外，正如每一位经验丰富的催眠师所知道的那样，想用催眠让受试者的人格发生符合治疗需要的变化简直是难上加难，既然治疗师心心念念的有利影响都如此难以实现，那么认为时间和情境都很有限的催眠会带来严重的不利影响显然不合逻辑。

催眠引导技术

催眠引导技术，主要取决于受试者与催眠者之间建立的人际关系，这有悖于长期存在的传统迷信观念，如眼睛凝视、水晶球和催眠师手臂传递（触摸受试者）。

催眠并非魔术或者法术，后者包含一套明确的经验法则或特定的咒语。

几乎所有正常人都可以被催眠（但不一定被同一个人催眠），而且差不多所有人都可以学习成为催眠师。因此，任何技术，只要能让催眠师在这段高度专业化的催眠人际关系中确保受试者随时和充分的合作，都是好技术。有能力的催眠师能因人而异地让技术适合每个催眠受试者的个性需求。事实上，有些受试者想被控制，有些想被哄骗，还有一些想被说服。有些人想控制局面，将催眠师置于仅仅是引导催眠的助手角色。有些人喜欢被大量重复的暗示催眠，还有一些人想通过某种内省的体验来进入催眠状态。有时催眠人际关系是权威与服从的关系，有时候是父与子的关系，或者仍然是医生-患者的关系，更多时候催眠只是两个平等相待的人对同一个重要议题有着强烈的兴趣。

确切地说，催眠师应该很好地了解自身的人格和能力，才能调整自己去适应每一个受试者特定的个性需求。在大多数情况下，尤其是在医疗催眠中，保持医生与患者的关系是最理想的，能充分满足受试者的个性需求。

如果不是针对受试者问题进行受控实验，那么实务中最好的做法是先给受试者一些初步的解释，说说催眠中会发生什么，以及关于他们可以期待些什么，以此纠正他们可能存在的任何误解。在解释的同时，也间接暗示他们在催眠状态中该有什么样的行为和反应的进程。接下来给出一系列的暗示，大意是他们会感到疲惫和困倦，想睡觉，感觉自己快要睡着了，他们会发现身体越来越倦，随着睡意袭来，他们也会越来越感到舒适和满足，直到陷入一种深沉的、甜美的、宁静的睡眠之中。

催眠师要应尽一切努力让受试者感到舒适、满意，并对自己进入催眠状态的能力有信心，而且催眠师应对受试者的这种能力保持坚定不移和充满感染力的信心。想成为一名杂耍演员才需要演技，否则的话催眠师保持简单、认真、朴实、自信的态度才是最为重要的。

一旦将受试者导入催眠状态，就需要让他保持在催眠状态中，直到必要的工作完成。最好的办法是指示受试者继续睡眠，不让任何事情打扰他们，享受他们的催眠状态，最重要的是他们自己享受的舒适感、满足感，并且对自己、对当下的情形充满信心，相信自己有能力充分地、高质量地完成任何可能呈现的问题或任务。

催眠受试者的唤醒过程相当简单，即便要唤醒的是坚持很想留在催眠状态里的人。通常情况下，简单的唤醒指令就够了。如果受试者拒绝醒来，简单地说些劝服性的暗示便足以唤醒他。

在将受试者导入催眠状态或引发催眠行为时，非常重要的是留出足够的时间，让受试者产生特定类型的催眠行为所必需的神经和心理生理的变化。过于仓促或用力过猛往往适得其反。

催 眠 现 象

虽然某些现象属于催眠状态的典型特征，但这些现象的表现形式因人而异，并随着催眠深度的变化而变化，不管是在浅度催眠状态还是在深度催眠状态。即便如此，很多时候，通常在深度催眠状态中出现的现象，也可能发生在浅度催眠状态中的某个个体受试者身上；反之亦然，这取决于受试者当时的人格和心理需求。并没有绝对的规律可循，因此试图将催眠深度非常精确地划分不同的层次，主要是出于学术研究的兴趣。

绝大多数正常人很容易发展出浅度催眠状态，至少 70%的受试者，经过充分的训练（即通过反复催眠来持续练习进入催眠状态），可以发展出深度催眠状态。

出于医疗目的，不管是浅度催眠还是深度催眠都能达到满意的效果，这取决于治疗目标的特点和性质。况且，如果浅度催眠不合适，也可以立即转而将受试者逐步导入更深的催眠状态。至于到底什么样的催眠才是合适的，经验是最好的老师，不过在浅度催眠没能取得想要的效果时，总是可以通过深度催眠来予以补救。

医生们最感兴趣的催眠现象有好几个。其中最重要的是融洽的医患关系，处于这种关系中，受试者将只对催眠师作出反应，除此之外好像什么也听不到，看不到，感觉不到，不会对任何其他的事情作出反应，除非催眠师予以指示。此时，实质上受试者已将注意力和意识的觉察全部聚焦在催眠师身上，或者聚焦在催眠师希望带入催眠情境的事情上，最终的效果是受试者从任何其他的事物中都解离了出来。催眠师可以通过适当的暗示转移这种融洽关系。

第二项催眠现象是木僵，它清楚地表明催眠巨大的心身意义。这是一种特殊的肌肉张力状态，与昏迷性紧张症患者的小脑活动（又称蜡样屈曲）相似。受试者将手臂举在空中，保持在催眠师所暗示的任何尴尬姿势上，并不会像通常那样有任何疲劳的反应。伴随而来的是吞咽反射的消失、瞳孔的扩张、面部活动的僵硬，以及所有意念运动的明显减慢。不过，只要催眠师给出指令，受试者仍然可以表现出足够的运动水平，丝毫不逊于他清醒时的能力，甚至还往往能超水平发挥。

在催眠状态中，受试者会经常发生感官变化或者说感官行为的改变，不管是正性的还是负性的，且受试者往往未能察觉。人们往往看不到（失明）或听不到（失聪）并未被纳入催眠情境的事物，而且达到了临床测试也无法探查到的程度。此外，还有自发的麻醉、镇痛和其他类型的感觉紊乱。而且，这些感觉现象都可以通过适当的暗示来引发。对于这些类型的心身表现，有过详细的报道（Erickson，1943）。这些现象的存在对于治疗非常重要，因为它们可以很好地让受试者意识到自己的催眠深度，并引导催眠师注意催眠过程中需要考虑到的意料之外的心身影响。

失忆和其他记忆改变构成了另一种催眠现象，也同时引起了医生们的极大兴趣。通常在深度催眠后，受试者对于催眠中发生了什么会或多或少地遗忘。这类的失忆可以通过催眠师对受试者的指示来控制，或者受试者自己主观有意地恢复遗忘的内容。在任何一种情况下，被遗忘的记忆都可以根据催眠师的指令或每个受试者的需求而得到全部或部分的恢复。这类失忆对于心理治疗尤为重要，因为它允许治疗师处理痛苦的记忆，而不会出现受试者清醒时才会有的阻抗和防御反应。

与催眠性失忆恰恰相反的是催眠受试者能够发展出催眠性超级记忆现象，也就是说，记忆能力增强了，能恢复遗忘已久的、清醒状态下也绝对想不起来的过往经历。创伤性的、痛苦的、被遗忘的个人经历和相关记忆往往是严重人格障碍的根源，这项记忆在催眠状态下很容易获取，患者可以很容易回忆起这些记忆，这为患者在清醒时整合这些记忆奠定了良好的基础。在心理治疗中，恢复失去记忆的重要性已得到充分证实，催眠通常被证明是通往这些记忆的捷径，尽管将这些被恢复的记忆整合到患者的清醒生活中，但对治疗师而言仍然是一项有待完成的艰巨任务。除了恢复被遗忘的记忆之外，催眠还可以恢复被遗忘的经历中某些非同凡响和极其隐微的细节，正常的记忆不可能有这么细。通过这种超级记忆现象，治疗可以处理通常难以获得的人格障碍或情感冲突的微小线索。

医生们还对另外一种催眠现象感兴趣，在某种程度上与失忆和超级记忆的机制有关，即退行。意思是受试者有能力在适当的暗示和指示下，对某一特定生命阶段发生遗忘，并恢复和重建早期生活的记忆、模式和习惯。例如，一位 25 岁的受试者可以被引导对 15 岁以后的所有生活事件产生彻底的失忆，并重拾他 15 岁时真实水平的行为和反应的模式与习惯。

实际运用让受试者重新定位到更小年龄水平的技术复杂且困难，操作过程中很容易产生失误，除非在给出暗示时采取极度谨慎的态度，对于受试者所展现的退行行为也不能轻而易举或不加批判地全然接受。然而，实验和治疗研究揭示了这一过程的可行性和有效性，而且实验还显示了和这一过程相伴随的深刻心身变化。之前提到的《心身医学》杂志刊载了两个这样的例子。

毋庸置疑，催眠受试者的受暗示性是催眠的主要特征之一，研究催眠及催眠现象必须基于这项不可或缺的基本要素。而当受试者被成功导入催眠状态后，受暗示性的作用转而体现为确保受试者充分地执行催眠师所暗示的行为，前提是这些暗示不会冒犯受试者。因此，受暗示性可以被用于医疗目的，帮助受试者恢复记忆，或者产生失忆、身份认同和麻醉等效果，以及引发梦境、情绪冲突、幻觉、定向障碍等，而所有这些催眠现象都可以协助患者直面问题，发展洞察力，从而重组内心生活。

自动书写和水晶凝视这两种相似的现象有着悠久历史，但充斥迷信观念，它们很容易在催眠状态下引发，并且经常在心理治疗中体现出很高的价值。出于对暗示的回应，受试者会在毫无自我觉察的前提下自动书写，于是可能被引发找回丢失的记忆，或披露重要的信息，这些内容或信息是在清醒时绝对想不起来的，或者说是患者人格不够坚强而无法面对的。又或许，受试者可以在水晶球里生动清晰地再现遗忘已久的创伤经历，从而重新找回作为一个人的现实感和真实感。

催眠后暗示是所有催眠现象中最重要的。通过催眠后暗示，受试者在催眠状态下接受指示在将来去执行某些行为，前提是该指示仍在合情合理和可接受的范围内。例如，受试者有可能被指示在未来某个日期执行某一行为。受试者会在暗示指定的时间执行这项指令，但主观认为这一切都是自我驱动和自发的。作为一项治疗措施，催眠后暗示具有很高的价值，但如果使用不当，就毫无作用。而其主要的治疗意义在于为患者提供一个机会来发展洞察力和整合行为。

梦游式催眠状态是另一种在深度催眠状态下非常重要的催眠行为。此时受试者的行为和反应看上去是完全清醒状态，这种表面上的清醒甚至可以瞒过观察者。这种状态最适合做更深层次的心理治疗，而且至少 70%的受试者可以通过反复催眠来引发这种状态。

催眠的价值

对医生而言，催眠的医学价值是最重要的。在对人类行为的科学研究中，不管是正常行为还是异常行为，催眠的作用都是不言而喻的，因为催眠可以用来实验和调查正常情况下很难展现的行为，并且让受试者处在清醒时很难或者不可能产生的状态中。催眠这项基本特征的价值在于能帮助人们更充分、更科学地理解人类行为紊乱和适应失调中的医学问题。单凭这份价值，就值得大力发展和推进催眠研究工作。

此外对医生个人而言，催眠还具备至关重要的其他价值。首先，催眠能教医生更好地理解、同情并有效处理种类繁多的情绪冲突、恐惧、焦虑、不确定性、精神神经质困扰和心身障碍，而每个医生都不得不面对大量的类似问题。这些问题没法用药物或手术来治疗，仅凭"你的身体没有问题"也于事无补。

当医生们学习催眠，学会如何、何时及为何给催眠受试者有效的暗示时，他们事实上正在研修一门研究生课程，即如何向患者暗示，好让患者转换态度、见解、理解和行为方法，以便更好地调整自己适应生活。在普通的医学实践中，除了配药之外，医生对待患者的方式也构成了患者疾病康复、对自己和对生活态度改变的转折点。医学实践的整个历史都强调了人际关系的巨大作用，因此进行过催眠训练的医生就拥有特殊的经验，能帮助他们形成自己的医学艺术，哪怕他们不一定会直接在治疗时运用催眠。

作为一种实际医学治疗手段，催眠具有确切和可实证的价值。某些早期心理神经症、行为问题、人格失调、局限性神经症和心身紊乱，往往很容易受到巧妙设计、构思的催眠心理治疗的影响。然而，这种治疗不应仅仅针对症状缓解或迫使患者采取更好的适应模式。由此获得的治疗效果是短暂易逝的，并能解释大多数的治疗失败原因。成功的催眠心理治疗应该系统地导向对患者的再教育，提高他们对自身问题本质的洞察力，提高他们的热切愿望去调整自己以适应生活现实和面临的问题。催眠往往只是用来缓解症状，并没有充分利用这种源自催眠的、不寻常的、特殊且高效的医患关系，这种关系构成的实际出发点，是实现患者生活调整和人格健康整合的心理治疗的重新整合。

另一个正在开发的催眠治疗应用的领域是治疗发生在战斗前线中的急性精神疾病。

在这种情况下，目前的研究结果表明，引导深度恍惚状态，在医生和每位患者之间建立高度满意的人际关系，然后允许患者在这种受保护的情况下说出他们的恐惧和焦虑、恐惧和痛苦，然后对他们自己、他们的自信、他们的能力、他们的雄心壮志和愿望进行盘点，这会影响到高比例的复苏，这在逻辑上是可以预期的。

案例说明

下面要谈的案例说明了如何将催眠运用到某个具体医学问题上。之所以选择这个案例，是因为它清楚地表明了单一症状背后涉及医学和心理学两方面并构成问题的整体性，而且该症状很容易发展成严重和长期的神经紊乱，还因为该案例能让读者很容易看清楚患者问题的心理含义，以及每一步治疗背后的原理。治疗这位患者花了 3 个多小时。该案例的性质和最终的治疗成果证明花这么长时间是值得的，这说明催眠治疗就像外科手术，时间长短可以灵活安排，按需而定。

就本案的患者而言，如此系统和详细的催眠治疗是否必要仍可商榷。或许某种更简便的疗法也能奏效，但催眠治疗所追求的目标是对患者进行充分的治疗，而非探索治疗师能否试验一些更简便省力的办法来应对问题。催眠治疗尝试的失败越多，之后的治疗就难度越大。因此，为了患者的利益着想，治疗师倍加小心和格外努力总是值得的。

患者是位 30 多岁的女性，她的医生将她转介给我（艾瑞克森）进行催眠治疗，她患有癔症性的尿潴留长达 14 天，并且她对病情的恐惧、害怕和惊恐等神经质反应与日俱增。案例的历史记录包含以下的重要事实。

她新婚不久，婚前很多年都对婚姻前景非常绝望，因为她自认相貌平平。短暂的蜜月后，她就患上了急性非特异性尿道炎和膀胱炎，她有学医的教育背景，因此大为惊恐。药物治疗后感染迅速缓解，但在治疗过程中，她多次使用了导尿管。这让她尴尬又苦恼。就在她马上要康复出院的时候，她的丈夫收到了去军队报到的通知，比预期提前很多。她对此非常伤心，但很快镇定下来并开始重新安排未来的计划。

几小时后，她发现自己无法排空尿液。她又试了好几个小时，但都失败了，这让她更加万分焦虑和不安，从而加重了她的病症，并不得不接受导管插入术。此后，她每天都要导尿 2 次，就这样持续了 2 周，她用了很多办法给自己打气，自我安慰，镇静情绪，但都不管用。面对屡试屡败的结果，她变得越来越惊慌和恐惧。即便患者意识到自己的症状可能是一种神经症，但总体状况也没能得到多少改善，因为她觉得患上神经症比器质性疾病还要糟糕。

实际的治疗过程很简单。我约她在晚上会谈，以便留有充足的治疗时间而不受打扰。我用看似轻松随意、安抚人心的方式来提问和讨论，再次详细确认了她的医生(之前的医生)所提供的病史，并以此来减轻她的焦虑。

随后，我严格指示她去一趟女厕所，查看症状是否仍然存在，确定是否真的需要治疗。这是第一次有人怀疑她的困扰是否会一直持续下去。如果直接命令她去厕所排空尿液很可能会导致失败，因为一旦她执行不了我的指令，似乎就表明我的能力不足以应付她的问题。但当我让她去确认自己是否真的需要治疗时，给她的印象是我对自己的治疗有着十足的把握，只是我不想施加不必要的治疗而已。她从厕所回来报告说症状还在，于是我问她是否希望我继续治疗。她同意后，我解释在一切开始之前，很有必要先调查一下她是哪种水准的催眠对象，才能着手治疗她的问题。她对催眠治疗的延迟略表失望，但她认为让我按照我的步骤来是合理的。

于是，我将她导入到了一种浅度催眠状态中，并引发了一些简单的催眠现象，随后再将她导入到一种相当深的催眠状态中，并让患者继续表现出之前的那些催眠现象。整个过程非常有效地让她意识到自己能轻松和充分地执行催眠指令，于是不断增强自信，相信自己能遵守任何的催眠指令。

随后，我让她在催眠状态下去了卫生间，并明确指示她这次不要排空膀胱，而是要去排便。不过，我进行了一些微妙的强调，来松动指令，我暗示她也许不会排便，因为她事实上没这个需要，并且我反复强调了这个想法。因此，通过暗示，她有效地理解了排泄活动并不是对催眠暗示的反应，不管催眠暗示有多么强烈，而是要依据身体的实际需要(催眠暗示只是在一旁辅助而已)。此外，在这种情况下不能排空小便对她的人格有着新的重要意义，因为这是出于遵从催眠师的指示，而不是个人生理缺陷的体现。此外，对于治疗师的排便指令患者会有种逆反的满足感，属于神经症行为特征，即她在某件不重要的事情上没有遵守治疗师的指示，但在她的实际症状上遵从了指令。

按照预期，患者遵从了我的指令，因此我暗示她也许可以在催眠状态下详细讨论一下她当前的生活状况。她同意了。我们就她目前的问题进行了详细、系统、全面和治疗性的讨论和评估，包括她自认的外表欠缺、对未来婚姻的绝望，以及性方面的适应，她的尿路感染和由此产生的恐惧，丈夫即将入伍的事情，以及她会利用神经症性的身体障碍来逃避问题。所有这些都为了让患者对自己的问题产生洞见，建设性地整理她自己的思路，从而能充分地直面问题，而不是从问题中退缩，进而转换为神经质疾病。然而，对于她的尿潴留，自始至终我都没有给过任何直接的心理解释。事实上，我甚至连提都没有提过。相反，我给了患者充分的信任，相信她一旦领悟，凭着自己的思维和智慧，就能对症状做出恰当的心理解释。

当患者听上去已经完全理解了自身的状况，以及这对她人格的潜在影响，间接地回到她症状的话题上。在闲聊交谈的伪装下，我提醒她小孩子在玩疯的时候会把尿憋到最后一刻，直到再慢一点就会尿裤子的程度，才会慌慌张张地冲向厕所。

注意到患者明白了我说的这个普遍现象后，我很急切地问她，如果我现在就让她离开回家，她要多久才能到家，会走哪条路线，从人行道到前门有多远，上楼的楼梯在哪里，有多高，上楼后还要走多远才能到厕所。

当患者尽可能准确地提供了这些信息后，我给了她一系列非常急切、极具说服的暗示，大意是：

（1）她从这里回家时会感觉舒适自在，也没想什么特别的事情，只是静静享受回家的路程。

（2）快到家的最后 20 分钟里，她隐隐约约地开始担心中途尿裤子，她立即想法要压制这个念头，结果反而发现这个念头变得越来越频繁，越来越顽固，并最终成了一个恼人甚至痛苦的执念：再不到家的话，一定会尿在裤子里。

（3）到家前的最后 5 分钟，她在极度焦虑中煎熬着，脑子只有一件事，能否坚持到冲进门，奔上楼梯，跑进浴室，彻底地释放，并全身惬意。

（4）当她彻底放松下来并感到全身舒坦的时候，便可以全面地回忆、理解和记住她的需要足以应对一切的问题，而无需诉诸身体的障碍。

我反复、紧急、急迫地给出了这些暗示，直到确定受试者充分能理解并执行这些暗示。然后，我指示受试者醒来时对催眠时发生了什么、暗示了什么产生全面的失忆，之后便唤醒并让她回家。我告诉陪她来的丈夫，开车回家时要尽量保持安静，最多聊聊夜景有多美，对于妻子让他开快点的要求必须言听计从，当然要在限速之内，而且不要问任何问题。

丈夫、患者和转介她来的医生都报告了之后发生的事情，显示暗示很有效，治疗也大获成功，她不但从症状中恢复，也适应了丈夫的军旅事业。1 年后的随访显示她的问题没有复发。

结　论

总体而言，对于催眠历史久远的迷信、敬畏、恐惧、怀疑和敌视态度正在迅速被对催眠科学价值的重视所取代。人们越来越多地、越来越建设性地认识到，催眠既是一种治疗性的医疗手段，也是一种系统性地获得对人性和行为的同情、理解和欣赏的手段，后者是心理治疗和医学艺术的充分实践不可或缺的。

第三章

治疗战争中急性精神紊乱的催眠技术

米尔顿·艾瑞克森

1944年5月15日至18日，在宾夕法尼亚州费城举行的美国精神病学协会100周年纪念大会上宣读，引自 the American Journal of Psychiatry，1945，101，668－672。

自从原始人类中的行医者，首次试图运用类似催眠的方式来治疗他的族人以来，始终存在着一种普遍的舆论导向，即认为催眠及其技术和方法都超出了常人的理解范围，催眠乃是基于某种特殊力量、某些秘密仪式和一大堆含糊咒语的神秘魔法。

直到最近，催眠科学研究的迅猛发展，才足以让人们认识到催眠是一种特别又很重要的个人内在状态，具有很高的临床价值，催眠也是一段人际关系，对自我的内在和关系双方都颇具深意。此外，人们还慢慢发现，只要情形合适，几乎所有正常人，以及众多患有某些类型精神障碍的患者都可以被催眠。同样，任何人也都能学会催眠别人，仅需普通程度的兴趣和智慧而已，就好比任何人都可以学会做外科手术。如果想在催眠领域独树一帜，才需要超出正常水平之外的特殊才干。换言之，催眠领域对所有人都是开放的，只要你愿意、有兴趣、爱钻研和多体验，就能入门，而明智运用催眠则本质上取决于个人兴趣爱好和训练的修为与积淀。

如何运用催眠引导技术，主要视受试者和催眠师之间的人际关系而定。因此，催眠技术和催眠程序都应当依据受试者是谁、当时情形及催眠目的而有所不同。此外，既然催眠本质上取决于受试者的合作程度和被催眠的意愿，那么在这段极其特殊的人际关系中，任何技术只要能引发适当程度的合作就足以。事实上，好的催眠师绝不会生搬硬套地运用技术，他们会根据受试者在当下的个性需求来度身定制。

催眠师尽可以施展各式各样的个性化方法，但必须要有针对性，尤其要让受试者形成对于催眠师十足的信心和安全感，愿意参与任何正当的催眠程序，准备好去接受某种合理的体验，并意识到哪怕过程会有痛苦，但肯定有益于他的人格。为了进入催眠状态，有些受试者需要感到被催眠师主宰，有些则需要催眠师连哄带劝，有人希望与催眠师携手合作来进入催眠，也有人希望，或者更恰当地说，需要催眠师用大量重复的、令他们应接不暇的暗示来指导他们的每一个反应。受试者和催眠师之间的关系本质上有可能是一种纯粹的权威与从属之间的关系、父亲与儿子之间的关系，或者更常见的医生与患者之间的关系。在军队里，催眠师的身份倒是特别有利的，他们可以集军官和医生的权威于一身，更让他们游刃有余的是，士兵们经过训练早已习惯严格遵守上级命令，不折不扣地服从指示，因此很容易接受催眠暗示。不过，要是这些军官医生能尽量淡化军中头衔的威严，主要以医学视角来面对患者，呈现出一个礼贤下士、关心患者、勤恳工作的职业仁医形象，他们的权威就能额外加分，而催眠效果肯定还能大幅度地提升。

运用催眠引导技术还有一个重要考虑因素，就是对于团体催眠情境的利用，这对以集体利益为主导的军队尤其有效。哪怕针对的是更注重个人主义的平民，除了少数例外，只要催眠师用上团体催眠情景的手法，不但能明显节省时间和精力，而且对单个受试者的催眠训练也能变得既快又好。要是还能选出一个训练有素或能力突出的个人来给团体做示范，效果会尤其好。就算那些非常抗拒催眠的人，一旦到了团体催眠中，目睹了成员们的催眠行为后，也会不知不觉地更容易进入催眠状态。要是遇到那些激动、害怕、情绪不稳、惶恐不安或无意识不配合的患者，用药物来引导催眠通常也是可行的。酒精（乙醇）、乙醚、巴比妥酸盐，甚至吗啡都可以一试，尽管酒精是首选，因为酒精有快速的瞬变效应、能解除抑制和焦虑，还不会产生麻醉效应。至于麻醉类药品，虽然有时的确管用，但不得不考虑麻醉效应会掩盖或排除催眠反应的可能性。话说回来，要真正学会如何用药及何时用药来辅助催眠，还得通过经验积累和临床判断。

治疗需要的催眠程度可深可浅，取决于患者个性、问题性质和治疗进展等因素。有时，即使问题很严重，浅度催眠就够了，有时哪怕困扰相对轻微，仍需深度催眠。对此，临床经验和临床判断是最好的决定因素。何况就算效果不如预期也可以随时用其他途径再进行催眠引导重新来过。

对于医疗催眠而言，还有一项非常重要的因素值得思考（却往往被忽略或完全无视），那就是催眠即使没有被纳入指定的医疗程序，也能发挥惊人的效用，即催眠能很好地鼓舞患者的勇气，并在医生与患者之间建立深度的信赖、信心和安全感，而医患关系往往是帮助患者充分调整自己、克服障碍的关键因素，尤其当患者陷入了严重的痛苦、焦虑和恐惧时，如罹患战争中的急性精神紊乱。

让我（艾瑞克森）举一个基于个人经验的真实案例来说明：催眠虽然不是指定的医学

治疗却仍能发挥效用。一位已经戒毒成功的住院患者，需要做一场大手术。她的表现是：严重焦虑，无法入睡，并且拒绝服用任何镇静剂或麻醉剂，因为她非常担心服药会导致毒瘾再次发作。医护人员充满同情地关怀、反复安慰，以及答应将手术延后一天都没能减轻她的恐慌反应。于是她被导入到催眠状态中，并接受了大量的催眠后暗示，暗示她会入睡并发展出一种舒服、安全和信任的情绪感受，之后她又被多次导入到催眠状态当中。上述催眠过程最终让她在术前和术后都非常地平静。

在实际操作中，到底运用什么样的催眠引导技术，会因不同的催眠师及不同的受试者而截然不同。任何固定、僵化的技术都不可能取得成功，因为在医学催眠中，受试者的个性需求必须被满足，而这正是催眠的目的，并非仅仅将受试者导入催眠状态就够了。何况，催眠师也有同样重要的个人需求，那就是在这段决定催眠成败的人际关系中，找到合适的技术好让他最满意、最有效地表达他自己。

在开始催眠时，成功概率最高、最普遍的做法就是在实际催眠引导前，先进行一番简短的知识探讨，告诉受试者催眠是一种科学的医学现象，同时注意引发受试者对催眠的兴趣，将催眠视为值得一试的个人体验。讨论时要给患者足够的机会来表达他们对于催眠的态度、恐惧和误解；对此，可以给予患者简明扼要、不带说服意味的解释、澄清和保证。这类探讨也能很有效地让目标受试者获取丰富的信息和建议从而控制自身的催眠反应。

团体催眠是实现上述过程的有效方式，但看起来耗时费力。对此我有一套常用的程序，目前被好几个在军队任职的前同事们所借鉴，他们将催眠用于治疗急性的战争性精神紊乱。我会在包括将被催眠的受试者在内的 10～30 名对催眠感兴趣的人面前，先进行一场全面的催眠讲座和现场示范，示范对象首选有催眠经验的人，然后才接受自愿报名。

结果相当喜人，罕有例外。我让听众们变得喜欢和欣赏催眠，还锁定了几个新的催眠受试者为日后所用，消除了大家的恐惧、疑虑和误解；至于几位将要被催眠的受试者，我让他们发展出了对催眠的安心和信心，这是最有用也是最令人满意的效果。

下面举个例子来展示这套做法有多成功。我在一组 15 人（其中 12 人是将来催眠的受试者）面前演讲和演示后，可以马上对这 12 个人展开计划中的催眠工作，无需他们做任何进一步的个人准备。虽然做不到万无一失，但群体归属感、进可参与退可观察的自由度，催眠引导语的视觉化，以及对其他受试者潜移默化的认同，都是强有力的促进因素，确保这些个体能够相信催眠，并愿意合作和积极融入到整个催眠过程中，只有这样催眠才有可能成功。虽然这套做法并非放之四海而皆准，但我总是倾向于尽可能地用它。

一旦医患之间建立了初步的融洽和信任，之后的催眠引导程序就会变得相对简单。催眠师会给出了一系列的暗示，让受试者感到放松、疲惫和困倦，并且暗示越来越累，好想睡一觉，马上就要睡着了，随着睡意的袭来，他们会有一种越来越强烈的想法，想要在一场深沉的、甜美的、安宁的睡眠中享受越来越多的舒服和满足的感觉，此时他们唯一的欲望就只剩下好好睡一觉，除了沉睡其间，别无他求。

我认为催眠技术的第二步具有难以估量的价值，我通常会与睡眠暗示一起使用它，那就是让催眠受试者产生一种积极参与催眠引导过程的感受。因为，医学催眠非常需要患者积极参与其内心生活的任何重组工作之中。所以，受试者的行为不能局限在消极接受、被动反应的水平（而人们常常错误地认为催眠只允许受试者处在被动状态而不可逾越）。

为了确保受试者的积极参与，我首先给出了手臂悬浮的暗示。说具体点，我会告诉受试者当他入睡时，他的手会渐渐地、不由自主地抬向空中。对此，他一开始可能没注意，而当他意识到时，会发现自己带着极大的兴趣，全心全意投入去感受和享受他的手和手臂毫不费力、不知不觉抬起来的感觉。这么说的目的是让受试者有机会去观察自己的催眠反应，并将其视为源于他自身的个人体验。接下来，我会暗示说很快他手部移动的方向会有所变化，并且他会饶有兴趣地去看他的手到底去了哪个新的方向。这个暗示的确引发了他手臂运动的改变，但他会觉得手臂运动的变化并非受制于催眠师的具体暗示，而是由他这个催眠受试者自身的持续内隐心理过程驱动的。这个领悟让他越来越明显地体会到自己正在积极参与一种渐进式的内心体验，虽然他没有被指派明确角色，但他显然凭借自己的内在动力主导了这一切。

接着，可以给出进一步的暗示将受试者的注意力导向体现其他可能的心身现象的催眠行为上，如前所述（Erickson, 1943a, 1943b, 1943c, 1943d），该暗示使受试者开始专注于感知自己的心身现象，并将其视为自己主动参与的个人体验。于是，催眠的情境就从患者被动反应转变为了患者积极参与、投入兴趣、乐于发现、调查和参与这些催眠带来的心身变化中。一旦他们意识到这些变化并不是催眠师通过某些具体暗示强加于他们的，而是源于他们对催眠主动的、完全自发的反应时，效果会更好。这样一来，基于这些内心证据，他便有了充分的机会来理解催眠，将其视为一种至关重要的人格体验。综合浅度催眠和深度催眠两者之间距离的关键一步往往可以轻松完成，那就是让受试者为接下来的催眠进程全权负责，而不是让催眠师诉诸于令人难以招架的、有点强迫意味的暗示。

我通常采取的办法是暗示受试者继续睡，睡得越来越香，直到他心满意足为止，正当他这样做的时候，他的手会自动地、不自觉地、也许毫无觉察地慢慢向上移动去触碰他的脸。然而，他的手不会也绝不可以碰到他的脸，除非他进入了深度催眠状态之中。接下来，当他的手真的碰到他的脸时，这就仅仅是一个信号，让他意识到自己已经进入了深度催眠状态。

就这样，我仅仅给予受试者各种暗示，让他们自己完全负起责任来决定如何执行、多快执行，以及何时执行、暗示是否奏效等，这一切的答案取决于受试者正在进行着的内心过程，以及受试者的个人需求。通过这种方式，暗示可以发挥更重要的作用，而不只是引发受试者的被动服从。于是，催眠成了一种重要的人格体验，而催眠师的主要任务就是充当某种工具，仅在受试者内心发展过程时给予适当的引导或指引。

我们之所以要采用上述措施来确保受试者的参与，来发展他对于催眠暗示的反应，其价值不仅在于将受试者导入催眠状态，更在于引发受试者各种各样的催眠行为（不管它们仅仅是简单的实验现象还是符合治疗目标的催眠现象）。事实上，在医学催眠中，最终成果应该主要取决于受试者的行动和参与，因为治疗最终必须满足受试者的需求，解决他（她）的问题。

人们经常得出毫无根据、相当错误的假设：既然催眠状态可以通过暗示导入，那么催眠状态中发生的一切就肯定是暗示的产物，只是暗示的某种表现而已，而催眠本身作为一种特殊的心理状态本身并不重要，在催眠过程中催眠师不管说了什么，做了什么，还是解释了什么，才是关系重大的因素。然而，在催眠情境中，首要因素就是催眠作为一种影响心身的个人体验（即催眠是一种对受试者而言特别重要的强大的个人体验）。

对于催眠技术的上述探讨足以表明催眠受试者可以积极参与到自己的催眠进程之中，参与方式并不限定，但必须是深度参与并直接与自身需求挂钩；以这种理解为导向的催眠技术能够合理地给受试者一个机会，让他能够依据自己的心理构成和人生经验来处理自己的需求和问题。

我之所以对催眠技术有如此看法，有好几个原因。不管是我应对急性人格障碍的个人经验还是我的前同事们在军队中使用催眠治疗战争中的急性精神紊乱的经验，都表明了将催眠纳入治疗程序并更广泛地运用的价值。况且，催眠本身容易掌握，可以反复使用，除了训练和经验积累之外，无需任何设备。此外，催眠使得患者有机会重新联结和重组其内心生活中的心理情结和困扰，催眠的特殊性让他能建设性地处理自己的问题，并摆脱压倒性的内心痛苦。

对于催眠在治疗急性精神紊乱中的实际运用，我们可以合理预期催眠将会具备几个显著的治疗优势。

麻醉疗法（一直是最有用的治疗程序）迄今的经验表明，医生和患者之间的人际关系至关重要。催眠治疗，作为在患者和医生之间建立融洽关系的手段，在这方面的优势是无与伦比的。

经验还表明，如果事先不让患者用言语来表达他们的恐惧和焦虑，麻醉疗法就无法起效。而催眠状态可以给予患者同样重要的自我表达途径，且不受麻醉效应的影响，催眠甚至还可以让患者道出创伤的内容，要不然这些内容将仍然被压在心底，根本想不起来。

此外，催眠疗法只要适当引导可以让患者对自己在心理康复过程中扮演的角色有足够的了解，于是患者会通过自身努力来参与治疗，而不至于产生对药物和医疗照护的依赖。事实上，催眠可以为患者提供一种舒适感和积极参与治疗的态度。

也许催眠更重要的作用是给了患者一个机会，让他们能脱离自己的问题，从而客观地看待自己，发现自身的各类优势和能力，接着逐个击破地应对问题，而不是被一大堆问题所淹没，导致无法清晰思考，也找不到方向。催眠给了他（她）一个机会去控制和引导自己的所思所想，选择或排除某个记忆或想法，这样患者才能单独选出某个特定的经验来予以充分应对。

最后，催眠能让患者和治疗师更容易接触到患者的无意识。催眠可以直接处理那些导致人格障碍的无意识力量，还能识别哪些个人生活元素对患者的人格有着重要意义，治疗师一定要充分将这些因素纳入考量才能达成治疗效果。催眠本身就可以让人随时、迅速、广泛地接触到无意识，心理治疗的历史已经证明，这一点在急性人格障碍的治疗中非常重要。

第四章

催眠心理治疗

米尔顿·艾瑞克森

引自 The American Clinics of North American, May, 1948, New York。

从远古时代起，催眠几乎被普遍用在了医疗和宗教仪式之中，用来强化人们对神秘主义、魔法和医学的信仰。催眠的外在表现往往令人眼花缭乱、印象深刻，而催眠又能对人类行为造成令人费解、看似不可思议的影响，这导致人们对催眠大致持有两种矛盾的态度。第一种是不科学的态度，即迷信般的敬畏、恐惧、质疑和切实的敌意，所有这些态度都在延缓和阻碍了催眠科学知识的发展。第二种态度是科学地接受催眠，即催眠是一种正常和真实的心理现象，催眠在调查和理解人类行为及个体的生活体验时非常重要，意义重大。这种态度最早起源于 1775 年麦斯麦的工作，麦斯麦试图科学地研究催眠，但他采用了某种神秘主义的理论来解释催眠，而弱化了他的科学方法。尽管如此，麦斯麦还是成功地证明了催眠在治疗某些类型的患者时能起到的作用和达到的疗效，这些患者对催眠以外的医疗照护毫无反应。因此，他为将催眠用于治疗及承认心理治疗的医学有效性奠定了基础。

从那时起，许许多多受过临床训练的人前赴后继地证明了催眠的有效性，催眠既可以被当作一种医学治疗手段，也可以充当考察、理解和改造人类行为的手段。这当中就有布雷德，一位苏格兰医生(他在 1841 年首次质疑了对于催眠本质的神秘主义迷信思想，即当时所称的麦斯麦术)。布雷德认识到催眠现象是一种正常的心理表现，他发明了“催眠”和“催眠术”两个术语，还设计了各种各样的科学研究实验来确定催眠的医学和心理价值。

继布雷德之后，许多杰出的科学家们(包括临床医生和后来的心理学家们)都接受了他的发现，他们对催眠科学的发展做出了越来越多的贡献，但负面的传统观念仍然充斥着对于催眠的错误观念、恐惧和敌对情绪，并在不明真相的人群中继续传播着。

到目前为止，催眠的科学知识仍处在初级阶段。催眠本质的理论过于笼统和简单。催眠的运用方式还是个亟待更广泛调查研究的问题。人们也意识到用最新的知识来研究催眠的必要性，但离形成共识还有很长的路要走。至于催眠最适合治疗哪些心理障碍，仍未有定论。催眠技巧也有待更新和变革。

催眠在心理治疗中的应用也仍在起步阶段。传统观念和保守思维模式，各种心理治疗流派的固步自封，以及对未经尝试的新生事物的普遍恐惧，都阻碍了这一领域的研究。直到最近的 25 年，才有越来越多的研究表明催眠在调查人格的性质与结构、理解正常和异常行为、研究人际关系、自我关系及心身关系等方面具有突出的价值。同时，人们开始全方位地发展催眠，将其作为一种行之有效的心理治疗手段。第二次世界大战期间，催眠的地位有了极大提升，人们纷纷运用和接受催眠，把它当作一种有价值的心理治疗模式。

对于催眠心理治疗或催眠疗法的任何讨论，都需要直接从临床观察中得出的具有普遍性的考虑因素加以解释。在接下来的数页里，我们将努力指出关于催眠的错误观念、浅显、疏忽和混淆的理解，它们会妨碍催眠疗法的有效性和接受度。此外，我们还将花一些篇幅来阐释催眠技术，并解释如何使用。

催眠引导与催眠状态的区别

在进行催眠心理治疗时，首先需要思考的因素之一是围绕在患者两种体验之间的区别上：①患者对于催眠引导过程的体验；②患者对于催眠状态本身的体验。打个比方，坐火车去城里是一类体验；已经到了城里则又是另一种体验了。催眠引导过程应该被视为一种方法，目的是向患者传授一种新的学习模式，从而让患者发现自身未被发现的学习潜能，采用新的行为方式，并能举一反三地运用这种新的行为模式。对于教会患者了解其潜能，催眠引导过程的重要性被极大地忽视。

不管是治疗师还是患者都需要做这个区分，对于治疗师而言，是为了更有效地指导患者的行为；对于患者而言，是为了学会辨别有意识的行为模式和无意识的行为模式。在催眠引导过程中，患者的行为包含有意识和无意识的两种模式，而一旦进入催眠状态，患者的行为应该主要来自无意识。

如果患者区分不出催眠引导和催眠本身，他们会常常试着将在催眠引导时学到的行为模式如法炮制地运用在催眠中。换句话说，患者一旦没能进行适当的区分，就会在催眠中同时运用意识行为模式和无意识行为模式，而不是主要依赖于无意识的行为模式。这会导致患者不充分或者错误地执行催眠任务。

尽管患者可以并经常自发地做出这种区分，但区分的责任完全在于治疗师(但这点常常被忽视)。为了确保这种区分，催眠师应该强调催眠引导的目的是帮助患者做好准备去接受一种新的体验，他(她)会有一些新的学习，这些新知识之后将以不同的方式被用于其他目的。经验表明，要让患者理解这一点，最好的办法就是训练他(她)成为一个良好的催眠受试者，并让他(她)熟悉所有类型的催眠现象。这一步应该在任何治疗之前完成。这种训练看似推迟了治疗，实际上反而加速了治疗的进展，因为它给了患者更大的空间和机会来表达他(她)们自己。例如，如果一位患者能够产生催眠幻觉(视觉和听觉上的)表现出退行行为、会自动书写、可以遵照催眠后暗示行动，还能服从指令进入梦境，那么他(她)就处于有利地位，能更好地接受之后的治疗。

至于催眠状态本身，应该被视为一种特殊、独特但完全正常的心理状态。催眠只在外表上类似于睡眠，它的特征体现为伴随着各种生理现象，而人格功能则处在一种不同于寻常意识状态的意识水平上。为了方便概念化，这种特殊的状态或特殊的意识水平被称为"无意识"或"潜意识"。在催眠心理治疗中，这种特殊意识状态的作用在于允许并促使患者针对他们过去的人生经验，也针对他们参与治疗过程中发生的全新体验，在不受意识心理影响的前提下做出反应。患者对于治疗的参与是治疗取得效果的首要条件。

催眠中暗示的作用

接下来要思考的是暗示在催眠中的普遍作用。人们经常得出毫无根据和非常错误的假设：既然催眠状态是由暗示来导入和维持的，催眠表现也可以由暗示所引发，那么催眠中发生的一切肯定统统是暗示的结果，而且主要是患者对暗示的表达。

与这些错误观念相反，受试者并没有变成另外一个人。他(她)只是在催眠状态中改变了自己的行为，而且即便如此，这种行为改变仍然源自患者的生活经历，而不是治疗师的暗示。治疗师最多能影响患者自我表达的方式。将患者导入催眠状态并维持在催眠状态中能提供一种特殊的心理状态，在这种状态下，患者可以重新联系和重组其内在错综复杂的心理情结，并以符合自身生活体验的方式运用自己的能力。催眠并不会改变人，或者改变他们过往的生活经历。催眠只是帮助他们更好地了解自己，更充分地表达自己。

直接暗示主要基于的假设是，催眠中发生的一切都来自催眠师的暗示。这意味着治疗师具有引发患者治疗性改变的神奇魔力，完全忽视了治疗乃至患者自己对其行为进行内部整合的结果这一事实。的确，直接暗示可以改变患者的行为，并导致症状的解除，至少是暂时的。然而，这样的“治愈”只是患者针对暗示的反应，不代表患者的思想、理解和记忆经历了重新联结和重新组合，而这才是真正的治愈所不可或缺的过程。只有重新联结和重组自己过往的生活经历的过程才能最终带来治愈，否则患者就仅仅在展示回应暗示的行为，充其量只是在取悦观察者而已。

例如，治疗师可以直接暗示患者手部的麻醉效应，患者也做出了看似充分的反应。然而，如果患者没有自发地理解该指令，并满足某种内部重组的需要，那么这种麻醉的效应将无法通过临床测试，因此这仅仅是一种患者装出来的麻醉效应。

为了更好地引发有效的麻醉效应，举例而言，可以暗示患者回忆某次局部麻醉后，或者某次入睡后腿部或手臂的麻木感觉，并暗示患者现在就可以在手上体验到类似的感觉，从而引发患者一系列的内心活动。通过这样的间接暗示促使患者经历某些困难的内在过程（包括拆解、重组、重新联结内心真实体验的投射）来满足暗示的要求，这样一来，被引发的麻醉效应成了患者人生体验的一部分，而不是某种简单、肤浅的反应。

同样的原理也适用于心理治疗。当然可以用直接暗示，让慢性酗酒者暂时纠正自己的习惯，但只有他经历了重新联结和重组其生活体验的内在过程后，治疗才会真正有效果。

换句话说，催眠心理治疗是患者的一个学习过程，一个再教育的过程。催眠心理治疗或催眠疗法的疗效唯独取决于患者的行动。治疗师只是刺激患者去采取行动（通常并不知道患者会做什么），然后治疗师的任务就是指导患者，并用临床判断来决定要做多少工作来达到预期结果。如何指导和判断是治疗师的问题，患者的任务是通过自身努力进行学习，以一种全新的方式理解自己的生活经验。当然，这种再教育必须基于患者的生活经历、理解、记忆、态度和想法等；而非基于治疗师的想法和观点。例如，治疗师想要训练妊娠患者进行无痛分娩，治疗师用上文提到的方式给出了暗示。但遭遇了彻底的失败，尽管患者之前有过牙科（口腔科）局部麻醉和双腿“入睡”的体验。于是治疗师暗示说，如果患者有过某种完全感觉不到身体存在的人生体验，可以用这个体验来发展出一种全身麻醉。治疗师刻意将暗示说得很含糊，因为患者知道催眠的目的，而暗示的模糊性促使患者选择了一段最合适的个人经验来回应暗示。

患者的（对模糊暗示的）回应方式是：在内心重现了生理睡眠期间感受不到任何身体

刺激的记忆，患者还记起多种梦境，梦中她毫不费力、完全无感地穿过紧闭的门和墙，愉快地在空气中飘浮着，像一个没有身体的灵魂正开心地俯看着自己沉睡中丧失感觉的身体。通过这番回想，患者开启了生活体验的重组过程。结果患者发展出一种非常有效的麻醉感，完全满足分娩所需。直到后来的某个时候，治疗师才确切知道患者通过什么样的想法启动了实现麻醉效果的神经心理生理过程。

意识和潜意识水平的分离

催眠治疗的另一个常见的疏漏是对意识和潜意识（无意识）的分离并互斥缺乏认识。然而，每个人都有类似的体验：一个词或一个名字就在嘴边却说不上来，冥思苦想，遍寻不着。其实，这些知识就完完整整地藏在无意识里，只是意识头脑检索不到而已。

催眠心理治疗很多时候适合对无意识做适当的工作，但治疗师往往因此忽略了促进患者将无意识与意识进行整合，或者帮助患者将无意识理解在需要的时候全面意识化。这就好比做阑尾切除术却忘了缝合伤口。正因为这点，许多纸上谈兵的批评家天真地将催眠心理治疗贬得一无是处，因为“它只能作用于无意识”。此外，还有一件事被更多的人忽略，即临床经验反复证明，患者问题的某些方面适合通过治疗师的指导让患者进行直接整合（意识和无意识）；而问题的其他方面则只需将无意识的内容意识化，患者就能自发整合，无需治疗师实施任何的干预。确切来说，催眠治疗应该既是意识取向的，也是无意识取向的，因为心理治疗的理想目标是整体人格的整合。

然而，这不一定意味着整合必须与治疗的进展保持同步。催眠治疗的最大优势之一在于有机会针对无意识单独做工作，而不必受到意识的阻挠，意识心理有时会犹犹豫豫，或者干脆接受不了治疗带来的益处。例如，一名患者周期性地梦见一个让她陷于乱伦痛苦的噩梦，她对此有着完全的无意识洞察，但正如她在催眠状态里自发宣称的那样，“我知道那些可怕的噩梦是什么意思，但我的意识不可能接受这种意思。”通过这句话，患者展示了无意识对意识的保护作用。治疗师可以利用这种保护欲，将其化作患者的动机，促使患者在意识层面最终接受她无意识的见解。

实验研究一再表明，在意识准备好之前，允许良好的无意识理解进入意识，将导致有意识的阻抗、拒绝、压抑，甚至通过压抑失去了无意识的收获。一旦能与无意识单独工作，治疗师就有可能缓和并调控患者的进展速度，从而以意识可以接受的方式实现重新整合。

案例说明

一位28岁的已婚男性来寻求治疗，因为他隐隐约约地认为自己并不爱妻子，娶她只是因为她的长相很像自己十分依恋的母亲。在催眠状态下，他再次确认了这个信念。在催眠治疗期间，他在恍惚状态下获悉，他婚姻问题的症结在于他对母亲的强烈憎恨，他把这种恨意伪装成了对母亲的过度关心，而他妻子与母亲外表的相似，使她成了他多次攻击的绝佳目标。然而，任何试图将他的无意识理解意识化的尝试，都会逼他去做一件意识状态下难以忍受的事情，即对所有人际关系进行重大调整，并承认自己对母亲的恨意，在他看来这完全无法容忍，也绝对不可能。

在催眠以外的心理治疗中，处理此类问题会遇到许多有意识的阻抗、压抑、合理化及对于任何洞察的极力拒绝。下文将详细介绍治疗这种心理病症的催眠治疗过程。本文不会试图分析患者问题背后的心理动力学，因为本文的目的在于阐明催眠治疗的程序方法、新技术、对于心理机制的利用，以及引导和控制患者取得进展的方法，从而使无意识的洞察成为在意识层面可接受的想法。

在治疗过程中，治疗师很早就发现患者不敢有意识地仔细端详他的母亲，他甚至不知道母亲眼睛的颜色，也不知道她戴着假牙这一事实，他对母亲的描述仅限于“她动作总是如此温柔优雅，说话总是如此柔声细语，表情总是如此甜美、善良、亲切，像我这样一个神经质的可悲失败者完全不值得她为我做的一切。”

在催眠治疗的某个阶段，他发展出了一些无意识的理解和洞察，以此为基础足以去获得有意识的理解时，治疗师暗示他进入一种深邃的梦游式催眠状态。接着，他被引发彻底的失忆，不但忘了自己有任何方面的心理问题，而且还忘了关于他母亲和妻子的一切，仅仅保留有子必有母的概念。他甚至也忘了自己刚刚获得的无意识理解。治疗师将他导入如此深邃的失忆或压抑状态是别有深意的。首先，当他服从这样的暗示时，意味着将自己压抑的控制权交给了治疗师。其次，患者会隐约觉得，既然治疗师能压抑他的记忆，也能恢复他的记忆。在对患者进行催眠治疗的最初阶段，重要的是让患者对一些无关紧要的记忆产生遗忘，然后去恢复这些无害记忆，以及其他一些不重要但被遗忘了的记忆。通过这个过程，患者获得了恢复记忆的体验，为将来恢复至关重要的被压抑的记忆打下良好的基础。

其次，这么做的另一个原因是失忆或引发的压抑为思想、态度、感情、记忆和经验的重新联结和重新组合扫清了障碍。换句话说，失忆让患者能够直面自己过去人生的某段经历，不过出于被引发的压抑，他忘了这段经历是自己的。这样，患者就有可能对这段忘了属于自己的经历形成关键性的客观理解，并根据其现实意义和自己的人格需求对其进行重新组合和重新联结。哪怕这段经历在当下的无意识和意识中同时被压抑，但患者的人格需求仍然存在，因此患者处理这段经历的任何努力都必然出自其人格需求。这就好比饮食一直缺钙的儿童对食品是否缺钙或其中的钙含量一无所知，但他们会很明显地特别想吃富含钙的食物。

引发患者失忆后，治疗师接着与患者就女性名字的含义看似简单随意地聊了几句。然后，治疗师暗示患者看见房间另一边的椅子上坐着一位陌生女士，这位女士将与患者交谈，然而对于她的情况患者一概不知，仅仅确定她叫奈莉。在催眠治疗开始时所进行的催眠训练，已经让患者很好地接受了被暗示的上述情形。

正如预期的那样，一听到奈莉这个名字，患者就产生了母亲的幻觉，不过因为失忆患者并没有认出她来。治疗师（艾瑞克森）引导暗示患者与幻觉中的女士进行了广泛的交谈，还提了不少问题，都与患者的心理问题有关。患者向治疗师全面客观地描述了这位女士。接着患者被要求去"揣测"这位女士有着什么样的人生经历，以及为什么会出现在这里，并向治疗师详细转达奈莉所说的一切，还要对此进行充分的讨论。通过治疗师这番小心翼翼细致的引导，患者能够客观且带着批判眼光去自行体会大量愉快和不愉快的信息，并揭示出患者与母亲的关系，以及患者心目中母亲对这些事件是怎么看的。治疗师之所以将患者置于这样的情境中是为了引发一种全新的参考框架，虽然与患者被压抑的生活经历并不相似，但仍然可以让患者重新联结，详细审视，重组整合他过往的生活经验。

在之后的一系列治疗会谈中，治疗师分别针对另外两个幻觉中的人物，奈莉提到她儿子亨利和儿媳玛琪，采取了类似的步骤，患者由于被引发了失忆，也不认得他俩。

亨利现身的那次催眠拖了很久才结束，因为亨利"告诉"了患者大量详细的信息，说得非常仔细，对此患者轻松自在地和治疗师讨论了这些，体现了极佳的理解力。患者与幻觉中的玛琪也进行了类似的访谈。

在最终的治疗成果当中，极富价值的是患者报告了当幻觉中的人物讲述自己故事的时候，他所"观察到"他的（幻觉人物）情绪行为，以及他对"他们内心情绪"的客观、冷静的独特评述。

要理解这个过程，首先必须认识到患者从幻觉人物嘴里“套出”的话都是他自己压抑的记忆内容的投射。哪怕治疗师引发了他对于自身问题所有方面的深深的压抑，但记忆的内容并没有消失，并且可以投射到其他人身上，因为投射未必会导致患者认出这些（被他自己压抑下去的）内容。举个日常生活的例子，人们很容易压抑自己身上一些不讨人喜欢的特质，不让自己的意识察觉，但（当事人）很容易（从别人身上）看到，或者很容易将其投射到别人身上（译者注：换句话说，这种特质，我们很容易从别人身上识别出来，同时也习惯把这种特质投射到别人身上）。故此，治疗师利用了一种共通的心理机制，让患者对自己产生一种新的观点，将其接纳和并整合到患者的总体理解中。

整个过程最重要的一步是让他分别产生奈莉和亨利在一起，玛琪和亨利在一块，以及最终三个人聚在一起的幻觉。此外，患者还被引导在过去曾经带给他创伤的许多不同的生活场景中分别产生上述幻觉，这些场景包括与妻子一起开车去购物却因琐碎小事暴发激烈争执的情形，某次在餐桌吃晚饭的场面，以及某次发生在妻子和母亲之间的争吵。

因此，通过压抑和投射的心理机制，患者充当了一位观察敏锐、客观中立、明智审慎的第三方，在不为意识察觉的前提下，自由地观看了他过往生活的全貌，以便脱离情绪偏见的遮蔽，找出其中的错误和扭曲。

下一次治疗时，患者再次进入一种梦游式催眠状态。这回治疗师强调要患者清楚记住他将看到、听到、想到的一切细节，并揣测和带着批判眼光评价关于奈莉、亨利和玛琪的一切。对此，他欣然同意，兴致勃勃。接下来，治疗师要求他挑出各种创伤性事件，并想知道这些类似事件（起初是模糊的，然后越来越清晰）在他的一生中是否发生过。当患者这样做的时候，他将有幸记住自己人生中的任何必要的小事。这事实上是在间接暗示他慢慢地打破先前被引发的遗忘或压抑。

患者慢慢地开始执行指示任务，并首先简单提到，在他幻觉中的晚餐场景里，桌上的一个杯子与他小时候就有过的杯子非常像。接着他注意到自己和亨利同名，便很快地想知道亨利姓什么，接着又很快意识到玛琪和亨利显然和他住在同一个镇上，因为他认出了他们陷入毫无意义争吵的那家商店。他评论了奈莉的假牙，有些勉强地讲述了他对牙医（口腔科医生）和牙齿脱落的恐惧，以及他不得不装出不怕的样子。随着他继续评论，他揭示出越来越多的真相。渐渐地，他更能找出情绪更强烈的事情了，中间夹着对于相对无害联想的评论。执行了一个多小时后，他开始有口误，并马上察觉到，变得紧张起来，在治疗师的安慰下，他得以继续他的任务。

例如，在比较奈莉的浅棕色眼睛和玛琪的深棕色眼睛时，患者补充了如下评论：

"我妻子的眼睛像玛琪(幻觉人物)的。"

当结束这一陈述时，患者表现出强烈的震惊，并以一种异常的惊讶语气，怀疑地重复这句话。犹豫了一会儿后，患者自言自语道：

"我妻子？哦，我结婚了。我有一位妻子。她的名字是玛琪。她有一双类似玛琪(幻觉人物)的棕色眼睛。但我只知道这些。我再也记不起来了——什么——什么都不记得了！"

然后，患者带着非常焦虑和恐惧的表情转向治疗师，恳求地问道：

"我是有什么问题吗？"

很快，患者发现了奈莉和他母亲的相似之处，然后以极好的理解继续说下去，评价奈莉为一个不幸的神经质女人，值得正常的关注和喜爱。

这导致了如下突然的陈述：

"这也适用于我的母亲——天哪，奈莉是我的母亲，只是我是第一次见到她——她的眼睛是棕色的——像玛琪的一样。我妻子的眼睛是棕色的——她的名字是玛琪——玛琪是我妻子。"

接着，他断断续续、不成句地描述了一些创伤的场景，例如：

- 商店的那次吵架。
- 她买的那件外套。
- 我们差点把订婚纪念日蛋糕弄坏了。

- 鞋带开了。
- 天啊，我该对她说什么？

每讲一句话后，他似乎都全神贯注地回忆一些具体的、充满感情的事件细节。大约 20 分钟后，他身体前倾，双手托着下巴，沉默不语地沉思了几分钟，最后以提问的方式结束“奈莉，奈莉是谁？”

但他旋即又陷入了沉思。这次花了更长的时间，他那么紧张而僵硬地坐着，目光迅速地四处移动，显然在饱含深情地思考着。约 15 分钟后，他慢慢放松下来，用疲惫的声音宣称：

“那太难。亨利就是我。

现在我终于明白我一直在做什么了，我在这里做了什么，我这一辈都做了什么。但我再也不怕了。不需要了，再也不需要了。这简直是一团乱麻，但我知道该怎么收拾干净。我要去约一下牙医。但我得花大力气把这一切都想明白——得费点心思，不过我已经准备好了。”

他转向治疗师，说道，“我累了，太累了……”

通过一番问答，治疗师发现患者感到满意，他对自己刚刚得到的领悟感到安心，他知道自己曾经处在催眠中，同时他又有点迷茫，不知道如何让意识学会在无意识里得到的答案。当被问及是否需要这方面建议时，他急切地表示他需要。

治疗师告诉患者催眠所引发的失忆状态是如何被打破的：通过向外的投射，他一些想法和联想慢慢被过滤出来，让他可以在没有恐惧或偏见的前提下审视这些想法和联想，从而获得领悟。随着每一个新的领悟，他都体会到了人生经验的进一步重组，尽管他一开始并没有感觉到这一点。正如患者体会到的那样，这是一项相对简单的任务，只涉及他自己和他的思想和感情。然而要有意识地察觉自己的新领悟就要涉及更多的因素，包括他自己、他的想法、他的日常生活、他自己的人际关系，以及其他人之间的关系。因此，这将是一项极其困难的任务。在患者充分了解这一点后，医患之间达成了一项协议：大致的意思是他可以在日常生活中继续某些神经质的行为表现，但当他这么做的时候，他将慢慢地、逐渐地全然意识到这些行为表现背后的意义，首先针对非常轻微的神经症症状，在他能够从小事着手更好地调整自己之后，就可以去应对更难的症状。就这样一点一滴地积累，他可以运用他的无意识学习来有意识地纠正他的行为，从而能更好地调整他自己。

上述段落是治疗师与患者讨论的简要总结。尽管患者一上来就觉得自己听明白了，然而经验一再表明，治疗师总有必要从许多不同的角度来进行重申和细化，并举很多的例子表明一些可能发生的事件如何体现出无意识的洞察力可以进入意识层面，直到患者真正理解了摆在他面前的任务是什么。治疗师让患者明白如何让无意识的学习进入意识，列举一个出于生活的需要，很可能会发生的事情是：患者又去了几次他和妻子暴发过争吵的那家商店，他注意到一个店员很有兴致地在做着什么。他也莫名其妙地深感愉悦，当他反思自己为什么会这样时，意识到他的愉悦带有一丝轻微的尴尬，这让他突然想起了与妻子的那次争吵，但情绪恰当，并不夸大，这表明他意识中的恨意已经消失了。治疗师还提出一些其他的事例，患者之后也学会了并付诸实践。最后，治疗师将患者从催眠状态中唤醒，并告诉他可以离开了。

患者实现有意识整合的第一步，是照着他在催眠状态的说法，带着极大的恐惧去看了他的牙医，到了那里，坐在牙科手术椅上，他才意识到他过去的恐惧被严重夸大了。之后，他又意识到自己在一边哼着歌，一边穿衬衫，而不是以前的习惯重复，强迫性地检查衬衫的褶皱。

患者仔细翻看了全部家庭相册，并逐渐认出了他自己、母亲和妻子。他第一次发现自己酷似父亲，并无法相信之前为什么会如此坚信自己是母亲的翻版。通过照片，他也找出了妻子和母亲外表的不同之处，以及事实上假牙改变了母亲的容貌。

起初，患者的调整是一项项单独进行的，针对的都是一些小问题，几周后，更多、更大的失调问题得到了纠正。通常，这些改变都发生在他意识觉察之外，直到稍后才意识到某个措施治疗师曾经向他暗示过。例如，之前他总在母亲最喜欢的广播节目播出时去看她，而且每次总要坚持收听另一个节目，却又对这套节目大肆批评。出乎意料的是，有一天，他突然意识到，几周来他每次都换到了另一个时间去探望母亲。他很开心地意识到母亲现在可以听她最喜欢的节目了，与此同时，他也更深地理解了自己对母亲态度到底是什么。

在重新整合期间，患者规律性地拜访治疗师，通常停留的时间很短。有时他的来意是在意识层面探讨他的进展，有时他想被催眠并接受进一步的治疗。

在最后的阶段发生的变化之一是患者发觉自己爱妻子，并一直如此，只是他不敢去这么想。因为无意识中他深信，任何一个男人要是如此强烈地憎恨自己的母亲，又对此毫无意识，就没有资格再爱另一个女人。现在他宣称，这个想法极不合理。

最后一步推迟了大约 6 个月，并以下述方式实现。

一天患者走在街上，他看到一个陌生人对着一辆渐渐远去的车骂骂咧咧地说脏话（那辆车把水溅了他一身）。他不由自主问这位陌生人，为什么要这样徒劳无功地咒骂。据患者说，对方的回答是："哦，骂人的确没好处，但骂一骂感觉好多了，何况既然这不是司机的错，我骂汽车也无关他的痛痒。"

患者说，他花了好几天琢磨这件事，之后才意识到他有许多想与母亲吵架并"彻底摊牌"的未成形的计划，之所以无数次一拖再拖，陌生人的话给出了答案。他进一步解释说，没有必要真的去吵一架，只要自己充分认识到对母亲的负面情绪，既不否认也不压抑，并学会街上男人的处理方式，他就能确定自己对母亲的真实情感。他成功地这么做了。通过效仿陌生人的榜样，他成功与母亲建立了良好的关系。

最后一步与催眠过程有着惊人的相似性，很明显他将自己的生活体验投射到了幻觉人物身上。这再次说明了催眠在利用日常行为的动力学方面的价值。

呈现本案的目的既不是说明患者疾病的动力学，也不是剖析他适应不良的各种本质。相反，整篇论文的目的是展示催眠心理治疗的价值、应用方法和利用技术。催眠疗法中最重要的一个考虑因素，是出于矫正目的有意识地利用人类行为的心理机制或动力学。

没有必要不遗余力地试图打破对记忆的压抑。通常，维持这些压抑对于治疗的进展才是至关重要的。认为无意识的内容必须尽快意识化往往只会导致将混乱、无意识的理解与有意识的困惑杂乱无章地混同在一起，反而拖慢治疗的进展。

将理性思考内容与情感意义解离往往有助于更好地理解两者的意义。催眠可以在需要时允许这种解离发生，或者纠正这种解离。至于投射，与其纠正它，不如就像以上所述的那样利用它成为治疗的一部分。同样，对于构成问题的阻抗也可以通过增加阻抗的方式进行利用，从而允许患者在治疗师指导下发现有利于康复的新行为方式。人们往往倾向于用幻想取代行动，催眠可以利用这种倾向来创造出行动的需求。

简而言之，催眠心理治疗中有三个非常重要的考虑因素，有助于获得有效的治疗效果。

第一，如同这个案例，治疗师要随时准备去有效地利用患者适应不良的动力学和表现形式来实现所需的治疗。

第二，催眠提供了一个独特的可能性，让治疗师可以针对人格的不同方面，选择单独和独立地对某个因素进行工作，也可以对多种因素联合共同工作，从而建立各种整合的核心。

第三，同样重要的是，催眠的价值在于让患者在重现和活化过去的经历时，能够脱离当前意识的影响，抛开适应不良造成的扭曲，于是患者才有机会对他的过往经历形成良好的理解，并最终达成治疗效果。

第五章

综合医疗中的催眠

米尔顿·艾瑞克森

引自 State of Mind, 1957,1。

催眠可以帮助治疗几乎所有患者。对催眠陌生的人依然会感觉它很神秘,但催眠作为众所周知的心理现象早就在综合医学实践中占据了一席之地。

正如每位医生都知道的那样,仅仅开处方和提供正确的医嘱是不够的——患者本人必须将所推荐的方案付诸实施。患者是否这样做取决于许多因素,其中包括患者对自己、自身疾病和所需治疗的了解,以及患者与医生之间的融洽程度。这就是催眠可以成为有价值的辅助治疗的手段。

在催眠状态下,患者对自身需求和能力有更敏锐的认识。唯有他从错误的信念、错误的假设、自我怀疑和恐惧中解脱出来了,否则这些负面因素可能妨碍患者获得所需的医疗护理。不管患者是真病了,还是仅仅相信自己病了(顺便说一句,这同样有害),患者都能通过催眠获得的新见解改善对自身病情的态度。与医生之间的良好关系也得到了快速发展,因为对他人的信任和信心在很大程度上是建立在对自己的真正了解之上。

催眠反应能够促进合作

在患者被催眠时,还会发生另一个显著变化,那就是他对意念的反应会变得更快,不但能够更好地接受暗示,还能比正常清醒时更容易将暗示付诸行动。患者在催眠状态下增强的反应能力,有助于医生确保患者有足够的合作能力,共同达成所需治疗的成功。我(艾瑞克森)想在此重申:催眠能帮助所有患者,他们可以通过催眠得到最终康复和保持健康所需要的激励和动力。举例说明催眠可以帮助某些产科患者享受最轻松的分娩过程(编者按:本文是在由催眠引导的分娩流行之前写的,因此分娩过程指的是自然足月妊娠）同时降低她的焦虑；帮助某些外科患者应对他的手术恐惧；帮助皮肤科或过敏患者应对难以忍受的皮肤瘙痒；此外，催眠还能帮助逐渐残疾、生活难以自理的类风湿关节炎患者，病症很轻却完全失能的患者，“一直在努力”却不肯合作的肥胖患者，有吸吮手指和酗酒等各种不良嗜好的患者，等等。这个清单我可以一直写个没完，不过我觉得举出两个实际案例能更好地阐明我的观点，也能充分说明催眠在综合医疗中的广泛应用。

催眠医学诊断

在第一个案例中，案主是一个性格极其霸道的中年护士。她被另一位医生转介给我，她向那位同仁抱怨说自己感觉疲惫、失眠、虚弱，还有隐隐的胃痛。她颇不情愿地接受了转诊，等她来我工作室时，她已经将自己的问题诊断为“咽异感症”。她要求我用催眠来治疗她，但很勉强才同意提供她的病史。从她对身体症状的描述来看，我觉得她自我诊断的病实质上是一种症状位移。我认为她可能患有消化性溃疡，并建议她去看内科医生。对此她断然拒绝，除非我先给她做催眠。在轻度的催眠状态下，她被说服接受了X线检查，报告证实她患有消化性溃疡。她告诉我，有好多医生给过她建议和开过方子，她宣称她打算一概拒绝。

我将她导入到更深的催眠状态中，在这种状态下给了她一系列的暗示，大意是她可以通过主导治疗来掌控大局（这对她很重要）。我告诉她，为了掌控局面，她可以充分和配合地利用一切别人给她的建议和指示，同时她应该对自己的病抱有一种安心和达观的态度，并认识到这样才能让她摆脱紧张感。我还暗示她，既然放射检查已经证实她真实的病症，她就没必要去呈现“咽异感症”了，是时候让症状消失了。1个月后，她去内科医生那儿重新检查，并很开心地听医生说她不会再有症状了，因为X线检查没有找到任何溃疡之处。

后来，她又来找过我两次做催眠，想要继续“自己掌控自己的身体状况”，这是她的原话。

催眠“杀死”疼痛

另一位中年女性患者出于完全不同的原因来找我治疗。她患有转移性肺癌，一直忍受着剧烈的疼痛，不得不持续服用麻醉药品。她很清楚自己只剩下几周的生命了，并恨透了麻醉药品所引发的昏睡状态。

她丈夫来寻求我的帮助，希望通过催眠引发麻醉效应，让他的妻子能摆脱疼痛和麻醉剂，这样在家人身边度过最后的日子。

为了摆脱麻醉剂的影响，这位患者甘愿忍受大约 12 小时的疼痛，好让我给她催眠。她的意志力是如此强大，巨大的动机让我有机会将她导入某种深邃的催眠状态。我引发了她在深度催眠状态下的麻醉效应，并给出催眠后暗示，告诉她麻醉的效果在之后的每一天都会重现并不断增强。最终的结果是，她完全摆脱了麻醉剂引发的昏睡状态，并在临终前享受了 5 周与家人相伴的日子。这期间，她只在胸部感到非常轻微的隐痛和沉重感。

哪里可以学习催眠

假如通过上面的介绍我已经说服你将催眠纳入你的治疗实践，那么你一定想知道在哪儿可以学习催眠。

有几所大学设有正式的催眠课程，它们分散在全国各地。不过总体而言，你需要从有催眠经验并愿意教授催眠的人那儿接受培训。这类培训最好不止一个老师，而是好几个人一起分享知识和经验，因为每个患者所呈现的问题都需要从不同的角度来理解。

而且，催眠教学最好有来自多学科的支持进行，就像芝加哥一个独立小组正在做的那样，该小组成员包括精神科医生、产科医生、全科医生、牙医和心理学家等。然而我更期待将来会有更多的专业学校以集中形式提供精华催眠课程，让医生不至于脱产太长时间。

随着对催眠科学价值的认识取代了陈旧观念（迷信般的敬畏、恐惧、怀疑和抗拒等），催眠将成为一种日益重要的治疗辅助手段和医学艺术实践中的宝贵工具。

第六章

催眠:作为一种治疗手段的复兴

米尔顿·艾瑞克森

引自 The American Journal of Clinical Hypnosis, 1970,13,71-89, with permission of the original publishers: Merck Sharp & Dohme, Trends in Psychiatry, 1966,3(3),3-43。

引　言

催眠和医学同样历史悠久,并且它几乎和人类一样古老。

任何当代文明只要追溯到遥远的古代都能发现:哪怕在最早期的文明里,某种原始形态的催眠已被纳入到了当时的治疗艺术之中。这些远古文明在兴起和繁荣后迎来了衰亡的命运,唯一的结局是埋葬在层层更迭的文明废墟之下,直到人类从过去走到了今天。只要人类还在思考、行动、渴望,就会继续运用催眠这一艺术。纵观古今,人们从来没有停止过对某种"魔法"的渴求,它能给患者带来治愈的安眠,给伤者带来内心的宁静。

古往今来,祭司一直在睡眠"神殿"里为罹患疾病的人们和深受困扰的人们提供服务,这些寺庙建立在前代文明睡眠神庙的层层废墟之上。不管中国人、印度人、希腊人还是埃及人,都有类似的庙宇,在那里祭司给人们暗示和催眠以减轻伤害和痛苦。毫无疑问,人们将来一定还能发掘出某些古老的文明,并发现他们用神奇的睡眠、各种仪式和咒语来进行催眠。因为身为人类,必然有着共同的需求,不会因为时代而改变。

医学界对催眠的医学研究是在第一次世界大战后开始复苏,但历时短暂。德国人在第一次世界大战中耗尽了化学麻醉剂的供应,不得不将催眠作为麻醉剂使用。战后,特别是在英国,催眠被用作一种镇静和再教育的手段来治疗当时称作"炮弹休克"的心理障碍(译者注:"炮弹休克",是个概括性术语,于 1915 年由英军上尉查尔斯·迈尔斯提出,用来指称第一次世界大战中人们在心理上和精神上所体验到的"典型伤害")。到了 20 世纪 30 年代,人们逐渐展开了一种新型的催眠研究,试图将催眠当作调查心理和生理行为的手段。这项研究由艾瑞克森率先进行,他当时是克拉克·L·赫尔(以下称赫尔)的学生之一。随后，赫尔对催眠产生了浓厚的兴趣，并着手证明催眠如同其他形式的人类行为，可以接受实验室的检验和研究。当时的一些出版物，首先来自赫尔实验室，之后也有其他出处，都揭示出人们可以通过测量受催眠影响的受试者的生理变化，或者通过观察由催眠引发的受试者的行为变化，来对催眠进行客观的评估，并利用催眠来对构成人格基础的各种驱力和经验进行调查。

第二次世界大战期间，对催眠有所了解的医生和心理学家们发现，催眠不仅可以（就如德国人在第一次世界大战中已证明的那样）作为麻醉剂使用，还可以用来调查“战斗疲劳”所导致的特殊经验。更有甚者，催眠还可以用来对患者进行再教育，让他更好地了解自己在应付战争压力方面的实际能力和潜力。许多战争伤员因此获得了心理康复。随着第二次世界大战的结束，许多拥有心理学、医学和牙科（口腔医学）背景的军人复员后，他们意识到是时候进行更为广泛的催眠教学了。

这些来自医学、牙科和心理学专业的人雄心勃勃地组成了教学团队，在全国各地巡回举办催眠研讨会。团队成员包括在心身医学、普通医学、精神病学、产科学、外科学、心理学和牙科领域里有良好基础的人员。他们给各种医学协会、心理团体或其他组织讲课。事实上，这些研讨会的参会资格包括需要拥有相当的学位。慢慢地，人们对于催眠的科学研究持续增加。于是，全国各地的心理学系、生理学系或牙科学校纷纷允许通过催眠来进行调查工作。

1949 年，一小群有着科学训练背景的人在纽约成立了临床催眠和实验催眠学会（the Society of Clinical and Experimental Hypnosis）。该组织推动和促进了催眠的发展，还创办了一本催眠杂志。1957 年，美国临床催眠学会（the American Society of Clinical Hypnosis，ASCH）正式成立，此后在世界各地数不胜数隶属于该学会的同类学会纷纷成立。催眠还让许多符合资格的爱好者竞相追随。总之，人们对催眠作为治疗艺术和人类行为心理学研究领域重要手段的兴趣与日俱增，愈发热烈。而且关注的重心也转向了医源性健康而不是非医源性疾病。

人类的心身功能到底有多大潜力，人们一直知之甚少。对此，催眠展现出可以用于科学研究的不一样的意识状态，一种针对疑难医学问题未曾探索过的应对方式，另一种对于科学研究方式变革的崭新认识。总之，一个全新科学研究领域的大门被打开了。

催眠，作为医学实践的辅助手段，为研究人类行为开辟了全新的探索领域，同时也正在大大改变人们对心理和生理潜能的想法。毫无疑问，催眠在这方面成绩斐然。但到底会有多大的成果，这些成果又会如何产生，目前还言之过早。

催眠的定义

一种特殊的意识状态

当今，仍然有人认为催眠是一种治愈性的睡眠，一种神奇的力量，甚至是一种恶魔般的力量，这显然沿袭了几千年来的陈旧观念。

从当今科学的解释来看，又该怎么定义催眠呢？催眠当然不是生理性的睡眠，但外表上有点类似，甚至催眠也能用来引发生理性的睡眠。催眠不是某种特殊怪力或魔法，也不是来自某个邪恶源头的野蛮力量。简单来说，它只不过是一种特殊的意识状态，在这种状态下，日常生活中的某些选择性的行为被直接表现出来，通常催眠需要在另一个人的帮助下发生。当然，人们也可以进行自我催眠。催眠是一种特殊又正常的行为，当人们的注意力和思维过程被导向他们从生活中获得的或达成的体验式学习时，他们就进入了催眠状态。

在催眠这种特殊意识状态下，人们所展现的都是日常生活中的各种形式的行为——关系和程度可能会不一样，但一定在正常范围内。催眠不可能实现超能力，或者植入新能力，催眠只是促进了受试者能力的表现，而受试者可能不知道，或者还没有完全意识到自己会有这样的表现。

虽说催眠不可能带给受试者新的能力，但催眠可以帮他更多、更好地利用自己已有的能力，哪怕他还没有发觉自己的这些能力。

将催眠运用到医疗实践中

在治疗艺术中运用催眠的好处是，催眠能将患者的注意力限制在与他的心身健康相关的行为和功能上，并因此带来非常好的治疗效果。

让我（艾瑞克森）举个例子，请设想我们在平整的地面上放置了一块 25 英尺（7.62 米）（1 英尺约 30.48 厘米）长、20 英寸（50.8 厘米）（1 英寸约 2.54 厘米）宽的木板。任何处于正常意识状态的人都可以轻松走完这 25 英尺的距离。然而，请设想如果将同一块木板悬在 200 英尺的高空，那么走完同样距离的难度将大大改变，即使任务的性质一模一样。任何处在正常意识状态下的人都会思前想后，因此表现大为受限，哪怕他们的这些胡思乱想与任务没有本质上的联系。设想当任何人走上两头都透明的木板，并且 200 英尺以下的地面清晰可见时，都免不了战战兢兢，相比之下他在地面上就能轻松过关。人会有各种各样的想法、理解、信念、愿望、希望和恐惧，这些都能轻易影响一个正常意识状态下的人的表现，甚至扰乱和扭曲他曾经很想完成的某些目标。然而，在催眠状态下，人们的意识范围会变得非常有限，往往只能聚焦在那些与任务完全相关的因素上，而任何其他的思虑都变得无关紧要。再举个例子，一个严重烧伤的患者极力想摆脱疼痛的折磨。因此，他听不得任何有关疼痛的点子和建议。他对吃、喝也不感兴趣。因为疼痛让他失去了食欲。他疼得难以入睡，整晚都对病情担惊受怕，焦虑万分。

相比之下，在催眠状态下，这位严重烧伤的患者会很容易接受暗示。他会比较容易接受催眠师关于麻醉和镇痛的暗示，就像他在清醒时愿意接受吗啡镇痛一样。他还准备接受来自催眠师关于口渴和饥饿的暗示，并很容易产生相应的进食反应，相比之下，服药会妨碍他的饮食，就像毒素的清除会被疼痛药物所阻碍一样。此外，通过催眠他还可以享受生理性睡眠从而美美地睡上一觉，不像以前那样只能靠麻醉药才能入睡。

即便催眠不能完全解除病痛，但至少可以大大减轻症状，从而让患者减少服药量，后者有可能会干扰毒素的排除。

我（艾瑞克森）亲身经历的案例，一名 7 岁的儿童，我利用了儿童对自己一只手臂，以及她的肩膀、胸部和侧面被严重烫伤的震惊反应（休克反应），来将她导入催眠状态中。催眠后，医务人员仅仅对其烧伤部位进行了局部敷料，但没有让她服药。女孩在 3 周内得到了完全的康复。由于最初催眠时给予她的催眠后暗示在整个住院期间都持续有效，因此无需进行任何后续的催眠工作。

几年前另外一起案例，一名 20 出头的男性患者被诊断患有紧张性精神分裂症，他 3 年前已经进过精神病院了。在医院里他临床呈现的病程是完全可预测的。在开始的 1 周里，他会表现得越来越紧张和焦虑，接着他毫无意外会在 8 天里达到极度不安的暴力行为的高峰，医院不得不给他束缚或者将他隔离，在此期间，他什么人也见不了。这个阶段将持续 4～6 周。在接下去的 6～8 天，他的不安行为会有所消退，并毫无例外地在最多 8 天内进入一种被动、无法接近的行为状态，但他压根无法清楚地说明他不安行为的原因或性质。这种行为状态又将持续 7～9 周，然后，一切将周而复始，再来一轮。

在患者症状缓解的窗口期，我花了大约 25 小时训练他成为梦游式催眠状态的对象，目的纯粹是想进行一番实验和调查。我给了他特殊的催眠后暗示，让他“不折不扣地做出回应”。

接受完催眠训练后，患者又进入了下一个极度不安的紊乱周期，在这个周期第 3 周刚开始时，患者的身体仍然被医院完全地约束着，而且一看到他的状况你就能确定：任何正常方式都完全无法与他接近，他不但需要管饲，还彻底失禁。我走近患者，轻轻地握住他的手腕，叫他“约翰”，这是我之前催眠时和他约定的化名，只会在催眠状态下使用。我 3 次呼唤“约翰”，每次间隔 5 秒，每次都轻轻地挤压他的手腕，他似乎认出了我，问我有何贵干。这时，他几乎立刻意识到自己正被约束着（医疗措施），问发生了什么事。我仅仅告诉他，我们需要他和医学院的学生聊一下——这是他之前在病情缓解期间早已经历过的程序。“约翰”说他不太舒服，心里充满了“可怕的感觉”、恐惧和焦虑，因此他对于自己能否与学生们聊一下表示了疑虑。他还问为什么我要称呼他“约翰”，而不用他的真名弗兰克。这意味着他并没有处在催眠状态，这个突发状况让我始料未及，因为我希望并期待他能“走出”混乱状态并进入催眠状态。尽管如此，我还是急切地催促他去洗个澡，穿上衣服，和学生们聊一下。我还告诉他，如果他发现自己的情绪困扰实在难以招架，随时可以要求医院把他重新约束起来。犹犹豫豫中，他同意了。

和学生们相处了 2 小时后，弗兰克说他的“病变重了”，并要求医院立即把自己束缚起来。他甚至急不可耐地帮着固定束缚的装置。当他被完完全全地约束好之后，我们告诉他弄好了。他极度困扰的行为马上故态重现，尖叫着，咆哮着，死命地挣扎着，又变得完全无法接近。

在接下来的 1 周里，也就是他极度不安周期的第 4 周，我们重复了相同的程序，也和他进行了类似的接触。到了第 5 周，人们发现他已经进入了症状缓和期，这次他只用了 1 周就缓解了。对于这种症状的自发缓解，我们觉得没有必要再去干涉。

在随后 8 周的缓解期内，我反复让他进入催眠状态，他每次都是最佳催眠受试者。不幸的是，哪怕是集中询问也无法获得他精神紊乱期间体验的任何信息。他看上去甚至都听不明白自己有过精神紊乱期的说法，但他知道至少有一段时间过去后，他无法解释这期间发生了什么。

在接下来一次极度不安行为的发作期里，我发现仍然能用之前约定的催眠后线索来接近他，即轻轻地抓住他的手腕，并叫 3 声“约翰”。这套办法可以每隔 4 天或更久尝试一次。某次成功后，我想看看能否在第 3 天就接近他，但两次尝试都失败了。从此以后，所有尝试的间隔期再也没有少于 4 天的情况。

没有一个精神科医生愿意采纳我的做法。倒是有几个医学院的学生试了一下，很容易就成功了，然而这也算不上很公平的能力测试，因为我本人也同时在场。不过，总体来说，在其他方法无法接近这些精神病患者的前提下，提出用催眠来非常简便地治疗这类患者的建议，往往遭遇不屑一顾和百般挑剔的劝阻，只是因为我在医院的级别较高才有可能进行这些"非正统"的实验。

受到治疗弗兰克这次尝试的鼓舞，我又在其他6名精神分裂症患者身上尝试了类似的办法，其中包括紧张症患者和青春型分裂症患者。在他们身上也获得了类似的成果，其中3人完全康复，可以出院回家。所有6个人不出3年又都会再次就医，且行为严重紊乱。尽管如此，他们中的每个人都依然能对之前住院时给予他们的催眠后暗示线索做出反应，并很快就又出院了。

我还将催眠成功用于3名极度暴力和兴奋的躁郁症患者，他们呈现的短暂缓解期窗口时间充裕，允许我对他们进行催眠训练。与精神分裂症患者类似，这些躁郁症患者发作极端暴力、兴奋的精神错乱行为也可以短暂中断2～4小时，之后才需要将他们重新束缚起来或者送回隔离室。

根据我的经验，在当时这种对精神紊乱行为的处理方式只能通过催眠来实现。尽管成功的百分比远低于失败的，但通过催眠在急性精神病患者身上引发的合理正常行为至少在某种程度上表明了催眠这种特殊意识状态所能达成的显著效果；也足以说明催眠是一个值得继续研究和调查的重要领域。

那么剩下的问题便是确保每个医学专业人士都能充分认识到，每个人的思维、情绪和过去的经验学习在其心理和生理功能中发挥着重要的作用。

医疗实践中的催眠：三个案例

以下的案例说明了人们的潜能是如何让他们恢复健康的。催眠能让一个人与他直接意识到的周遭环境事物隔离开来，从而将他的注意力引导到他的内在自我和真实的潜能上。这和传统的科学实验室一样重要，因为这是存在于人类内心的实验室。

爱德华

爱德华有个姐姐，比他大6岁。他父亲在一家工厂打工。高中毕业后，爱德华进了父亲的工厂。他很安静，爱沉思，朋友寥寥而且仅是点头之交。他对女孩没兴趣，虽然偶尔带过两三个女孩去看电影（但他从没约同一个女孩两次以上）。他谈不上友好，也并非难以接近。一天，他在工作时突然变得狂躁不安。同事们不得不制服他，等待警察上门，警察到达后给他戴上手铐和脚镣，并直接把他送到了市医院的精神病病区。从那以后，他就住进了精神病院。精神科医生诊断他患有紧张型精神分裂症。

在病房里，爱德华总是安静地坐在椅子上。别人跟他说话时，他听得很认真，但从不回答。然而，大约每 24 小时他就有 3 次狂躁发作。他会疯狂地冲进宿舍，在床下、床上、床周围爬来爬去，并把所有的床都从墙边推开。这种神经紊乱行为持续 10～20 分钟后，他才满身大汗地回到椅子上，或者等到夜深时才回到床上。对这些发作，爱德华从未解释过，哪怕一个字。不止十几位医生使出浑身解数反复尝试与他交谈，或者想从他那儿获得一星半点的口头回应。然而每次尝试都徒劳无功，这种情况持续了足足 3 年。

最终，我决定催眠他。我实施了一种放松技巧，暗示他感觉很累，筋疲力尽，想要睡觉，但要仔细听我说了什么。在 20 分钟的进程中，爱德华呈现了处在催眠状态的各种生理表现。他表现出木僵状态，在听到我的各种问题时，会点头肯定或摇头否定。很快，他就下定决心要和我说说他的困境，却不知道怎么开口。我费尽心力问了很多问题，他点头或者摇头回答，这才得到一些信息。我向他解释说一会儿我会帮助他，但需要他配合我能够安安静静地坐在椅子上做一个梦（爱德华可以接受做梦，但无法直接交流，因为梦属于他的内心体验，直接交流不是）。

我暗示他有可能当晚就会做到这个梦，但（我）又解释说，如果可以的话，（我）希望他在接下来的 1 小时内做这个梦。爱德华肯定地点了点头。我告诉他要在梦境中搜寻一些信息，有关他目前的困扰，以及他为什么会住在精神病院。我还暗示他做完梦之后记得描述他的梦境。我要他在催眠状态里花半小时去思考。我解释说，我一会儿就回来，等我回来的时候，我会问他要不要在我回来之后的 1 小时里做那个搜寻信息的梦。爱德华点头表示同意，于是，我让他一个人坐在椅子上并处在催眠状态中。半小时后，我回来问爱德华是否愿意在下 1 小时内做他的梦，并在醒来后口头告知梦的内容。爱德华又肯定地点了点头。我在患者（爱德华）旁边找了个舒适的座位坐下，等了 15 分钟（因为爱德华说要等 15 分钟才能开始做梦）。差不多刚刚好 15 分钟过去时，爱德华突然变得极度紧张，大汗淋漓。他肌肉颤抖，牙关紧咬，就这样持续了大约 20 分钟，这才放松了下来，并深深地叹了口气。

艾瑞克森 · 你做完那个梦了吗?

爱德华 · 是的，太可怕，真太可怕。

艾瑞克森 · 你能完整地告诉我那个梦吗?

爱德华 · 可以(肯定地点点头)，不过请拉着我的手，因为我会非常害怕。

爱德华讲述了他的梦境。在梦里他突然被扔到了一片完全的黑暗之中，并被一股可怕的力量牢牢抓住。

爱德华 · 它拽着我，它猛烈地揪我，扯我，将我扭过来翻过去。它拖着我穿过成堆带刺的铁丝网，踏过成堆的刺刀。它忽左忽右地猛拉我。又忽上忽下地猛推我。而且整个过程中我一直在被刀扎。我什么也看不见。只觉得痛得要死。它就这样折磨我，一点也不肯停下来。我被吓坏了。

我问他我能做些什么来安慰他。爱德华回答说，没人能帮到他，没有任何出路，他只能坐等。于是，我让他安静舒适地坐着，休息 2～3 小时，除了休息什么也不需要去想。其间，我让他醒来，像往常一样去吃午饭。同一天的晚些时候，我又去找爱德华。他默不作声，但聚精会神地看着我——这是他 3 年来第一次真正用心地对一位精神科医生作出回应。我问他是否愿意让我再次催眠他。爱德华点点头并伸出手来。我小心翼翼地抓住他的手，几分钟内就将他导入了催眠状态，直到他呈现木僵现象，这表明爱德华正处于催眠状态。

艾瑞克森 · 你睡着了吗?

爱德华 · 我睡得很香，休息得舒服，我独自一人，除了能听见你的声音。我喜欢这样。

艾瑞克森 · 你愿意再做一个梦吗?

爱德华 · 不愿意。

艾瑞克森 · 我想让你再做个梦，因为我想我可以通过让你再做这个梦来帮到你。

爱德华 · 如果有用的话，我会试试的(再做一次梦)。

患者的确想尝试，只是往往不得其法而已。我要求爱德华以非常专心、非常缓慢、很努力的方式听我说什么。然而我告诉他要做他之前做过的同一个梦。

爱德华 · 不！不行。

艾瑞克森 · 这次我想你在梦里，有不一样的场景和设置。我希望是同一个梦，但梦中的角色统统都被换掉了，因为你可以把那些带刺的铁丝、荆棘和刺刀称为"角色"。这次我希望你做同一个梦，梦里的情绪也不变，只是角色不一样。爱德华，你能为我做这件事吗？你知道这对你而言真的是非常重要……

经过几分钟的思考，爱德华问他要什么时候开始做梦。

艾瑞克森 · 5分钟后开始，可以吗？

爱德华 · 好吧（缓慢地，不情愿地）。

我开始计时，1、2、3、4，大约50秒后，爱德华非常用力地握紧了我的手，表现出了之前的行为：身体紧绷，肌肉抽动，满头大汗，全身发抖。梦再一次持续了大约20分钟后，爱德华突然松弛下来，虚弱地坐在椅子上。

爱德华 · 彻底结束了。是同一个梦。请好好握住我的手。我会告诉你梦里发生了什么，不过别再让我做梦了。

爱德华开始诉说他的梦境。在梦里，突然之间，他被一片可怕的黑暗所笼罩，并被一股同样恐怖的力量抓走。但这一次，这股力量拖着他，猛拽他，反复拉扯，翻过来倒过去，最后把他推下一个深不见底的峡谷。一路上都有飞沙走石砸在他身上，或者把他撞得四处翻滚，从峡谷的一边弹到另一边，泥土塞满了他的眼睛和嘴巴，巨石掉落在他的腿上。有时他被甩到一处山体滑坡中，顺着山体滑坡冲下去，却又被第二次山体滑坡所掩埋，等等，等等。

爱德华 · 这还是原先那个梦，只不过场景换成了山谷。这就是全部内容了。现在让我歇一下。

我向他道谢后，并把他唤醒。他再次坐在那里，沉默而专注，但对我不作任何反应。连点头摇头都没有。第二天我又去见了爱德华。他的反应只是把脸转过去不看我。又等了 1 天，我再次去看他。他再次别转身去。就这样持续了 1 周。通过查看护士记录，我发现爱德华周期性的精神失常，这阵子就一直没发作过。之后，又过了 12 天，爱德华的精神失常发作又回来了。那天下午，当我走近爱德华时，他并没有把脸转过去，但不回答任何问题，直到我问他是否愿意进入催眠状态。对此，他点了点头说："好的"，几分钟后我就将他导入了催眠状态。

艾瑞克森 · 那些梦对你有帮助吗？

爱德华 · 是的。那些梦发生在病房里，或者宿舍里。但其实是同一个梦。

艾瑞克森 · 你想再做一个这样的梦吗？

爱德华 · 不想（不情愿地）。

我告诉他，他的否定回答听起来并不那么坚定，似乎让人感觉他其实想说"是"。于是，我要求他进行解释。

爱德华 · 那些梦太可怕了，真的太可怕。在梦里，病房里发生的事情也很可怕。不过前两个梦做完之后，再没有什么事情发生。我知道它会发生，但我不想要让它发生。

艾瑞克森 · 看来前两个梦对你有帮助，也许下一个梦也可以让你解脱几天。你愿意试一试吗？

爱德华 · 好吧（害怕、犹豫地）。

艾瑞克森 · 我想你再做一个同样的梦，但出场的角色要全部换掉。不要再有之前的那些带刺铁丝网、刺刀或巨石。我希望梦境相同，角色不同。5 分钟后开始做梦可以吗？我会小心地握住你的手。

爱德华 · 好吧（虚弱地）。

这一次，我非常小心地抓住爱德华的手指，因为我感受到他握得非常紧。差不多 5 分钟后，他重现了之前的行为表现。这次又持续了大约 20 分钟。

艾瑞克森 · 你能说说这个梦吗？

爱德华 · 好吧(最后放松下了,喘着粗气)。
艾瑞克森 · 好的,现在就告诉我吧。

爱德华讲了他的梦:在梦里,他坐在一辆装满碎玻璃的"老爷车"里。这是一辆大型破旧的车,一共坐了 4 个人。他是其中之一。当这辆老爷车沿着山路急转弯时急冲而下,其他几个人都没有受伤。老爷车一直从山坡上往下掉,最终落在山坡下的马路上。车子以惊人的速度狂飙着。他看不见车里的人。只知道他们很可怕,周围到处都是玻璃。碎玻璃填满了整辆老爷车。他坐在座位上,铺满了玻璃。但这些玻璃没有一块触及车里的其他人,只是每次老爷车蹦起来的时候,玻璃都会撞到他。梦境就这样一直持续着,继续着,直到突然间黑暗消失了,梦境结束了。我柔声细语地向爱德华致谢,并让他带着休息的很好的感觉,接着唤醒了他。他醒了,但像往常一样一言不发。当我跟他说话时,他只是显得很专注。他显然累坏了,汗水湿透了衬衫。在接下来的 6 天里,他都没有出现精神病发作的情况。等到第 7 天,爱德华把他的椅子移到了门边,因为我通常会从那儿进入病房。当我打开门时,爱德华伸手抓住我的手,拉着我坐到他身旁的椅子上。

艾瑞克森 · 爱德华,你想要什么吗?
爱德华 · 是的(缓缓点头)。
艾瑞克森 · 你想进入催眠吗?
爱德华 · 是的(停顿)。

就这样,这是他 3 年多来他第一次主动寻求帮助——多亏了催眠。带着兴奋之情,我再次催眠了他。他的催眠状态发展得非常快,于是我问他发生了什么。

爱德华 · 那些梦都是一样的。只是细节有点不一样,但意义是一样的。

这些梦让我害怕,让我受到伤害。简直太可怕了。当你让我做梦的时候,告诉我没有必要梦见自己在病房里。不过今天我想我会梦见病房的,虽然我很不情愿。所以也许你最好再让我做个梦(这是他第一次发展出真正的深刻见解)。

请做一个同样的梦，意义不变，情绪相同，只是将梦里的角色全部替换掉。这次，梦境也许不会那么黑暗。也许你能看得更清楚一点。这个梦不会令人愉快，但也不会伤你有多深。所以，尽可能快地进入梦境吧。

爱德华·（不到 4 分钟，梦就开始了；20 分钟后，他汗流浃背地说）是同一个梦。很糟糕。太糟糕了。但它没有伤我很深。我正步行穿过一片森林。天变得越来越黑，直到我什么都看不见。这时开始刮风了。我能听到闪电的声音，但我看不到。打雷了。狂风把我吹得飞起来，直接撞在树上。我不断被风刮着走，砸在森林里的各种树上，就这样持续了好几英里。就在梦结束的时候，我觉得看到了一栋房子。但我不确定（他开始认出些什么了）。

艾瑞克森·你觉得下次做梦会是什么时候？

爱德华·这周不行。要不下周吧。

艾瑞克森·当你想做梦的时候，能告诉我吗？

爱德华·你每天都从我身边走过。当我想要做梦的时候，我会牵你的手（经过了漫长的 3 年，他现在终于能够信任另一个人了）。

我让爱德华放松并尽可能感觉舒适，然后醒来。当爱德华从催眠中醒来的时候，我问他是否愿意谈谈。他肯定地点了点头。当我再问一次的时候，他又摇头否认了。在接下来的 10 天里，我一直尽职尽责认真地从爱德华身边走过。直到第 11 天，他才像以前一样伸出手来握住我的手。护士记录显示爱德华没有出现精神失常发作的情况。我刚坐到他身旁的椅子上，爱德华就毫不犹豫地立刻进入了催眠状态。

艾瑞克森·你要发作了吗？

爱德华·是的，就快发作了。我要你帮我。

我再一次要求他做了同一个梦，但这次在梦中要少一些痛苦，少一些不适，要清楚些、更清晰地看到梦里出现了什么。他用手指紧紧箍住我的手，并立即进入了梦乡。我观察到他展现了基本相同的行为。这个梦再次持续了 20 分钟。他从梦中醒来时有点困难。浑身颤抖，口喘粗气。他挥动双手把我挡开。我让他解释梦里发生了什么。

爱德华·我正走在一条陌生的街道上。周围非常阴暗。阳光也不是很明亮。我走到一幢可怕的房子跟前。我知道自己不想进去，但有一样恐怖的东西打在我的背上，把我撞了进去。房间非常吓人。一个看起来像女人的怪物用一个看起来像大扫帚的东西打我。然后一个看起来像男人的怪物朝我扑来。接着另一个女人不停地用烧红的熨斗打我。我试图逃走。从一个房间跑到另一个房间，但他们一直跟着我。我无法逃脱。最终我跑到尽头的房间。我认不得这些人是谁。他们身形巨大，是一群怪物。突然之间，阳光撒了下来，而我已经来到了街上。然后我发现自己坐在你身旁的椅子上。

艾瑞克森·你还有什么可以告诉我吗?

爱德华·但我知道我脑子里正在想一些可怕的事情。我怕极了。你能每天都来和我说说话吗?

我告诉他我会的。于是爱德华每天都会在病房门口迎接我，并陪我四处走动。我问他问题时，他只会用点头或摇头来回答。他一个字都没有说。到了第 4 天，爱德华拉着我的手，把我带到一张椅子前。他第一次开口说话，很大声地："我现在马上需要帮助！现在！"（整整 3 年没有人能与他交流，通过催眠的帮助，爱德华可以进行自主的表达需求了）。

他立即进入一种自发的催眠状态。我再次要求他去做同样的梦，梦见相同的内容，但这次是为了让梦"更近些""更清晰""更容易理解，但不必过于浅白"。我向他解释说，他不需要去理解梦的重要性，只需更清楚地看到梦中的角色。于是他如同往常一样展示了一系列做梦的征象。但这次身体上表现出来的痛苦要小很多。出汗也明显减少。

爱德华·我被人从一个不知道哪儿的地方拽进了一个看起来像医院的地方。一个身材壮实、容貌吓人、体型巨大的护士在那发号施令。我被扔进了一个浴缸，并被人冲洗。他们用钢刷来洗。接着他们把我拽了出来。用带结的绳子做的毛巾把我擦干。我被推来拉去。之后，另一个护士，身形没有第一个那么巨大，抓住我的头发，将我在空中挥舞，然后把我摔在地板上，又撞到床上。接着她把我扔到一张大床上，床两侧站着两个可怕的人。其中一个似乎是个女人。她浑身长满了可怕的疮，像癌症患者。她似乎没有穿衣服。她的牙齿很瘆人。眼神也很恐怖。她的手指是爪子。我试图逃离她的魔爪。我唯一的出路就是走向另一个人，他看起来是个男人。这个人也有很多可怕的地方。但我不知道有多吓人，因为我不敢看。他们不停地敲我的头，想让我看着他们。那个男人一直在对我大喊大叫。但我无法下床。我试图解释这不是我的错。但他们无休无止地折磨我。突然，一切都结束了。我发现自己就坐在你旁边。

艾瑞克森·你想在醒来的时候还记得这个梦吗?

爱德华·不，我不可以，绝对不行。别逼我。

艾瑞克森·你下一次想什么时候做梦?

爱德华·下一个梦会告诉我答案吗?但我不敢知道。

艾瑞克森·如果你想的话，你可以考虑 3～4 天。不着急。你和我能一起应付的。真的可以。你准备好醒来了吗?

爱德华·是的，但当我醒来的时候，请说些好听的话(他很容易被暗示唤起)。我觉得你好像要说些什么，但我不知道是什么。

艾瑞克森·你知道吗，爱德华，你已经走了很长的路。你差不多就快要好了。你差不多准备好再也不怕了。你差不多就要领悟到什么了。

爱德华·我不知道你在说什么。

艾瑞克森·完全没问题。

3 天后，人们发现爱德华紧张不安地在病房里踱来踱去。看到我，他似乎松了一口气。

爱德华·我想你今天最好为我做点什么。我害怕极了，但我想你能为我做点什么。一些事情必须得到解决。我想我准备好了。

我把他带到病房安静的角落里，让他坐下。

爱德华·我想我准备好了(立刻进入深度催眠状态)。

艾瑞克森·好吧,既然你认为自己已经准备好了,那就去做一个同样的梦吧,内容也要一模一样。不过,凡是在梦里出现的人或物,你这次都能看出他们所代表的意思,前提是这个意思是你可以接受的、不会被吓到的。我会一直在你身边。如果情况变得非常糟糕,我可以让一切停下来。我希望一切顺利。但如果你需要停下来,我会立即叫停。

爱德华·好的。我已经开始做梦了。我已经在梦里了。我在一座医院里。就是这家医院。有一个护士,她是护士长,她看起来极其刻薄。有一个患者,他长得像我父亲,他是西边角落病床的那个人,他看起来像我父亲。我一看到他,就想杀了他。我也想杀了那个护士。还有一个护士,她也很让人厌恶,她看起来像我姐姐。他们正在照顾一个患者,是个可怕的、身形魁梧的患者。护士长和另一名护士正在照顾一名患者,他在乱踢乱动,想逃跑,他们紧紧地抓住他,把他按在床上,勒令他就呆在那里。那个患者非常害怕。真古怪啊。那个患者就是我。我看起来很害怕。那个大个子患者长得和我父亲一模一样。护士长长得很像我姐姐。我知道这是怎么回事了。我现在可以告诉你了。但我希望你能叫醒我,让我来告诉你一切,因为这样当我说的时候,可以听到。赶快唤醒我,快。

我唤醒他。他抖成一团。但马上滔滔不绝地说了起来。

爱德华·医生,事情是这样的。我父亲、母亲和姐姐当初是从国外移民来这里的。在家乡,人人都敬重我父亲,也尊敬我的母亲和姐姐。他们是当地的大人物。后来,他们移民来到美国。然后就发生了之后的一切。这里的每个人都嘲笑我父亲,说他是个傻乎乎的外国人。这是他唯一的标签,一个蠢老外。我是在美国出生的,从小就学会了说英语。当时,周遭的每个人都在取笑我父亲,他们也嘲笑我母亲和姐姐。我一开口说话,这些人就哈哈大笑。这时,我的家人会迁怒于我,把我狠狠地揍一顿。我的家人把一切情绪都发泄到了我身上。这就是为什么我从来没有朋友,人们都叫我"那个傻冒外国崽子"。可我一点也不傻,但我就是交不到朋友。后来我上了小学,那里的人们都叫我"傻缺老外"。

我读书非常用功，但一个朋友也没有。父亲每天都喝得醉醺醺的。他在一家工厂打工。有时候，他也不去上班。全家人的都依靠社会福利提供生活。后来他找到一份工作，我也上了高中。然而生活依然没有任何起色。每次我回到家，我的家人都会把我拖来拽去，咒骂我是个愚蠢的移民。他们谈论我，取笑我，骂我因为会说英语，就自以为很聪明，还冲我大吼大叫。我父亲往往会把我一拳打翻在地。母亲则拿起手边的任何东西来殴打我。我姐姐是个大块头。她咒骂着尖叫着，说她嫁不掉了。这一幕每天都会上演。我只好自己坚持学习下去。

后来我高中毕业找到了一份工作。我每次报出自己的名字，人们都会说我是个外国人，和我父亲一样。对此，我无力改变。在工厂里，我被推来推去。我想交朋友，也想和女孩约会。但是每个人都知道我的名字。我就是那个愚蠢的外国人。这一切每况愈下。于是突然之间，人们都变成了可怕的黑色。这就是我第一个梦的意义。我在这一切中颠沛流离、每一回的侮辱、每一次的伤害、每一遍的刻薄，因为我生在美国。我不是一个真正意义上的外国人。我是土生土长的美国人。这就是我所有梦的含义。梦里的那个峡谷就是这个城市的移民区。我搞不懂为什么人们老是盯着你以前的国籍不放？所有的老人都恨透了这一点。他们不喜欢被叫愚蠢的移民。

说到那辆冲下山的破烂老爷车里坐着的乘客们。有一次，我们全家开着家里的二手车去乡下。一路上，我父亲都在骂我是个愚蠢的外国崽子，不过走运生在美国而已。我母亲和姐姐也鹦鹉学舌。我觉得这趟旅程漫长得永远看不到头。他们管这叫一起去野餐。我把母亲和护士长搞混乱了。而那个患者代表我父亲。多年来我一直想自杀。对此我一直非常害怕，因为我还想活下去，但又忍受不了苟活。我可以一直说下去，医生，因为你是我这辈子第一个倾吐心声的人。你用某种方式让我就想说给你听。我之前对谁也没有说过。现在我想跟你谈谈这一切。我是美国人。我不在乎我母亲和我姐姐会做什么。我只想成为一个美国人而已。我试着活得像她们一样，但我做不到。我试着成为我想成为的人。现在我知道了。我可以做我自己。

在整整 2 个月里，爱德华几乎天天都在讨论这件事，并决定改名。征得父亲同意后，他缩短了自己的名字。他还坦诚了自己对父母和姐姐的情绪反应。对他们，他感到难过，但爱莫能助，不过他知道他可以帮到自己。

好多年过去了。爱德华再也不需要回到精神病院了。他调整得非常好，还娶了一个有着类似外国血统的美国女孩。让他难过的是，父亲酗酒而死、母亲癌症辞世、陷入绝望的姐姐也最终自杀而亡。对此，爱德华遗憾万分。同时，他为自己的孩子们感到骄傲。通过催眠，爱德华学会了一件在人类生活中至关重要的事情——如何与人交流。

安

21 岁的安迟疑不决、战战兢兢地走进了我的工作室。在电话里她就显得犹豫和害怕，还信誓旦旦说，我肯定不会想要见她。听她这么说，我立即催促她来见我。当她走进工作室时：

安 · 我告诉过你的。我现在就走。我父亲死了，母亲死了，姐姐也死了，这就是留给我的全部了。

我让她先坐下来，并迅速意识到，这个女孩子对相互沟通交流唯一的模式或许就是一种不友善、粗鲁且恶毒的态度。我决定用刻薄挖苦的话来让她确定我是真诚的。任何其他做法或善意表达，恐怕都会被她误解。她不会信任任何礼貌的交流。我还意识到我必须与她建立融洽关系，而且刻不容缓。我必须让她确信，让她毫不怀疑地相信我已理解并认识到她的情况和她的问题，并且我会无所顾忌地用一种开诚布公、无拘无束、不带情绪、绝对诚实的方式说话。在简短记录她的个人史后，我问了她两个重要的问题。

艾瑞克森 · 告诉我你有多高，还有体重？

安 · 我身高 4 英尺 10 英寸（147.32 厘米）。

安 · 我的体重在 250～260 磅(113.4～118 千克)(1 磅约为 0.45 千克)。我除了又丑、又胖、又懒之外,一无是处(带着极度悲伤的表情)。任何人都不想多看我一眼,哪怕看了也会露出厌恶的表情。

这里她提供了一个合适介入的机会。

艾瑞克森 · 你并没有说实话。我会说得很坦白,好让你认清自己,并明白我已经看穿你了。然后你才会相信,打心眼里相信我必须要对你说的话。你哪里是个又丑、又胖、又令人恶心的懒鬼。你是我见过的最最肥胖、最最丑陋、最最恶心的一大桶猪油,哪怕看你一眼就能让人倒吸一口凉气。你都高中毕业了,也懂得一些基本的生活真相。然而,看看你现在的样子,身高 4 英尺 10 英寸(约 147 厘米),体重倒有 250～260 磅(113.4～118 千克)。你的脸是我见过的人当中最糟糕的。你的鼻子简直就被压扁在脸上的。你的牙齿东倒西歪。下颚和上颚根本不搭。你的脸也大得太邪乎了,额头又低得令人无法接受。你的头发梳得杂乱无章。衣服上布满成千上万的圆点。你真的毫无品味,连穿衣服都不着调。看看你脚上的肉都挤到鞋外面了。说白了,你就是一堆可怕的烂摊子。

但你的确需要帮助。我想你现在已经认同我会毫不犹豫地告诉你事实真相。你得看清楚自己真实的状况,才能找到必要的方法来帮到自己。但我觉得你很难面对这个真相。你为什么来见我(停顿)?

安 · 我想也许你可以催眠我,让我减掉几斤肉。

艾瑞克森 · 也许你可以学着进入催眠状态。你既然可以从高中毕业,就算是够聪明了。聪明到也许可以学会如何进入催眠。我想让你进到催眠里。我好趁机说一些更加不中听的话。这些话,我认为你在清醒的时候会绝对受不了。但在催眠时,你会听我说,也能明白。而且,你还会做点什么。当然不是什么惊人之举,因为你残废得很严重。但不管我说什么,你都要照做不误,因为你狼吞虎咽吃东西的德性,让你看上去就像一个塞得太满的垃圾桶,这表明你一定要学点东西,才不会如此地冒犯到别人的眼睛。

所以你已经知道我会告诉你真相,那么闭上眼睛,进入深深的催眠状态吧。别想蒙混过关，就像你平时努力刻意地不让自己看上去惹人厌恶一样。完全彻底地进入深度催眠状态之中吧。你什么也别想，什么也别看，什么也别感觉，也不需要做任何事，听任何其他声音，除了我的声音。你会明白我说的话，并因为我愿意和你谈谈而感到高兴。我会告诉你很多的真相。那些你在清醒状态下无法面对的真相。因此，进入深沉睡眠般的催眠状态之中吧。除了我的声音什么都听不见，除了我让你想的，其他什么也都不想。就做一个任凭摆弄的机器人。现在，你正在这样做了吗？用点头说“是”，完全严格照我说的去做，因为你知道我会告诉你真相。我要做的第一件事是要你，不，是命令你，告诉我一些关于你自己真实的事。即使在催眠状态当中，你也可以说话。请你简明扼要，但要实实在在地回答每个问题(停顿)。

关于你父亲，有什么想说的？

安·他很恨我。他总是醉醺醺的。我们靠救济过日子。他老是踹我。关于他，我只记得这些：酗酒、扇我耳光、踢我、恨我。

艾瑞克森·那你母亲呢？

安·她也如出一辙，不过她比我父亲死得早。她待我比我父亲待我还要差。他们送我上高中只是因为他们知道我讨厌高中。高中时我所能做的就是学习。他们让我和妹妹住在车库里。我妹妹天生残疾，又矮又胖。她的膀胱长在体外，总是病快快的。她有肾病。我和妹妹彼此相爱。我们也只有对方可以去爱。当她死于肾病时，他们说：“这样很好。”他们不让我去参加她的葬礼。他们就这样埋葬了我唯一的爱。当时我才高中一年级。第二年，我母亲就把自己给喝死了。

然后我父亲娶了一个比我母亲还要糟糕的女人。这个女人不让我进屋，还把剩菜剩饭带到车库逼我吃下去。她说我如果吃垃圾吃死就好了，直接省去一个麻烦。她和我母亲一样是个酒鬼。

社工也不喜欢我，但她倒是让我去做了体检。医生们都不愿意碰我。现在我的继母和妹妹都死了。福利部门叫我去找份工作。我找了一份擦地板的工作。那儿的男人都拿我寻开心，甚至出钱悬赏来和我上床，但没人想要这笔钱。我就这样百无一用，一无所长。

但我想活下去。我找了个住的地方，是一间旧棚屋。我挣得不多，只够吃玉米粥、土豆之类的东西。我想也许你可以催眠我，为我做点什么。不过我猜这恐怕也于事无补。

艾瑞克森：你知道什么是图书馆吗(用最冷酷无情、独断专行的口气)？我要你去图书馆读一些人类学的书。我想让你看看男人们会娶的各种丑陋不堪的女人。图书馆的书里有她们的照片。原始野蛮人会娶比你糟糕得多的人。你要一本接一本地读，兴致盎然、极度好奇地读。接下去你要读的书，讲的是男男女女们如何自毁容貌、文身刺青、自断手脚，从而看起来更加恐怖。你要把所有的时间都泡在图书馆里。做好这件事，2 周后才能回来见我。

说完这个催眠后暗示之后，我将安唤醒，她像来的时候一样神情畏缩地离开了工作室。2 周后她回来了。我让她别浪费时间了直接进入催眠状态吧，深深地、毫不迟疑地进入深度催眠状态。我问她有没有看到一些令她不快的照片。她说在看到的照片中，她发现在霍坦托特地区有些女性臀部异常肥胖，有些女性嘴型扁得像鸭子，有些脖子像长颈鹿，还有一些非洲部落的女性长着各种疙瘩、瘢痕，她还看过一些古怪的毁容仪式的照片。然后，我指示她去城里最繁忙的角落(在清醒的状态下)，在那儿观察男人们的结婚对象中各种奇怪的体型和面孔。她要这样观察整整 1 周，然后再花 1 周去观察女人们会嫁给怎样奇形怪状的男人们，要充满好奇地观察。

她完成指令后回到我这里，并进入了催眠状态，她惊讶地表示自己真真切切地看到许多像她那样长相普通的女人都带上了婚戒。她目睹很多对的男男女女都步入了婚姻的殿堂，而他们都长得极其肥胖臃肿。我告诉她正在学到一些知识。我给她的下一个任务是去图书馆翻阅所有她能读到的关于美容史的书，去发掘到底什么是人类眼中的美。安将这些书读了个遍，然后走进我的工作室，最初畏缩的神情消失了，但仍然穿着圆点裙。

我给她的下一个任务是去图书馆翻阅有关人类习俗、衣着和外观的书籍，去找到这些书里描述的某样东西，它至少有 500 年的历史，如今看起来依然很美。安回来了，一进工作室就进入了催眠状态，她坐下来急切地讲述她在书中看到的一切。我告诉她下一个任务将相当艰巨。在 2 周里，她要去逛一家又一家的女装店，穿着她那件可怕的圆点裙。她要向店里咨询她该穿什么才合适，态度要非常恳切和诚挚，直到店员愿意回答她为止。她完成任务并回来报告说，一些年长的女售货员称她为“亲爱的”，并向她解释为什么她不应该穿那件数以百万计的圆点裙。她们告诉她，为什么她不应该穿不合身的衣服，因为这样会突出她的肥胖。我给她的下一个任务是花 2 周的时间进行强迫性的思考：她，出生时体重肯定不到 20 磅，为什么要增加如此多的磅数？她为什么要把自己包裹在脂肪里？完成这次任务后，她说实在想不出自己有什么道理非要变得这样胖。

再一次，我让她进入催眠状态，并给她一项新任务。这一次她要真的找出自己为什么会这么胖的原因，并且好奇自己如果只有 150 磅（约 68 千克）并穿着合体的衣服会是什么模样，我让她带着这个问题在半夜里醒来，然后什么也不做再次平静地睡去。我又好几次让她进入催眠状态，并让她全面地回顾了所有的任务，接着我让她一个接一个地回忆之前的每一次任务，看看它们对她有什么样的影响。

之后，每隔 2 周安来我这里一次。在还不满 6 个月时的一次会面中，她兴致勃勃地解释说，她实际找不到任何理由，自己为什么会这么胖，为什么穿着这么丑。她已经读遍了美容、美发和化妆方面的书。她还读了整形手术、整牙美容方面的书。在清醒状态下，她可怜巴巴地问我，看看她能否为自己做点什么。1 年后，安减重到 150 磅，穿衣极有品位，还找了一份非常好的工作，并且正在注册上大学。到她大学毕业时，尽管她仍重达 140 磅，但已经订婚了。她拔掉牙床上突出的两颗牙齿并换成了假牙。她的笑容真的很迷人。安成了一名时装艺术家，为广告和报纸设计服装。她带着未婚夫来见我，她先走进了工作室：

安・这个该死的傻瓜蠢透了。他居然认为我很漂亮。但我是永远不会让他清醒过来的。当他看着我的时候，似乎眼睛里星光熠熠。但你和我都知道真相。我很难把体重控制在 154 磅以下，而且恐怕还会胖出来。但我知道他是如此爱我。你会发现迪克是这个州最英俊的男人。

她把迪克带到工作室，向我眨了眨眼。然后离开了。她关门离开后，迪克转向我说：“她难道不是美得如梦如幻吗”？望着“这个州最英俊的男人”，我对他的说法深表同感。他和安一样长相平平，仅仅更男性化一些。他的容貌算是拼凑成型了，但五官还是不太协调。然而，安真心认为他是该州乃至全国最英俊的男人。

他们结婚 15 年以来。迄今已经并有 3 个相貌俊美的孩子，2 个男孩和 1 个女孩。我仔细看过他俩的孩子们。孩子们从各方面来看,长大后会肯定变得更有吸引力。迪克依然认为安是他美丽的梦中情人。

安·那个帅哥居然认为我很漂亮(好笑地向艾瑞克森使眼色)。

他们在经济上过得很富足,在社会上也很有成就的。安常常与人畅所欲言谈论她的治疗,因为她记得对她所说的一切。

安不止一次地声明:"当你对我说那些不好、可怕的话时,你是如此的诚实。我知道你说的都是实话,因此可以相信你。我很高兴你告诉了我真相。但是如果你没有让我进入催眠状态,我肯定不会做你让我做的任何事情。我只是好奇迪克是怎么长大的?他的父母肯定会夸奖他,赞美他。然而他都那么英俊了,这些奉承话好像对他没有任何影响。"

在医疗实践中,知道如何与患者沟通是非常重要的,在生活的各个方面也是如此。想表达的语意固然重要,但沟通方式才是根本。人们应该承认催眠是一种人际沟通的科学。

桑德拉

在电话预约后,这位相当漂亮的38岁女士走进我的工作室并问道:

桑德拉·你会用催眠做治疗吗?

艾瑞克森·如果我觉得有必要或者我觉得有帮助的话。

桑德拉·我认为在我身上,催眠肯定是必要的(桑德拉坐了下来)。绝大多数人都不会相信我接下去要说的话,但我确定你会相信。我一直被漂浮在我头顶上空的裸体年轻人所干扰。你能看到他们就贴着天花板上吗?不管到哪里,他们都跟着我。无论我走在哪条街上,他们总在我头顶的上方。他们什么都没做,就只是漂浮着。

还有件事我想让你做。我经常喜欢飞上天空，在云端环游世界。人们以为我只是安静地坐在椅子上。其实，我正在云端，在世界各地飘荡着呢。有时，我会从天空下来，钻到太平洋的海底，我在那儿有座美丽的玻璃城堡。我会在那儿呆上一两天，有时甚至一整个礼拜。看着鱼儿们在城堡外面游来游去实在太好玩了。我没法把这些告诉别人。他们是不会明白的，他们都说我疯了。我的前夫和我离婚了，因为他想把我送进州立医院。我可不想去那里，因为我可以自食其力地养活自己。我只是不想有人打搅我的生活。那么，如果你使用催眠，你能对那些裸体的年轻人做什么吗？并且当我遨游太平洋的海底时，或者当我在云端环球飞行的时候……你能保护让我免受批评吗？

顺便问一下，医生，你确定这合乎道德吗？我注意到你工作室的角落里有 6 个裸体女孩在跳舞。我不想让我头上的年轻人和她们搅和在一起。这是不道德的。你能控制一下你的那些裸体年轻女性吗？我希望你所做的就只是让她们为你跳舞而已。

这是我与一位患有精神分裂症（紧张型）的年轻女性的首次会面。她夏天在一家房地产公司当秘书，工作质量非常出色。

桑德拉·我结过两次婚，但我没有告诉我的前夫们这些裸体年轻人的事，也没有告诉他们我周游世界或到去海底的事。不过这次我把一切都说了。乔治非常恼火，还狠狠地揍了我一顿。比尔有过之而无不及。他请来了精神科医生。他们说我有精神病，想把我送进州立医院。他们把我带到法庭听讯。我想，他们之所以这么大惊小怪，肯定是那些裸体的年轻人、环游世界和海底城堡经常让比尔感到不安的缘故。因此，我断然否认了这一切，于是我没有进医院。比尔和我离婚了。

在学年期间，我常年在学校教书，暑假里总是会从事秘书工作。到目前为止，我只结过两次婚。但我的两个丈夫似乎都不理解我。在学校教书让我烦恼不已，我一直想方设法让孩子们集中注意力，以免他们注意到那些（裸体）年轻人。我洗澡时也很尴尬，但我已经习惯了。这些年轻人甚至不让我一个人去洗手间。所以我总是等到晚上才去洗手间，而且我会故意不开灯。

有一年夏天，我对我老板说了那些裸体年轻人的事，第二天我就被解雇了，他给了我一张2周的支票。我永远都无法理解这点。他应该是个很讲道理的人才是啊。我是来找你帮忙的。我要你做的就是催眠我。我不想再被这些裸体的年轻人干扰了。他们属于我，就像那些裸体舞女属于你一样。我想保留继续环球旅行的权力。但最近，我会一直呆在我的公寓里，一次呆上1周，乘着云彩环游世界，或者游泳到太平洋底，花点时间呆在我的城堡里。我要你以催眠的方式改变这一切。请不要带走我的年轻人。不要阻止我环游世界。不要阻止我去太平洋的海底。你要确保他们都不会离我而去，但不要让他们影响我的日常生活。现在，我准备好进入催眠状态了。

事实上，这个患者的确准备好了。不到5分钟，她的行为都表现出她进入深度的梦游式催眠状态。我让她保持在催眠状态中，并自由地与我交谈。她的话很奇怪。

桑德拉·刚才那个可怜的女孩其实就是我，她显然是个精神病患者，但她自己不知道。她老是处在幻觉里。她正要去图书馆，她读过关于紧张型精神分裂症的书。她真的很害怕，一直在向你隐瞒。她甚至不知道自己有多害怕。千万别让她知道她有多害怕，因为她可能会干出些可怕的事情。她有时想到过自杀。她还好几次吞服过量的安眠药。她只是没有任何可以信任的人。她认为也许你值得信任，你真的会对她很友善吗？你也不要觉得她品行不端，哪怕她有精神病，她也是个正常的人。她偶尔也会和男人上床，即使她与他们没有缔结婚约。她不想让你知道这点。在完全信任你之前，她还有很多事情不想让你知道。你得对那些裸体的年轻人做点什么。她花了太多的时间在他们身上。她也花了太多时间周游世界，或者去她的海底城堡。她非常享受并相信城堡和环游世界的旅行是真实存在的。她喜欢俯瞰香港和其他城市。你觉得你能为她做点什么吗？

这位梦游症患者确信，在她的帮助下，我可以为“这个精神病女孩做点什么。你知道，她真的是我。"于是我给了她一些指导，她听得很仔细。

我慢慢地、系统性地向她解释了什么是梦。每个人都会有一些常见的梦，梦见自己从山腰上摔下来。不断下落，下落，似乎永远在下落。后来，经历了几小时的下落后，终于到了谷底，醒来却发现自己只是从床上摔下来而已。然而，在梦中，人们感觉自己似乎已经下落了好几天、好几周、好几个月，甚至好几年了。我暗示她可以如法炮制，任何时候她都可以爬上云端，感觉自己轻柔地在世界各地飞翔。她会觉得这次旅行花了几天、几周、几个月，甚至几年。然而，在实际的时间里，这只需 1 分钟或 2～3 分钟。她笑得很开心，还问去海底旅行时也能这么做吗？我告诉她可以在海底呆 3 个月，但厨房架子上的钟会显示她只离开了 1 分钟。

患者表示同意，这位梦游症患者还说，这种安排应该最令人满意。但她用最温和的语气询问了她的裸体年轻男子该怎么办。我解释说，我工作室有一个相当大的壁橱，可以让那些年轻人在那里自由活动。他们可以留在壁橱里，在任何时候，无论白天还是黑夜，她都可以自由地来到我家里（这间工作室就在家里），察看这些年轻人是否还在壁橱里。

之后患者又在学校教了几年书，是一位非常称职的老师。起先，每周至少 2 次，她会来我的工作室，询问是否可以察看一下壁橱。每次她都深感满意，于是访问的频次慢慢减少了。最终，她 3 个月才来一次，后来改为 6 个月一次，之后变成大约 1 年一次。在这段时间里，她在云端上进行了多次环球旅行。她非常骄傲自己能够在 3 分钟内完成 3 个月的环球旅行，或者在她位于太平洋海底的城堡住上几个月，而厨房的钟才走了 3 分钟。大约 3 年后，患者又产生了一些困扰，并寻求进一步的帮助。她坦然地解释说她会有"精神病发作"。这些"发作"是她为周末"保留"的，但它们变得相当棘手。她想知道她能为它们（精神发作）做些什么。她进一步解释说，她不知道怎么样把这些精神病发作和裸体年轻人都放在我的壁橱里。这些发作可能会让她感到不安。她不知道这些发作是否会干扰她的教学和暑期的秘书工作。因为它们可能打扰她的雇主和其他人。我问她认为她应该做什么。她的说法相当简单：

桑德拉·我认为如果你让我进入催眠状态，我会想得更好、更明白、更清楚。

于是我将她导入催眠状态。她继续在梦游式催眠状态下与我交谈。

桑德拉·可怜的家伙,她的精神病真的又发作了。这让她极其痛苦。她没有告诉你全部真相。她不得不假装头痛来骗病假,好不去教书。但她无故缺席的时间已经超过了病假的规定天数。她真的得做点什么了。去年夏天她丢了两份秘书的工作。你既然有办法把她的年轻人装在壁橱里,为什么不找个地方来把她的精神病发作也装在里面?

艾瑞克森·她能把它们(她精神病发作)放在马尼拉纸的信封里吗?让它们在信封里为所欲为,但从此不要再去烦她。她可以去工作室把信封放在文件档案里。

桑德拉·(很认真地考虑当她下一次精神病发作时是否采纳这个办法)你能让我进入催眠,然后把这些精神病发作放在一个信封里带给你吗?

我们就此达成了共识。接下来的1周,患者以最出人意料的方式出现我工作室,那时显然她仍然处于催眠梦游式状态。

桑德拉·这是信封。你别打开它。我把信封仔细封好了。精神病发作就在里面。你把信封放在你的橱柜里。她过一阵子会过来要求察看的。

我相信你这里有我的东西(几天后她出现在工作室),但我不知道是什么。

艾瑞克森·从文件中取出密封的马尼拉纸的信封。

桑德拉·原来这就是我精神病发作的藏身之处呀。你知道,我认为这是个好主意。

15年来,艾瑞克森一直收到来自桑德拉的"精神病发作"信封,桑德拉本人已经搬到1000英里(1609公里)外的一个城市去了。但在某次令人不安的发作中,她请了病假来拜访艾瑞克森。她要求查看藏着她"精神病发作"的信封。艾瑞克森小心翼翼将信封一个接一个地从文件中取出,并展示给她看。

看到一半,她说:"现在我知道可以信任你了。以前还不能完全信任。你不必再拿出其他的信封了。现在我可以放心地把这些信寄给你了。"

在撰写本文时,该患者已获高薪聘用并担任公务员在政府就职。她不久将有资格领取养老金。她结过 8 次婚，并一直都自给自足，但她没能存钱来开立一个储蓄账户。我最后一次见她是 2 年前。她看起来比实际年龄小至少 15 岁。她毫不忌讳地告诉我，自己有段时间对酒精上瘾，还加入了戒酒互助会，不过她最终成功戒掉了。

催眠本身无法治愈患者的问题，就如胰岛素本身无法治愈糖尿病一样。我催眠过不止一位精神病患者，并成功让他们成为了合格的公民。上述案例说明了在达成良好的目的方面，人际沟通的价值有多大。这位患者所有的婚姻都是短暂的，她有精神病性的特征。但她不是精神病院的患者。她是一名优秀的公务员，而不是社会的负担。如果医生们能将催眠看作为一种人与人之间彼此交流思想、互相理解的方式，并且认识到那些隐藏在潜意识里未被察觉的有用的自我知识，试想还会有多少精神病患者，无望的患者，能在节省财力的前提下康复良好，并恢复正常生活？

只有通过催眠，我才能接近这位患者并无限期延长与其接触的时间。

当今的催眠——一种趋势

直到最近，对于催眠的研究还局限于催眠受试者的外在表现。如今，人们方才意识到仅就催眠现象本身进行研究用处不大。真正需要研究的是心理过程和身体表现之间的关联。当前的催眠研究源于：人们认识到催眠打开了一扇门，让研究者们更加饶有兴趣地研究人们通过身体表现出来的行为和反应。

人们只需研究那些精神病患者就能意识到普通医学和心理学，无法让我们理解这些病患的外在行为表现为何会有诸如此类的变化。通过催眠方法，催眠师可以改变受试者对于周遭环境的意识，催眠所引发的受试者的反应体现出受试者调动和利用了其过往的经验和学习，达成与那些精神病患者同样惊人的变化。一位女士如何能仅凭催眠师的话语就做到无痛分娩？一位血友病患者又如何在没有药物的前提下拔牙而不流一滴血？我们需要搞清楚这类催眠现象背后的秘密，这样我们的心理学才能理解人类心理的健康和疾病。

1966 年 9 月在马德里举行的第四届世界精神病学大会上，发表了对于催眠在复杂生理水平上的科学研究的重大突破。然而，人们对于最终的问题仍存在分歧，即为什么缺乏意愿的患者会康复得更慢？我们可以反过来问，该如何逆转这种延缓治愈的内在力量，在心理上改变那些不情愿的患者，从而加快他们康复的步伐？

因此，当今催眠研究的主要任务是想从科学的角度来理解人体是如何实现各种功能的，有哪些心身因素会影响人体功能，以及我们能用何种方式带来想要的影响。催眠可以帮助我们理解身体是如何学习的，而意识往往对此毫无觉察。疼痛和压力在许多方面都是最重要的医学问题。我们需要解构，分析和研究疼痛和压力。精神疾病源于人际交流的破裂或中断，催眠可以使得沟通有可能重建关系。

在心理学的实验室、生理学实验室、口腔医学学校，甚至在日常医学实践中，人们都在学习如何与人交谈，如何理解他人。任何一位政治家都可以告诉我们，世界上大多数的问题都源自缺乏交流。人类疾病和健康问题也是如此。催眠不是一件简单的事情。催眠是从一种全新的、不同的角度来探索人类行为的另一个重要工具，这个工具能给出目前含义不清的“人格”的精确定义，并让我们懂得人体如何对刺激产生反应。于是我们便可以给受试者以特定刺激来利用他已经存在但尚未意识到的身体知识。

第七章

实现催眠治疗的方法

米尔顿·艾瑞克森

引自 The American Journal of Clinical Hypnosis, July, 1977,20,1,20-35。

我(艾瑞克森)的确带了几份打印好的论文,可以把其中的“方法”读出来,但我也带了一些笔记,我想根据我的笔记来讨论这个话题效果会更好。

我首先想讨论的内容和我今天上午的催眠演示有关。对此,我去征求受试者的同意,我是周三遇到她的,当时她走过来和我说话,根据我事先对她的观察,我认为她有着大量的内心冲突。她已经同意了让我分享她的案例。我们见面后,让我印象最深刻的是她毫不掩饰地告诉我她会抗拒催眠。因此,催眠的关键在于不要试图将任何指令强加给她,而是要想方设法地利用她的阻抗,因势利导地将阻抗转化为促进她完成某些任务的动力,这样一来与会人士便能从中获得关于催眠方法的新知。当我完成催眠引导程序后,受试者的左臂呈现出木僵现象。换句话说,她可以在某一点上有所让步,但在别的方面别想让她退让半步!这个催眠现象她完成得非常棒,我认为这对她来说是一件非常了不起的事情。另一个现象——帕蒂博士向我提到过,当她被问到一个问题时,她会点头作答,然后她会一直持续地点头,远远超过正常点头的时间。她自己对此毫无意识,但你们都看到了。她并没有真正觉察到这一点。她在回答询问时总说自己并没有真的处在催眠状态里,但我想你们中的一些人已经意识到,她确实有好几次完全没有意识到现场观众的存在。她就是意识不到你们的存在。这不代表她对你们印象淡漠,而是意味着她有能力将你们排除在她的意识之外。

所有这些现象都指向同一个关键点,而且我认为这也是任何催眠治疗方法的重中之重。那就是,催眠师必须自始至终地保护受试者或患者。患者不会仅仅因为你是治疗师就来见你。患者是来向你寻求保护或帮助的。然而你的个性对患者来说是非常重要的,他不希望你做得太多,他不希望你做得太突然。你必须放慢脚步,你必须循序渐进,你必须按照他能够吸收的量一点点地展开，直到他能完全吸收为止。我们每天都需要吃下一定热量的食物，但没必要在早餐时就把它们都统统塞进肚子里；否则，你会胃痛。你得把热量分好几顿摄入，而不是一口气塞到嘴里。你会细嚼慢咽。其实心理治疗也是这个道理，任何受过训练的人都会告诉你这个道理。处理任何事情，你都要慢慢地、放松地、柔和地进行。在催眠心理治疗中，你要以或急或徐的步调来应对每件事，直到你的患者能够接受为止。你不能使用过于激进、过于强迫的技巧，因为这会遭到对方的拒绝。只有治疗进行得比较缓慢，患者才有机会认识到这个想法很有意思，或那个说法很有道理，这就是你希望他做的：认识到这个想法很有价值，或那个说法很有道理。此外，治疗师真的不知道患者的问题在哪里，这恰恰是患者要做的功课。患者的主观意识一般也不知道问题出在哪里，因为哪怕患者将故事讲得如何清楚明白，这也不过是他的主观意识所编出来的。关键是有什么无意识因素在起着作用。治疗要处理的是患者的无意识，要在无意识层面做治疗，然后再将其转化为意识可以理解的内容。

我认为我对反社会行为的某个实验证明了上述治疗方式的必要性。我将我的两位秘书都导入深度催眠状态中，并分别告诉她俩一个有关第三位秘书的极其恶毒和子虚乌有的故事。第三位秘书知道我会这么做并同意了。于是，我就把这个恶意编造的故事告诉这两个女孩。几天后，第一位秘书来找我，她俩都有意避开第三个女孩，第一位秘书告诉我她头痛得很厉害。事实上，自从上次被我催眠后，头痛就开始了，她请求我做点什么。我把她带进我的工作室，并让她进入催眠状态，她想起来那个恶意编造的故事。于是她直言不讳地说出了她的看法，并怒斥我这个如此恶毒诬告第三位秘书 C 的人。她真的对我毫不客气，以至于出于自保，我把自己的一些实验同谋也叫进来，并出示一份打印好的实验计划，向她证明这只是一个实验而已。这一切都发生在催眠状态中。然后我唤醒了她，她立刻彻彻底底地想起了那个恶毒的故事，又厉声怒斥了我一番——至于第二位秘书，我的解释显然没能说通她，我不得不把我的同谋们都叫进来，把整个实验向她的意识头脑又解释了一遍，好让她在意识和无意识两个层面上都明白是怎么回事。

因此，治疗师可以在无意识层面上进行催眠治疗，但要给患者一个机会，让这种无意识层面的理解和洞察进入意识层面，假如有此必要的话。

第二位秘书告诉我，自从上次我给她催眠以来，她一直头痛，对此我能不能做些什么。于是，我给了她一些阿司匹林，告诉她吃了就会好的。大约 1 小时后，她走进工作室，说我是个骗子。我连说服她和我一起读一下实验计划都相当困难，她也彻底斥责了我的同事们。因此，我意识到在清醒时说服她显然还不够，我不得不再次让她进入催眠状态，把所有艰难的说服工作在从头到尾再来了一遍，因为她需要在意识和无意识的层面上都被说服。我们还不得不把我们在实验中污蔑陷害的第三位秘书叫了进来，让她说服这两个女孩这一切都是假装的，而且她非得要在意识和无意识状态下都和她们说一遍才行。

在选择具体的治疗方法时，该如何保护催眠受试者呢？对此，我有过一次极其苦涩的教训。我有个一直合作很好的实验对象，我想让她产生一些幻觉。于是我让她在幻觉中看见她一生中的最爱。我自以为这个暗示很安全，于是我给她一面镜子，让她在镜子里看见她的一生至爱。这个教训让我非常震动。这个一生至爱的暗示让她到底看到了什么？她看到车祸离世的母亲躺在棺材中的脸。她崩溃大哭，我们之间的融洽关系也被破坏了。我花了整整 3 周才让这个女孩恢复对于我的信心和信任。她是一个优秀的实验对象。从她那里我意识到当催眠师给出暗示时，不管在治疗还是实验中，一定要注重方式和方法，尝试以不同的手段给出。关键要让受试者对这个暗示反应不至于发生太大的困扰。

在选择具体的治疗方法时，治疗师一定要始终考虑当事人的个性。治疗师还要记住患者是以何种态度来展现他们的行为的，是友善的、敌对的、挑衅的、外向的，还是内向的，等等？治疗师必须随时随地修正自己的行为，也就是说，治疗师的行为必须是灵活的，因为如果他的行为是僵化的，他就会在患者身上引发某种僵化的行为。反过来，患者的僵化行为会让治疗师陌生，也无法很好地应对。因此，催眠治疗师越灵活，就越容易贴近患者。

我想，或许继续讨论这个话题的最好办法是想到的时候就给出我的想法，没有必要遵循某个固定教条的大纲。

在治疗情境中，谁才是重要的？是治疗师吗？我真的认为治疗师一点都不重要。我认为催眠师在实验中并不重要。他只是实验仪器的一部分，仅此而已。我认为仪器应该状态良好，运行正常，等等，但如果只有仪器也不可能做实验。你至少需要一个实验对象。但我不认为治疗师是重要的；我反而觉得治疗中，患者才是重要的。我还认为，无论如何要给患者以主导的机会，不管是通过彻底的服从还是通过完全的控制。这才是患者来治疗的目的，治疗不是让治疗师有机会来对患者发号施令，而是让治疗师有机会做一些干预，并让干预完全贴合患者的需求，而不是治疗师本人的需求。我对于众多治疗师的做法不敢苟同，他们认为应该在沙发后面坐得笔挺，一边做笔记，一边找机会把这个或者那个想法解释给对方听，这些想法都是治疗师本人的理解，而治疗应该满足患者的需求才对。当然，这么说并非意在批判精神分析学派，这个学派也固然有其价值。

最近，我有一个实验性治疗过程中的经验，在此我想提一下。这在之前没有发表过；事实上，我将要提供的所有材料都没有发表过。它涉及之前提到过的失忆，在我称患者为约翰那个案例里。这些失忆患者真的失忆的频率是多少？他们失忆属于满足某个可辨识的目的的神经症的频率又是多少？

我认识的一个患者在凤凰城被警察抓了起来。警察试图查明她的身份和年龄，并打电话给她的几个精神科医生，其中碰巧打给了我。她认为当时是 1934 年，墙上的日历肯定搞错了。而且，她也不认为自己在凤凰城，因为她知道这是不可能的：她这辈子从未去过亚利桑那州。当然，真相是她已经在亚利桑那州住了好几年了；当时当然也不是 1934 年，而是 1952 年。她见到所有人时都显得很害怕，因此我妻子陪我一起去见她，好让她不那么害怕。问题来了，到底该如何治疗这样的失忆症？

我们都听说过年龄回溯的现象。显然，人们会产生自发的年龄回溯。警察问她的好几个问题都表明，她肯定产生了年龄回溯，并且自发的，而且在年龄回溯时她也肯定产生了失忆。她见到我时表现出非常讨厌我的样子，因为我拄着一根拐杖，她也非常讨厌我留着的小胡子。当警察向她介绍我是艾瑞克森博士时，她满脸厌恶。我让警察反复地念我的名字，念到警察疑惑到底是谁有病，因为我想看看她的反应到底如何。我很快发现，她反感的是我名字的前半部分，艾瑞克，而不是我的全名艾瑞克森。所以一定在某个地方还有个叫艾瑞克的人。可拐杖是怎么回事呢：怎么解释她明显的恐惧反应、颤抖、流汗等那些不自觉的行为反应？

我把她带到我的工作室时，路上还在琢磨这到底是怎么回事。面对一个如此真实的失忆，你能做什么？我灵机一动想到了一个非常有趣的点子：既然她已经回到 1934 年，为什么不把"时光正转"（译者注：从失忆时间正向前行到当下的事件时间的方法）呢？我指着墙壁告诉她，"那儿挂着一个日历，我想如果你很仔细地看，你会看到日历上写着 1934 年。"我想把自己也编织到她的遗忘的情节里，我没花多大功夫就让她看到了 1934 年的日历。然后，我们一起看着日历一页页地被撕掉，就像电影里的蒙太奇，一张又一张的日历，然后好几年过去了。现在已经不是 1934 年 4 月，而是 1934 年 5 月了，然后到了 6 月，再就是 7 月；接着我们度过了 1935 年、1936 年、1938 年。我慢慢地、逐渐地、系统地把她带回到了 1951 年 11 月，一直恢复到她失忆之前的事件记忆。

过了段时间，她又失忆了。以为回到了 1943 年，我如法炮制地将她带回到了 1952 年。于是，她成了我的患者，我因此了解到很多她过去的事情。在 1934 年，她经历了大量的创伤性事件。我也搞清楚艾瑞克到底是谁了。他留着小胡子，头发灰白，并拄着拐杖。因此，当她遇到一个头发花白、留着胡子、拄着拐杖、名字里又有艾瑞克的人，不怕才怪呢。

我还在不少实验对象身上多次尝试过这种时光正转技术，只是当时还没有想到有些患者会突然将时针卡在某一年，不但无法摆脱这一年发生的事，无法控制并强迫性地不断重复这些事件。如果遇到这种情况，治疗师可以系统性地帮助他们进行重新定位——1天、1周、1个月地回转，直到他们回到当年的岁月。这样的治疗有什么好处呢？至少他们对控制自己的强迫性行为积攒了一定的经验。

对于同样的事情，我有个治疗上非常不愉快的经历。她成为我的患者已经有一段时间了，而且我认为我的治疗令她进步飞速。那天她穿着一条全新的裙子，她对我说："医生，你想不想看我穿着这条裙子做一下模特演示？"她表演得很好，然后她说，"你知道吗，我真的很想告诉你我的一个梦。"于是我说，"你说吧。"

她很舒服地坐下来告诉我那个梦，这时她脸上露出恐怖的表情。她突然完全意识不到我的存在，我不得不冲到门口阻止她夺路而逃，阻止她一路狂飙到市中心，那样至少我能了解到底发生了什么。我最初对她的诊断是急性偏执型精神分裂症发作，因为她当时的样子和行为都很像偏执型精神分裂症患者。我以前催眠过她，我利用过她的一些身体表现——举起她的手臂并引发木僵。因为通常情况下，在治疗时，我会用催眠引发患者的一些身体反应，以便随时保持与患者的接触。当我终于设法靠近她足够近时，我抓住她的手腕、轻轻抬起，让她进入了催眠状态。然而，她正处于一种彻底缄默和毫无反应的催眠状态中。

我花了大约4小时，非常痛苦的4小时，才找到处理她明显很深的妄想症发作的办法。我是到最后才想到的：她一定很讨厌某些事情，千方百计想要逃避这些事情。这件事一定发生在某个特定的时间，如6月5日，周二，16:00，当然这件事是不该发生的。那么到底发生了什么事？好吧，既然在6月5日16:00之前什么也没有发生，或者说，她会完全否认有任何事发生，那么我把她带回到了5月，并且基于5月彼此的相识程度和她重建了医患关系。她态度友好、和蔼可亲；于是我问她是否想过下个月会发生什么。我们讨论下个月的各种可能性，以及对此她会怎么想，直到下个月具体会发生些什么。我们的推测越来越多，直到我试图接近周二的时候，她开始变得僵硬，脸看起来像泥塑木雕一样。

正如我所说的，我花了4小时才让她愿意承认一个事实，即6月5日周二16:00，她会到我的工作室，为我做她的一件衣服的模特表演，然后她会提出让我们一起聊一个关于做梦的话题。而这个梦又碰巧是一个关于乱伦的梦，对此她根本无法忍受。通过让她退回到 5 月，然后再慢慢追溯到 6 月，她才有机会好好处理这件事。整个过程极其缓慢、痛苦和费心费力，但患者需要走过这个过程并获得一份领悟。

哈　维

还有一位患者，且叫他哈维吧，当他被转介过来的时候，情况相当棘手。当时一些精神分析背景的人找到我，宣称催眠治疗毫无价值，并挑战我敢不敢做个现场演示。我告诉他们我很乐意效劳，而且大家应该都会有所收获。他们说必须由他们来挑选患者。于是我见到了哈维。我的第一印象是他活脱脱就像一块他母亲的洗碗布——脸色苍白，没穿外套，神情灰暗。我了解到来这之前，他在另一位精神科医生那里做治疗已经好几年了。他一会说这儿痛，一会儿喊那儿痛，接着这儿又重新痛起来，不一会儿那儿又开始痛了，他就是一个如此出色的病理学样本。然而，一旦你开始和哈维交谈，就会不由得疑惑这一切背后是否躲着一个正常的好人。

我将哈维带入研讨室并对他进行催眠引导。他非常配合，慢慢地进入了催眠状态。为了取悦权威人士，他愿意做任何事。因此，在他身上，我可以运用直接和强有力的暗示的催眠技巧。我从他的精神科医生那里了解到，哈维当时在一家公司担任文员，工作要求远低于他的实际能力。但他通常每个月都会生一次病，生病那天什么活也干不了，而且他上班时总是不太开心。原因之一是：在他工作室外面有一堆废墟，每次都会有个陌生人来把这些废墟尘土运走，这搬运工人看任何人都不顺眼。他会先走进哈维的工作室，把窗户全部打开，然后开始用铲子来清理废墟尘土，巧的是外面的风向经常会把尘土吹回到哈维的工作室里。可怜的哈维只能缩头缩脑地坐在办公桌前，内心很想厉声呵斥这个男人，他只比哈维高 18 英寸（约 45.7 厘米），但肌肉要发达得多。

尽管哈维拥有自己的办公桌，但他没法清晰地写下自己的名字。他的精神科医生让他试了一遍又一遍，可他就是写得字迹模糊。那么问题来了，我该从哪儿着手治疗哈维呢。直觉告诉我，哈维所呈现的情况和我受到的挑战，恰恰给了我一个极好的机会来证明，明确治疗出发点的重要性。我把哈维训练成了一个优秀的催眠对象，他可以产生各种幻觉，既有正性幻觉，也有负性幻觉。我回避了写字这件事。我让哈维幻觉自己正在路上开车，也可以让他想起某些童年记忆，而他的精神科医生向我保证这些童年记忆是不带情绪的。最终，当我十分确定哈维是个极好的催眠对象时，我找机会递给他一本便笺簿，并让他在催眠状态中写下自己的名字。他在催眠状态中的字迹和清醒状态下的一样糟糕。

我让他写“这是六月美好的一天”，他的字迹几乎难以辨认。接着，我在围观的治疗师中选出一位书法了得的人写下他的名字和“这是六月美好的一天”。我称赞此人的书写是如此优美，听到别人受表扬，哈维只是蜷缩在他的座位里——遇到这种情况让哈维觉得非常难堪。

艾瑞克森·当我称赞琼斯博士的书法时(对哈维说)，你觉得他会有怎样的感受？你觉得他对自己的书写会有什么感觉？你觉得他手里的铅笔会有什么感觉？如果换了钢笔，钢笔又会有什么感觉？当他写出这么漂亮的字迹的时候，你认为他的手写在纸上时，会有什么感觉？你认为1年后当他重新看到他的字迹后会有什么感觉？

哈维·开始认真思考我的话。

艾瑞克森·你有多想……像他一样写字？

哈维·只要能字迹清晰，我什么都愿意做，可我就是办不到啊。

在这段治疗的基础上(我略去了很多细节)，我让哈维在幻觉中看着一些水晶球——幻觉中的水晶球比商店卖的魔术水晶球可省钱多了，而且可以随心所欲地让这些水晶球出现在房间里的任何地方。

艾瑞克森·望着那个水晶球，你可以看到里面有一个小男孩，你从他的背后望着他。他肯定非常不开心。我想知道为什么。他看起来实在是非常，非常地难过。看看他，告诉我他在哪儿。

哈维·让我来告诉你为什么，这孩子大约6岁，现在他正坐在学校的课桌前。老师刚从他那儿走开，手里拿着一把戒尺。她肯定一直在体罚这孩子。

艾瑞克森・好吧。现在望着上面那个水晶球(指向另一个水晶球)。我想你会看到这个小男孩12岁的样子。他在干吗?

哈维・他正和哥哥一起穿过树林,他手里有把枪(看了看)。

艾瑞克森・你怎么知道那是男孩的哥哥?

哈维・我不知道。我只是这么认为。这个12岁的男孩似乎不太愉快。他不喜欢那把枪,而且他看起来很不高兴。我不喜欢他的那副样子。

艾瑞克森・为什么?

哈维・嗯,我看到还有两个男孩。一个14～15岁,另一个12岁的样子。他们带着一条狗,正要去打猎。但12岁的孩子看起来很像刚才看到的那个男孩,一副不开心的样子。我真希望能看到他的脸。现在他离开他哥哥,踱步到那棵树边上,他非常难过,他其实在哭。

艾瑞克森・好的,那上面的水晶球呢?你能看见那个水晶球里的同一个男孩吗?大约20岁的样子吗?

哈维・看了看,向我示意他看见那个男孩了。

艾瑞克森・看上去他在做什么?

哈维・嗯,他非常非常不开心。你知道吗,他们遭遇了同样的不幸。他们是同一个人,只是在不同的年龄阶段而已,但他们的感受是一样的。他们都很不高兴。

艾瑞克森・那边那个水晶球呢?里面的他大约30岁。

哈维・同样的不开心(看了看)!

艾瑞克森・那么,一个6岁的男孩和一个30岁的男孩怎么会有同样的不幸呢?至少你是这样描述的。

哈维・他们真的是同一个男孩,但怎么可能呢?我不明白。但是他们就是同一个人,是同一种的不快乐。

艾瑞克森・现在,你能看到那个水晶球里还有什么吗?还有什么别的东西吗(指向另外一个水晶球)?

哈维・没有看到,上面那个水晶球……但是上面那个水晶球,它是怎么去到那儿的,水晶球里有个狗窝,但这解释不通啊。不过,下面还有个狗窝,而且这说不通啊。

我们就此讨论了一会儿。精神分析师们也提了一些问题，但哈维的回答非常有限。

艾瑞克森·现在，假设你正看这个水晶球，你试试看能否解释为什么这儿有条狗，那儿怎么会有个狗窝，而且还有一个放狗窝的地方。你现在还能看到些什么，能把这一切给说通吗？

哈维·啊呀（往水晶球里看），那是一位6岁的男孩，他放学正往家走。感觉他仍然有一些不开心。我想能看到他的脸，但我想这并不重要。他似乎还在抹眼泪，至少从背后看是这么回事。那儿有几个警察，其中一名拿着一把左轮手枪。男孩冲了进来，想看看到底发生了什么，警察刚刚开枪打死了他的狗。但他上学的时候还不知道这件事（停顿）。然后当他12岁的时候，他和哥哥一起去打猎，为什么，他的狗又出事了！从此那个男孩再也不敢养狗了。这就是为什么在水晶球里有一个狗窝，而且还有一个放狗窝地方。

艾瑞克森·嗯，也许这就是原因。但男孩在学校就开始哭了，当时他还不知道狗被杀了。他为什么在学校哭呢？

哈维·我真的不知道，但我的左手感觉极其糟糕。我懂得那个男孩的感受。我感觉好像有人正拿着尺子在打我的手，让我用左手写字。

所以我快速地转换了场景，让问话告一段落。我唤醒了哈维，并开始与精神分析师们闲聊，东拉西扯了大概半小时，接着我又让哈维进入催眠状态。我想让这些想法渗透到他的潜意识里，所以趁着他在催眠状态中：

艾瑞克森·我会给你一张纸和一支笔，我想让你用一个6岁男孩的写字方式写你的名字。但我希望你用右手来写字，就像刚才那位精神科医生告诉我的那样，他习惯用右手写字，我的意思是他的确用右手写字。我要你突然产生一个想法，那就是当你写自己的名字时，你可以把琼斯博士对自己优秀书法的感觉借过来。我不需要你现在就写。我会把纸和笔都放在那儿，过一会儿我会去抽支烟，这时你才拿起笔，但你会对于自己在做什么毫无察觉。你用右手拿起笔，用琼斯博士的笔迹写下你的名字和“这是六月美好的一天”。然后我会唤醒你，而你将不记得自己写过字。任何说你写过字的人都是该死的骗子，你就这么称呼他们。你要对此毫不掩饰。就骂他们是该死的骗子好了。

哈维・写下他的名字和“这是六月美好的一天。”

我唤醒了他，并闲聊了一会儿。接着，我事先挑选过的一个人拿起那张纸，端详一番。

X博士・哈维，你的字写得真的很好。

哈维・我哪有！

X博士・你看，这不就是你的签名吗，这难道不是你写的“这是六月美好的一天”吗?

哈维立即骂他是个该死的骗子。这时又轮到Y博士出面来告诉哈维他的书法有多棒了，哈维也同样指责他是个骗子，满口谎言。我们就这样让在场所有的人都演了一遍。

艾瑞克森・好吧，他们可能都是彻头彻尾的谎言家、招摇撞骗之徒，但如果你看着桌上的铅笔，就这么看着它，你会看到一些非常有意思的事情，因为接下来用这么棒的书法写下你的名字和“这是六月美好的一天”的那只手会拿起这支铅笔。看看届时你是否能认出那是谁的手。

哈维・好吧，既然大家都离那支铅笔比较远，我应该很容易找出谁是走过去拿起铅笔的那个人。好的，我会盯着铅笔的（他仔细地把注意力转向铅笔）。

天啊。不可能，那是我的手！但我写不出那么好的字。我不信！你看这笔迹……“这是六月美好的一天”……写得多好（停顿了一会儿，然后非常刻意地说）！那是我的手，是我写的。

艾瑞克森・这么说，大家的意见就统一了，我们可不想与你争论。本次会面就到此为止吧。

第二天，这事如果发生在几天后，应该也不会有任何差别的——这天风刮得恰到好处。一位陌生人走进楼道，打开窗户，开始铲灰。这时哈维走出办公室，走到了这位陌生人跟前。

哈维·听着，大个子。如果你是我，在这里上班，你会希望这些尘土被风刮到身上吗？

陌生人·呃，不，我不想。

哈维·那你为什么要打开窗户？

陌生人·伙计，我想我真该骂，我会立马把窗关好。

陌生人把窗关上了。哈维回家。第二天，他去找他的老板。

哈维·听着，我在这里已经干了好几年了，既没有升职也没有加薪。你不觉得是时候了吗？

老板·当然可以。

哈维又去见了他的精神科医生。

哈维·我不知道你都对我做了什么。你知道吗，我都 32 岁了，我想我该有女朋友了。你不这么认为吗？

精神科医生·好吧，你知道吗，对此我不知道说什么好。你要不去咨询一下艾瑞克森博士。

哈维·去他的艾瑞克森博士！我现在就要去找个女朋友。

请问我的治疗是在哪个时点开始的？我要了解他多少才能开始治疗？我是从他的核心问题开始的——他的笔迹问题。我事先并不知道他会从水晶球里看到什么，但我可以从他的描述中看到一系列的事件，并一个接一个地展开调查，然后我会暗示他一些与动觉有关的想法——一种对右手书写、笔法优美的动觉感受，而且我允许他通过责骂观察小组是骗子来发泄所有的攻击欲。他不得不称某人为该死的骗子。他没法去攻击那个开枪杀狗的警察：那条狗有狂犬病，而当时他仅仅是个 6 岁的孩子。对此，我事先并不知情，他的精神科医生也同样蒙在鼓里。

后来，哈维将这件往事清楚明白地说了出来，当时我在一个医疗小组的会议上让他回忆催眠中发生的一切。哈维目前和身边的人处得非常好，我对他的治疗发生在 1945 年。如今他婚姻美满，字迹清晰可辨。

玛　　丽

接下来，我想呈现的是催眠疗法的实验性应用。在这个案例中，我非常担心我的一个患者会发展成精神分裂症。她最好的朋友也得了这个病。我的患者很有成就，受过专业训练，经常勤恳工作到晚上 23:00。但她结束工作后会立即悄悄溜回家，到家后蜷缩着浑身打颤，因为她感到有一些奇怪的人在一路尾随她。而她的卧室里也住着某种怪物。我想你通常会称她为精神病患者，但她言谈举止中所体现的洞察力，会让你对这个结论不太确定。她也不太确定自己是在做噩梦还是在真实地体验着这一切。

玛丽 · 我怎么可能一边走在街上一边做梦呢？不过，我有种感觉，这些怪物就待在我身后的半空中。

我问玛丽为什么不试试去看一下在水晶球里的自己呢。我让她产生幻觉中的水晶球，于是她便告诉我她所看到水晶球里的小女孩长什么模样。

玛丽 · 怎么会，那个女孩就是我（有点吃惊）！水晶球里的我显得很开心，正在玩我的洋娃娃。现在我要过去荡秋千了。我真是个快乐的孩子。瞧瞧我穿的那件蓝色格子围裙！

她很享受地看着 6 岁的自己。因此，我让她在幻觉中看到另外一个水晶球。在那个水晶球里，她大了几岁。于是，她兴高采烈地描述着大了几岁的自己。

艾瑞克森 · 先别看那边的水晶球。让我们先看看这儿的水晶球。

我有条不紊、小心翼翼地引导她按顺序观看了 14 个水晶球。第 13 个水晶球代表了她目前的状态，她正从医院走回家，内心怕极了那些恐怖的妖魔鬼怪。这些妖怪是真实存在的还是幻想出来的呢？当她看着第 10 个水晶球的时候，我暗示她并不知道水晶球里的女孩是谁。

玛丽・光看着水晶球就让我觉得非常可怕。

艾瑞克森・恩，你只需向我彻底、完整、充分地描述你看到了什么。现在，我希望你忘记了出现在水晶球里的人们到底是谁。你只要告诉我你对这些人的看法就行，不必留意那边的那个水晶球。

我们从第 10 个水晶球顺序看到了第 12 个水晶球，玛丽感受到非常非常多的痛苦。

玛丽・好吧，她是个快乐的小女孩。后来她大了一点。要去上学了，她看起来好像正在读某个年级，然后她在上高中，她要去参加一个圣诞派对。天哪！那女孩怎么了？她为什么会感到如此害怕？

艾瑞克森・嗯，我不清楚，你不知道，但我有一个很棒的惊喜给你。请看看那边那个水晶球，再看看这边这个，你会发现里面的女孩是同一个人。在那边的水晶球里，你会看到一个女孩的照片，照片里她的一举一动是如此鲜活。但这不是一张活动着的照片，只是一个女孩的照片，她好开心，也很满足，她正要做一些她真正想做的事情，并且会很享受。那个女孩和这个女孩是同一个人。但是随着她慢慢长大成人，生活中总会有些变化，有些意外，你知道的，每个故事都该有个美好的结局。

玛丽・（看了看）嗯！那个 6 岁的女孩长大后非常漂亮，不是吗？看看她。她正站在跳水板上，穿着一件蓝色泳衣，衣服上绣着一条黄色的龙或什么图案，她玩得好开心，真的很享受。我简直不敢相信。那个女孩快活极了，真的！

艾瑞克森・现在才 6 月，但水晶球里的女孩要去游泳的时间是 8 月。

玛丽 8 月去游泳了。她穿了一件蓝色泳衣，衣服上有个黄色图标——我不知道那是不是一条龙。无论如何，她都去游泳了。后来我了解到她之前就会游泳，但她当时产生了巨大的恐惧、焦虑和痛苦。尽管她受过专业训练，她还是遭受了各种各样的心理痛苦，因此那段时期她过得非常艰难。

玛丽目前是一个专业部门的负责人，所以我认为这次实验是成功的。几天前我收到玛丽的一封信，她显得高兴。她结婚了，很美满，琴瑟和谐。那么在开始这次实验性催眠治疗时，我用了什么手法呢？我把她放在虚拟的水晶球里，这样她便能以一种安全和确定的方式来看待自己。

我还想提一下另外一项催眠技术，那就是时间扭曲的概念。我所说的时间扭曲到底是什么意思呢？前文提到过，在催眠状态下，受试者可以感受到时间飞快地流逝。我想是在 1945 年，林恩・库珀发表了第一篇关于这个主题的文章。几年前，库珀来到凤凰城，我们就时间扭曲技术进行合作[译者注：艾瑞克森与库珀合著了《催眠中的时间扭曲》（*time distortion in hypnosis*）]。克莱伯恩・佩尔对此进行了报道。库珀对于是否能在治疗中运用时间扭曲技术非常感兴趣，我答应他要尝试一下。于是，我在两个患者身上试用了这项技术，效果非常喜人。

案例 A——一个关于时间扭曲的实验

当你醒来后，感觉自己睡了多久？我还记得那个在员工餐厅里自愿报名充当催眠实验受试者的医生，我约好 13:00 在心理实验室里等她。她如约走了进来。我随手拿起一本书，与她一起闲聊心理学和那本书。我利用这个情境将这位医生导入深度的催眠状态中。我按计划对她做了实验，然后把她唤醒，我让她坐下，并把书放在她手里，我们继续讨论刚才我催眠她时中断的关于这本书的话题。我们结束讨论时，她突然意识到已经 17:00 了。对花了太多时间谈论她感兴趣的书，因此影响了我的催眠实验，她深表歉意。

艾瑞克森・嗯，没关系。明天又是新的一天。

第二天 13:00，她又来找我，于是我用了与昨天一模一样的技巧，唯一的区别是我给了她一个催眠后暗示，从而节省了彼此的时间和精力。在 3 周的故技重施后，那位医生对我有点恼火了，在员工餐厅吃饭时她斥责我，将她的不快脱口而出。

患者 A・3 周前，我自愿充当你的催眠受试者。可你做了什么？你在心理实验室见到我后，仅仅聊了些关于某本心理教科书的无聊话题，浪费了我一个下午，就这样持续了整整 3 周。我受够了，烦透了。你到底想不想催眠我啊。就这些。

尽管如此，她还是在 13:00 去了心理实验室，我在实验室等她并运用了同样的技术。实验完成后（实验一定要向受试者隐瞒实验的内容）我才告诉她，她一直都是实验的对象；但这番话我不得不在催眠中和清醒时都向她说一遍。

时间对她到底意味着什么呢？我不记得有多少次听到患者说“我应该在这里只呆了 15 分钟，5 分钟，3 分钟。”我的一位催眠受试者还耍了个小把戏，他会时不时地偷看他的腕表，并因此不允许我取下他的腕表。人们的时间感知在催眠中是比较特殊的，与意识状态下相比迥乎不同。库珀很久以来一直对此非常感兴趣。在某次治疗中，库珀曾让他的一个催眠受试者在催眠状态里采摘鸢尾花，如大约采摘了 150 朵。催眠受试者这个幻觉的实际持续时间是 10 秒。唤醒受试者后，让他想起催眠状态中发生了什么，并现场演示采摘鸢尾花的速率。按照该受试者现场演示的速率计算，采完这么多花大概需要半小时，这和受试者主观估计的时间差不多。那么问题在于：我该如何在治疗中利用这种时间扭曲的现象？

案例 B——潜抑的记忆

我有一个患者，我只需告诉你她个人历史中的一个悲惨细节，你就能马上明白为什么治疗这样的患者是多么艰难。在她 6 岁的时候，养父决定带她出行。养父把她带到一间与世隔绝的小木屋里，将她的手和脚以一种雄鹰展翅的方式捆绑在床上，然后拿出一把折刀，凶残地一刀刀将她割得体无完肤。我看到了她的那些伤疤。

将她转诊给我的医生告诉我，“为了给她做检查，我不得不像疯子一样与她搏斗。她需要的是精神病方面的治疗。她压根不属于内科病例。我没法搞清楚那些伤疤是怎么回事。事实上，我连完整的体检都做不成，因为她会拼命地和我搏斗，尽管她会道歉，但马上又疯子般地和我打斗起来。”

我花了很长时间才完成对她的体检。她的腹部、大腿，乃至全身遍布着一道道又深又可怕的伤疤。在接受心理治疗的患者当中，也只有蹲过大牢的人才有可能见识过这样的情况（伤痕）。

我想让她描述一下自己早年的生活。她是一个很好的催眠对象，于是我让她先谈谈童年的某个生日派对。我手头随时备着一个秒表。但没能派上用场。她花了很长的时间来描述她在水晶球里看到那个幻觉中的生日派对，和这个派对的实际时间一样久。然后，我尝试让她在幻觉中看到她小时候的一次汽车旅行。她也花了与实际旅行同样长的时间来叙述这件事。她的描述非常生动，很彻底，也很连贯。一开始，如果一个生日派对花了 3 小时，而精神科医生对此一无所知，她就会花 3 小时来说出全部的事实。因此直到秋天，我们都没有多少进展。从 7 月开始直到 10 月，我才从她口中取得她的过往史。每次她都只说一些愉快的事情和美好的回忆，但说得巨细无遗，因为她的描述总是和该事件实际发生的时间一样长。

因此，我小心翼翼地向催眠状态中的她解释。

艾瑞克森・就像你现在感受的那样，时间是会变的。一切都将以惊人的速度变得飞快，当我放下铅笔的时候，你会想起人生的头 8 年发生在你身上的一切，如上学以及诸如此类的事情。

我不断重复灌输记忆会变得飞快的想法。但我没能挖掘到任何真正的创伤记忆，除了我已经了解到的那些伤疤的来历之外，那是唯一的发现。除此之外，我只能从她那儿得到一种乏味的重复。

患者 B・我被刺伤了……我被刺伤了……我被刺伤了。

我对精神病学和犯罪学的知识，让我能推断出那会是什么样的刺伤。在向她灌输时间扭曲，时间变快，时间试验，或者任何类似的概念之后，我让她看着幻觉中的一个水晶球。我说只要她需要，我会给她足够的时间；但在那个水晶球里——她曾在那里看到过生日派对、汽车旅行、火车旅行、一些马、一些树，以及诸如此类的东西，她会看到她生命中某段时间里发生的一切，差不多 16 个月。我没说 16 个月。

艾瑞克森・粗略地说，从 1930 年到 1933 年发生在你身上的一切。我不知道，也许这个时期不妥当，但我们会找出你想诉说的那段时期。

她同意去看那个水晶球，然后我解释了时间扭曲的概念。我告诉她，当我说“开始”时，她会以慢动作的方式看到水晶球中的一切，这样一来，她就能记住、回忆和理解这一切，这样一来，她就能记住并告诉我这一切。我进一步指出，尽管她会以慢动作的方式去看，但她不需要花太多时间来描述她所看到的东西。这是一个相当矛盾的暗示，但她听懂了。给出合适的信号后，我按下秒表；仅仅 20 秒后她便说出了 16 个月里你能想到的最具创伤性的回忆，而且说得非常彻底。她父亲的死，母亲的死，还有其他几个人的死，惊人到难以置信。当时，她看上去就像被定住了一样，深深沉浸在水晶球里一系列可怕的事件之中。她根本停不下来，因为那一连串的慢动作发生得如此之快。

20 秒后，我注意到我让这个可怜的女人累坏了。我结束会面，并唤醒了她。

艾瑞克森·你知道，我从来没能让你告诉我你真实的人生。我一直工作到 7 月、8 月、9 月，现在是 10 月。我们一直工作，我真的不太了解你。我知道你被刺伤过，这就是我所知道的全部。

患者 B·告诉你会让我受不了的。

艾瑞克森·好吧，我们今天还有时间。你能告诉我吗？

她用这天剩下的时间和第二天的大部分时间讲述各种故事，并给出了确凿的证据。对此，我逐项予以证实。为此，我不得不写信到全国各地去寻找证据。例如，某个人，某个患者，在某年某月某天是否发生过车祸？你可以从人口统计、警察部门和公共记录中获取此类信息。我写信给 5 个不同的州，证实她给的信息是可靠的。她仅用 20 秒就积聚了足够的动力将这些事情脱口而出。这股力量似乎带着她狂飙突进，根本停不下来。我会同意说，这个患者的确让我难以招架。

患者 B·你没有权利知道这些事情。

她花了很长时间才意识到我确实有权知道这些事情。我解释说，她好几次因为严重头痛而住院，一住就是 3 周，不断地恶心和呕吐，吗啡或其他药都无济于事。当然还有其他细节，在此我就不一一赘述了。

不管是 20 秒还是 10 秒，总之她源源不断地给出更多有关她生活的信息。我花了 10 秒就得到了她完全压抑了的记忆。说不上为什么，她一来我的办公室，就很不喜欢我 6 岁的儿子鲍比。

患者 B·我觉得他很可爱。但他也是最可怕、最可恨的害虫——一个讨厌鬼（她一看到我儿子就会浑身发抖)。

我试了所有办法想找出原因。我给她做了所有我所知道的联想测试。她为什么会恨可怜的小鲍比?他只是个普通的孩子。我能做什么?无计可施。她把一切记忆都彻底压抑了。在10秒钟的时间里,我故技重施地让她看着那个水晶球:

艾瑞克森·总之,另外一个鲍比在那个水晶球里。

患者B·噢,不!鲍比不在那个水晶球里!

艾瑞克森·那么,到底为什么鲍比会和水晶球联系到一起?

她告诉我,她压根听不懂我是什么意思。

艾瑞克森·没错,但你的任务就是把意思找出来。因此,就让鲍比留在水晶球外,请把意思(含义)放进去。

10秒钟后,她想起40年代初,她丈夫带了一个女人回家,并宣布这个女孩是他的情妇,还让她去伺候这个女人。对此,她不允许说任何的“如果”“而且”“但是”等还嘴的话,为此她丈夫几巴掌把她打倒在地。那女孩(情妇)还勒令她奉上一杯茶,就是为了宣示主权。

患者B·但这时我们的小宝宝正好哭了起来。

这是我第一次知道这件事。她丈夫又把她打翻在地,于是她给丈夫的情妇端了杯茶。然后跑进房间到婴儿身边(译者注:但是婴儿已经没有了呼吸了……)。验尸报告说婴儿是被睡衣的丝带勒死的。

案例C——治疗哮喘

还有一位患有哮喘的患者来我的办公室,告诉我她不明白自己为什么会得哮喘,或者为什么她只是在某些时候才会哮喘发作。

艾瑞克森·那好，让我们用这次访谈来帮你做个诊断。

患者 C·你一定是个自视颇高的人。

艾瑞克森·好的。现在是 14:00。当时钟走到 14:36 时，你会有一次哮喘发作。

她望着我的样子，好像我才是那个需要去检查脑袋是否正常的人。我们漫不经心地聊了不少事情，包括她的童年。到了 14:36，她哮喘发作了。怎么可能？我一直在悄悄地引导我们的对话。尽管听上去只是正常的闲聊，但实际上我一直在逐步加载信息，到了 14:36 时，我问她，她父亲多久给她写一次信？

我一提到她父亲的信，她的哮喘就立即发作了。我通过她的个人历史已经了解到，她父亲从来不会在夏天给她写信，但会在秋天、冬天和春天给她写许多信。她父亲对女儿到底做了什么？事实上，她父亲以一种极其残忍的方式虐待了她母亲。母亲在财产分割时将她的那份财产留给了女儿。此外，她父亲每年秋天、冬天和春天都会给女儿写很多令人非常不愉快的信。

当我说 14:36 的时候，我很有把握，因为我知道只要在 14:36 提到她父亲的信，她就会哮喘发作。对此我十分确信，因为之前在询问她病史的时候，我让她描述过哮喘发作的时间，发作时她坐在哪儿，靠着这扇窗还是那扇窗，以及她正巧在做什么。她多次提到邮递员来送信的情形。因此，我猜会不会是这些信件的缘故。何况，她告诉过我，她觉得她父亲很不公平，她父亲不但对她母亲不公平，对她本人也不公平，但这点信息还不够。我一定要提到一件特定的物件——她父亲的信。

自从我们谈论她父亲的信以后，她的哮喘就再也没有发作过，我还帮她草拟了几封信回给她父亲。我想此举为那个州的某个精神科医生做了一点贡献，他会因此多一位患者。

案例 D 和 E——两个心因性口吃的案例

现在我想探讨的是众多心身问题之一，口吃。口吃常常给人带来极大的困扰。在每一个需要治疗口吃的精神病案例中，治疗师必须将患者的个性纳入考虑。根据我的经验，对于口吃，一般因素引发的，心理治疗和催眠是最有效的，前提是你必须认识到口吃

的一个共性。口吃是一种针对社会和他人的攻击性行为。或许你知道一个老笑话:

一个大个子问一个小个子怎么去芝加哥的联合车站,小个子只是呆呆地看着他,没有回答。大个子男人只好继续问别人。于是有人走过去对那个小个子说,“你为什么不告诉那家伙怎么去联合车站?”

小个子男人说:“你、你、你以、以为、我、会、会、会想要惹他、暴、暴、暴揍我一顿吗?”

口吃是一种攻击行为。然而,为什么患者采用这种让自己不舒服的攻击方式呢?

我有个患者,他是个医生,口吃了一辈子。当他以患者的身份来找我的时候,我开诚布公地告诉他口吃是一种攻击行为,如果他愿意配合,我将非常乐意治疗他的口吃。我还说,治疗肯定不是一件令人愉快的事情。他说:难道我会觉得结巴或口吃更令人愉快吗。于是我将他催眠,并和他工作了好长时间,跟他一起探讨他对于演讲的感受,以及对于他人的感受。然后,我设法让他产生一种对于我的负面态度和攻击欲望,目的是将患者的攻击行为引导到我一个人身上。

结果,这让医生陷入了困境。他变得口齿清晰流畅,口吃结巴全没有了。现在,他每年都不忘记给我寄一张圣诞卡,但他总是写:“我恨死你了,而且会一直如此。”尽管这样,他还是给我寄圣诞卡,给我的孩子们寄圣诞礼物,但他总是对我充满恨意。当我们相遇时,我们会边笑边聊,分享好多故事。

刚才那个大个子和小个子的笑话,我也给他讲过,我们都笑了,他觉得这个笑话很有意思。

患者 D · 但是在我看来,我似乎有一种内心的需求,就是想对某件事情恨上一辈子——我不知道这件事到底是什么。但恨你非常容易,因为你是个可恨的好人。

艾瑞克森 · 没错,它解决了你口吃的问题。我的另一个患者决定去接受精神分析。他花了 5 年时间被分析,试图找出他最初为什么会口吃的原因。

5 年后,他说:

患者 E·你知道吗，我学会了大量精神分析和心理治疗的知识，但事实上，是你治好了我的口吃。你给我一种非常非常有用的恨，而我的精神分析师试图把它从我身上夺走。

我让他去恨的那件事是，树木离开人行道的距离绝不应该小于 18 英寸（45.7 厘米）。我认为这是一种人畜无害的恨，而且他不必对此做任何事。他可以忽略这种恨，它也不会给他带来任何痛苦；但与此同时，他可以真心地痛恨这件事情。

患者 E·我的精神分析师试图把这种恨从我身上夺走。他几乎成功了，我又开始结巴了。我决定要坚持之前的做法，那种恨才是我好用的拐杖。

他一直没有再犯结巴。我到底做了什么？我不知道。这是一个实验性的案例，他就是冲着实验的目的来找我的。

案例 F：一次催眠演示

我还想举一个例子。切斯特·加维博士（后称加维）来伍斯特（译者注：伍斯特是美国马萨诸塞州第二大城市）找我，当时我在那儿工作。加维博士见过赫尔做催眠引导，但他并不完全相信催眠这回事。他问我能不能给他演示一下催眠？他对催眠存有不少的反感和敌意。

我打电话给阿特和胡尔达，他俩正在读心理学博士学位，都是很好的催眠受试者。我解释了加维博士的需求和他对催眠的怀疑。我问阿特和胡尔达是否相信催眠。他们说我们当然相信。

艾瑞克森·我要下楼去做一个测力机试验（肌肉收缩的测量）。因此，我要先催眠你，阿特，这样我们才能演示催眠给博士看。

阿特说，“好的”，并进入非常棒的催眠状态，我立刻走开了。我很想知道把加维医生留在房间里和那两位博士候选人呆在一起会发生什么。加维博士在催眠状态下走向了阿特，因为这时阿特正处在梦游式催眠状态中。

阿特·既然艾瑞克森博士走了，你又想看催眠演示。我和胡尔达都是很好的催眠受试者。要不我来催眠胡尔达吧。

胡尔达一直认为她和阿特是一起来做催眠演示的，却发现自己进入了催眠状态！这件事让加维博士非常困惑。阿特将胡尔达催眠后，在她身上演示了各种各样的催眠现象。我做完测力计试验回来后，走进房间。

阿特·我想我们已经完成催眠演示了。

艾瑞克森·（转向胡尔达并和她说话，意识到她仍处在催眠中）你什么意思？

阿特·嗯，我让胡尔达进入了催眠状态，让加维博士看看什么是催眠。

我想让场面变得让博士更加混乱点。于是我唤醒了阿特。他和胡尔达的关系非常融洽（这里融洽关是指，是否还与当事人保持清醒状态下的联结），但我和胡尔达的关系一般。我让阿特唤醒胡尔达，我问他胡尔达是否愿意向加维医生展示催眠。胡尔达完全意识不到刚才她处在催眠状态中已经有一段时间了，她试着让在清醒状态下的阿特展示木僵等一系列催眠现象。

阿特·但我醒着呢！

胡尔达·不，你没有。我看到艾瑞克森博士让你进入了催眠状态，而且我知道你仍然在催眠状态中。

当然，发生的这一切让加维博士一下子就服了。他没料到会这样，我也没料到，这一切肯定与怀特的目标导向行为理论相矛盾，不管你如何修正这个理论都说不通。这件事和治疗方法有什么联系？这个案例与间接的催眠方法有关。阿特充分了解到加维博士对于催眠充满敌意、反感和愤恨。因此，他巧妙地设计了一种情境，以加维博士无法抗拒的方式绕开了这些阻抗。我在治疗上经常使用这种间接的方法。我对一位亚利桑那州立大学的学生用了很多次这种方法。

关于阻抗的讨论

一个患者走进我的办公室，坐下来说，“好吧，看，我来了，你打算怎么做吧?”

坦率地说，由于他的这种态度，我什么都做不了。然而，这类患者也真心诚意地想要治疗，但他们总是充满敌意和怨恨。我会先和他们东拉西扯地闲聊一番，这毫无难度，接着我会带来一位他们可能愿意见面的学生，让学生代替我将他们催眠。他们对这个学生没有任何的阻抗；所有的阻抗都被引导和指向了我一个人。阻抗应该被引导到治疗师身上。因此，我让学生催眠这些患者，然后我才接管。

有时我必须先让那个学生进入催眠状态，只是为了向催眠受试者演示我确实知道如何进行催眠。患者会看着并说：“毫无疑问，你可以催眠那个人。”患者对被催眠的人来催眠他也没有任何的阻抗。这是一种非常简单易用的方法，可以克服精神科医生一再遇到的巨大阻抗。

昨天，我提到过一个色盲女孩，我谈到她对我设法让她换了衣服这件事有什么样的反应，以及我是怎么向她解释的。她当然有权问这种问题。每当我这样改变了患者的某种处境后，患者不止一次提出过类似的疑问。她问：我到底说了什么让她走出我的办公室并回到她的卧室？从物理角度上来讲，她仍然在我的办公室；但从她的心理上讲，她正在自己的卧室里。那么我为什么要出现在她的卧室里？在日常的心理治疗中，对患者加以保护是非常必要的。试想有多少次患者之所以产生阻抗，是因为治疗师非要迫使患者说出隐秘记忆和私密想法所导致的？这是很多阻抗的原因。催眠治疗时，你可以通过向患者明确说明你保护他们的意图，来让患者敢于说出隐私的内容。对此患者应该能够理解，治疗师则不应该忽视可能无意中侵犯患者合法隐私的任何可能性。

有时患者会表现出特定的恐惧反应。我记得我在治疗一位成年男性时曾经陷入过麻烦，我用催眠麻醉他的腿来测试膝跳反射。他表现出良好的麻醉效果，但他决定改变一下在椅子上的坐姿，每个麻醉师都知道，当脊椎被麻醉后，你没法太多地移动你的腿，当然，这取决于麻醉的程度。那么在催眠中，麻醉程度又如何？在催眠麻醉中，你也会出现运动阻滞。患者并没有意识到这一点。我的这个患者发现他不能走路时气坏了。我凭什么把他弄瘫痪了呢！你会发现，当催眠师引发患者身上的木僵时，有时患者会报以极大的恨意。通常，当我遇到这类情绪反应时，我会把木僵的身体部位作为一个中心来放置他的敌意、怨恨、对立和攻击。既然患者已经帮我找到了这个中心，岂不令我省心，不然我还得费力暗示患者他会有个这样的中心。

昨天有人问我有关幻肢痛的问题(译者注:幻肢是某些人因手术、事故,甚至天生残障失去肢体后产生的一种幻觉,感觉不存在的肢体仍旧附着在躯干上,并与身体的其他部分一起移动。幻肢痛为这类人特有的在幻肢、幻手或幻指上感受到的疼痛感)。"在催眠治疗时,你是如何处理幻肢痛的?"一天晚上,我的一个截过肢的朋友和我探讨了这个话题。他也是一名精神科医生和心理学家,撰写了不少文章分享自己的想法,那天他就这个话题向我提问,因为他的幻肢痛让他很受折磨。我们两人不谋而合,想出了差不多的解决方案。我猜你可以称之为:再条件化(或再次条件反射)。

让我来举例说明。假设某个患者这个手臂以下都截肢了,但他仍然感觉自己两个手的示指交叉着分不开,令他非常疲惫不堪。那么,该用什么催眠方式来治疗这类问题呢?如果是我,我会让受试者进入催眠状态,试着让时间重新定位到他手臂截肢之前的某个时间点,当然这会很难。现在他只有一只胳膊,因此身体不能很好地保持平衡。然而,你让他重新定位到某些记忆里,然后你提出了这个手指交叉的问题。"现在,你在哪里感觉到的?你在这里感觉到压力了吗?或者你的关节感到压力了吗?或者你的手腕累了?"我会跳过一些步骤,但当你讨论这些事情的时候,试着让他感知的中心慢慢上升,直到回到他的残肢处。让患者理解和体会这种渐进式的向上运动,这样一来他们就不能确定幻指到底是不是他们的手指,或者幻指具体的位置到底在哪里。

一位患者来找我,他有非常严重的神经症性心脏痛的症状。大多数执业医生都会向患者解释,人的胸壁是不会有心痛的。但是这个人就感觉他的心痛出在胸壁,我对此非常感兴趣。问他心痛是在胸骨左侧、胸骨中间,还是右侧?是在这根肋骨和那根肋骨之间吗?我慢慢地把疼痛转移到他的肩膀上,然后转移到他的手臂上。随着疼痛位置的迁移,疼痛变得越来越轻,直到最终消失。

然而,麻烦还没有结束;因为问题是,他为什么会感到心痛?他一直有心痛,而他也是这么告诉我的。我不想听他讨论这种心痛;我想听他说心痛的原因,我不想让他浪费时间无休止地、重复地、极其详细地描述这种疼痛。于是我们先用催眠让这种疼痛消除,才和他讨论问题的实质。他对这个人、那个人有什么感觉?他对自己感觉如何?他的态度如何?当这个占据患者内心的疼痛症状被消除后,患者就能探讨症状的因果关系了。

第二篇

治疗性催眠和暗示的传统方法（会话方式）

第八章“附有评论的催眠引导逐字稿”是 1959 年与海利和威克兰德共同完成的，它标志着对艾瑞克森独特贡献的认可和分析进入了一个新阶段。迄今它是对艾瑞克森一次完整的催眠引导过程最详尽的分析，并提供了一个模型来指导那些尝试理解艾瑞克森治疗工作的人们去从事他们未来的治疗工作。该论文有史以来第一次对催眠引导的动力学进行了详细的、逐字逐句的分析。对于这篇论文的详细分析也为从本丛书第 1 卷介绍的新神经科学角度来学习艾瑞克森的方法提供了一个极好的机会。例如，这点说明了艾瑞克森如何利用镜像神经元和共情的神经科学原理来评估受试者对暗示的反应。

在论文的前 3 页，艾瑞克森展示了他如何非正式地评估受试者的“反应性行为”，来确定他们在典型社会情境中的催眠易感性。艾瑞克森并没有使用标准化的催眠易感性量表（这只有在正式研究或临床情况下才适用），而是在首次见面时，以这种非正式的方式仔细观察一个叫苏的潜在催眠受试者。

“当我拜访 M 博士并被引荐给苏的时候，我看到她呈现出完完全全的反应性行为。她非常愿意回应我，你好，艾瑞克森博士，并非常主动地握手。她一直在捕捉人际线索，期待配合我的行为。我还观察了她在被引荐给其他男男女女时的表现。她的行为体现出完全投入做出的反应性，这是你挑选出一个好的催眠受试者的方式。”

艾瑞克森描述了他如何在催眠开始前重新调整了座位安排，好让苏能有机会“真正观察”两位良好的催眠受试者，通过共情来模仿（镜像）他们的行为，并带着深度的融洽感对艾瑞克森的暗示做出反应，这种融洽感让她有了一个满意的体验。读者如果能够仔细研读这份附有海利和威克兰德评论的催眠引导逐字稿，就能在面对类似的情况时很好地学习、练习和提高技巧。

在第九章中，艾瑞克森继续讲述一些温和的示范案例和善意的故事，来说明他如何发展出治疗式催眠的对话方法。很明显，艾瑞克森正在运用格雷格里・贝特森后来称之为“双重束缚”的技术来促进日常生活中以及正式治疗情况下的学习和疗愈。接下来，文章中，我们基于初步印象分析和比较艾瑞克森的治疗式双重束缚与其他各种类型的逻辑性和分裂性双重束缚之间的区别，并提出关于使用双重束缚技术的伦理和限制的建议。

第十章“暗示的间接方式”中，艾瑞克森首先回顾了 100 多年来在催眠中使用间接暗示的历史，然后阐述他认为有用的十多种间接暗示。在这篇论文里，罗西做了一个可能还不太成熟的尝试，试图从符号逻辑的角度探索和理解艾瑞克森的一些间接暗示。不过，最近一些数学家们（Byers，2007）已经为模糊、悖论、二元性、困惑、冲突和创造性等的各种心理体验搭建了符号逻辑的桥梁，所列举的这些心理体验是对艾瑞克森将心理暗示作为间接暗示形式的一些自然反应(Rossi, 2002a)。

艾瑞克森在这篇关于催眠暗示本质的总结性陈述中,反复论证了间接暗示是利用受试者内隐(无意识)反应技能储备的一种方式。他的利用理论意味着,催眠暗示在本质上是一种唤起和利用每个人内隐心理过程的过程,这种内隐的心理过程通常超出了人们正常内省或主观控制的范围。然而,鉴于人们往往倾向于将"间接暗示"误解为某种隐蔽性和操纵性的手段,用来图谋不轨地操控人类行为,我现在更偏好用神经科学概念中的"内隐性加工启发"来代替在文中所概述和说明的所谓的"间接暗示"。第十一章探讨的是"手臂悬浮中的间接暗示形式",该论文以一篇简短但引人入胜的带评论的逐字稿来为第二篇画下了一个句号,该逐字稿展示艾瑞克森如何将间接的、允许式(许可式)的口头暗示与非言语线索相结合,从而让患者聚焦于其内在,以便他们进行自我疗愈和自我转化的创造性工作。

第八章

附有评论的催眠逐字稿

米尔顿·艾瑞克森　简·海利　约翰·威克兰德

引自 The American Journal of Clinical Hypnosis, October, 1959, 2, 49 - 84。

催眠师到底该以何种方式给出暗示才能让受试者接受并做出反应，其中的艺术很难用语言去解释。接下来，我将在阐述催眠引导技巧时详细说明催眠师该如何给出暗示，以及暗示为什么会有效，用什么办法能让某个暗示与其他暗示衔接与融合，从而引发受试者的各种反应，我还将展示如何与受试者进行多层次沟通，这些层次既可以彼此分离也可以相互关联。录音带让我们得以详细回顾治疗情境和过程，案例还附有简短的解释性说明，为了读者能更好地理解对话的上下文，此举实属必要。

1956 年的一个夜晚，艾瑞克森在凤凰城他所主持的每周研讨会上催眠了一位受试者。这个催眠过程录音了。第二天，他听了当晚的录音，并和海利、威克兰德一起讨论了整个催眠引导的过程。这场对话也录音了。下文中给出了两次录音的逐字稿：催眠引导过程的录音呈现在第一列；对于催眠引导的三个人之间的探讨（催眠的录音同时播放着）显示在第二列。

本次讨论由海利和威克兰德一同发起，属于格雷格里·贝特森主导的人类沟通研究项目的一部分。该项目由梅西基金会资助，由斯坦福大学管理，项目位于加利福尼亚州帕洛阿尔托的退伍军人管理局医院。论文中提到的双重束缚概念在 1956 年出版的《行为科学》第 1 卷第 4 期《精神分裂症的一项理论探索》一文中有所探讨。

该催眠受试者（文中称她为苏），并不完全是一个缺乏经验的催眠受试者。一位舞台催眠表演者曾尝试催眠她，后来又拒绝这么做，这让苏认为自己一定是个糟糕的催眠受试者。

艾瑞克森博士报告说：

我是在M博士那儿第一次见到她的。当时我看了她一眼，便向M博士点点头说她会成为一个很好的催眠受试者，我还表示晚些时候我希望M博士来催眠她。这些内容是通过苏看不到的信号来沟通的。我先催眠另外一个受试者，接下来我请苏坐到我身边的椅子上，并问她想不想被我催眠。

苏·想的，但我不是一个好的催眠受试者。

我告诉她我认为她是一个很好的催眠受试者。我抓起她的手臂，试了试木僵反应。与此同时，我试着让她做一些眼睛凝视。她对于眼睛凝视的反应非常强烈。

苏·我不认为我能被催眠(摆了摆头)。

我问她是否想让M博士来催眠她，她同意了，于是M博士让她看着门把手上的反光。M博士很努力地想催眠她，但毫无效果。她的确闭上了眼睛，但没有呈现出木僵反应，也没有手臂悬浮，反而表现出一些不安的举动。当M博士唤醒她时，她解释说她不太确定自己是否进入了催眠状态，但她已经在全力配合了。也许她“配合得用力过猛了。”她不认为自己会成为一个好的催眠受试者，但艾瑞克森说她是。她认为也许是我搞错了。

第二次催眠是在她家里。我带了两个很好的催眠受试者过去，苏也的确观察了他们被催眠的过程。她是女主人，一边接电话，一边担心孩子们吵到我们。

苏·我很想被催眠，但我恐怕做不到。

我请她坐下来，充当我的催眠受试者。她坐了下来，我试图催眠她。

苏·我没法被催眠，我不适合做催眠受试者(焦躁不安地)。我其实没在听你说话。我不认为我能成为催眠受试者，但我真的很想成为催眠受试者。

这是第二次尝试。

以下是第三次催眠尝试的逐字稿，并附有评述。

当晚开始催眠引导之前，艾瑞克森特地安排了房间里的座位。不一会儿，他又重排了一遍座位，每次都让苏挪来挪去。

艾瑞克森 · (稍后评论说)我先让她坐在我不久后会坐的那把椅子上,再让她挪到沙发上面。我坐到她刚才坐的位置上。她听我的话坐到沙发上。她把我放到了她的位置上,此举有着各种微妙的含义。哪怕房间里还有别的椅子,哪怕我更方便坐在那把椅子上,我也要坚持坐在她刚坐过的椅子上。第一次换座位意味着,如果之前有换座位,就会有随后再换座位。我一开始就提出了换位置的主意,好让它(座位)完全可以被她接受。那么之后,她就不可能再抵制换位置的建议了。

艾瑞克森还指出,苏坐在沙发上的位置是一位很好的催眠受试者曾经坐过的地方。

海利 · 在开始之前,我想你能否评论一下你是如何知道苏是一个好的催眠受试者的。你如何判断一个人是否是个好的催眠受试者呢?

艾瑞克森 · 当你看到一个人表现出坚定的反应性行为时。例如,当约翰被引荐给你的时候,你发现他在暗下决心:“所以我就要和他握手了,握好手我应该要说这个,然后再说那个”。他会为了见面的细节而忧心忡忡。这种人格特质的人是很难被催眠的。如果一个人被引荐给某人时,他会立刻真诚、期待地望着对方,这才是一种自然而然的人际反应。当我拜访 M 博士并被引荐给苏的时候,我看到她呈现出完完全全的反应性行为。她非常愿意回应我,“你好,艾瑞克森博士”,并非常主动地握手。她一直在捕捉人际线索,期待配合我的行为。我还观察了她在被引荐给其他人时的表现。她的行为反应体现出十足的投入,这就是你挑选一个好的催眠受试者的方法。她就是你要的那种类型。

威克兰德 · 那你认为前两次尝试时她很难被催眠的原因是什么呢?

艾瑞克森・她还没有下定决心。她丈夫之前问过她这个问题,但她没怎么理睬她丈夫。她没有见过我,那个舞台催眠师自然也没有给她留下什么好印象。所以,对她而言,这仍然是一个悬而未决的问题。得先看看催眠师要做什么,然后才给出回应——这就是她的态度。

威克兰德・你已经让这次催眠和她上回的糟糕经历有所区别了。

艾瑞克森・我觉得,苏,是时候进入催眠状态了。

苏・好的。

艾瑞克森・你现在并不是在家里。这是一个很好的沙发。我很想知道你想在深度催眠状态中体验什么。

海利・最后的那个问题,你好像没有让她回答的意思。你说"我很想知道你想体验什么",但你并没有用疑问的口气来让她回答。你是不是只需要她思考一下这个问题呢?(眼睑抖动)

艾瑞克森・抛出一个问题,目的是引发对方做出回应的心理准备,但不让她回答,将回应推迟到之后的某个时刻。

海利・如果你抛出一个问题,又不让她回答?这会增加她之后想要回答的欲望吗?

艾瑞克森・这让她处在想要回应的状态中。

威克兰德・我认为这个做法放到这里尤其合适,部分是因为她也不太确定该如何回应。

艾瑞克森・你在强调一个事实:她会回应的,而且她已经准备好回应了。

艾瑞克森・然后慢慢地进入越来越深的催眠状态(长时间的停顿)。当你睡得越来越深时,可以放松并分开你的双手,让它们轻轻地、慢慢地、渐渐地、不知不觉地抬起来。再抬起一点点。

威克兰德·我们想在这里稍微讨论一下。你对受试者说：再抬起一点点。我有点不明白，你是观察到她的双手极其轻微地上抬还是怎样，但我注意到你肯定利用了——我不确定你是不是把没有任何反应也当作某种反应——受试者哪怕最微小的反应，并说“你的双手正在抬起”。有好几次你这么说的时候，我怎么完全看不出她有任何反应的迹象呢。

艾瑞克森·她的确有动作。如果我说，把手放在大腿上，然后深呼吸，你的手会怎样？

威克兰德·手会向上抬的！

艾瑞克森·你要配合她的呼吸节奏来说话。当你这么做的时候，受试者对此没法否认……之后，我想我会趁着她每隔一次吸气的时机来强调说“抬起”。

海利·每隔一次吸气？

艾瑞克森·对。

威克兰德·催眠远比看起来要复杂！

海利·我压根没有注意到吸气这回事。

艾瑞克森·没人会关注吸气和呼气。人们早已习以为常。

艾瑞克森·再抬起一点点。抬起—抬起—抬起—你的眼皮正在合上。

海利·那一刻她的眼皮真的正在合上吗？在我看来，你经常会说“你的眼皮就要开始合上了”。你说的是未来的情况。这次我注意到你用了“正在”这个词，指的是现在。

艾瑞克森·我看到她眼皮在微微跳动，它们正在合上。

海利·好吧。

艾瑞克森·你的手正在抬起，就抬起一点。正在抬起，正在抬起。就抬起一点。你的示指正在动。又稍微动了一下。你的手正在抬起，抬起。接着第二根手指会抬起。整只手是僵硬的，正在抬起，正在往上抬。正在抬起。抬起，正在往上抬。

艾瑞克森·我用了一种上升的语调。抬起(演示如何提高声调地说出这句话)。我想你们可能也注意到了我说“抬起”的方式。

海利·你也同样利用了自己的身体动作。

艾瑞克森·对,我运用了我的身体动作。同时,我还利用了人们对于声音的无意识定位(他站直身子时夸张地演示)。说“抬起”时我利用了声音位置的改变。然而你们从来不会有意识地关注声音的位置,你们会无意识地接受声音的定位。

艾瑞克森·你的肘部正在弯曲。你的手腕正在抬起。

威克兰德·她的肘部当时正在弯曲吗?

艾瑞克森·她的二头肌正在轻微地颤动。

艾瑞克森·你的整个手臂正在慢慢抬起,抬起,又抬起了一点。抬起(停顿)。抬起。又抬高了一点。你的肘部正在弯曲……

艾瑞克森·她觉得我一直在说“抬起一点,抬起了一点,又抬起一点”。其实我用了不同的音量来说这些话。

海利·你是在不断提高音量吗?

艾瑞克森·是的,我是在提高音量。而且我只会在她真的在抬手的时候提高音量。同样的话,但词与词之间的音量不一样。我加入了音量的变化。

威克兰德·催眠暗示可以在很多个层面上同时对受试者发生作用。这次,不同层面的信息并非彼此冲突,而是起到了相互强化的效果。

海利·这肯定能让催眠受试者慢慢地点头。

艾瑞克森·你的手肘正在抬起。你的手也正在抬起——抬得越来越高(手微微抬起,长时间停顿)。现在我要你睡得越来越深。为了表示你愿意,我希望你慢慢地点头。

威克兰德·当你观察到受试者只是在最低限度地做出反应时，你会说“慢慢地”或“只是一点点”之类的话。

艾瑞克森·你正在接收他们最低限度的反应，这很好。

威克兰德·而且你一直在避免要求受试者做得更多，你对他们当下的反应表示满意。

艾瑞克森·你对他们当下的反应是满意的，受试者也知道这一点。既然你满意了，意味着受试者必然会做出反应。这种说法是荒谬的。我知道。你宁愿他们保持慢一些，再慢一点的节奏上。“只是一点点?”一点点意味着多小的反应? 但(多小的)一点点也是在进步。

艾瑞克森·缓缓地……慢慢地向前点头(停顿)，继续点头……更多地点头(停顿)。

艾瑞克森·时间的流逝意味着时间已经向前移动了(这种说法是荒谬的，但主观上令她信服)。

艾瑞克森·你还在点头(停顿)。你可以睡得越来越深(停顿)。我要你睡得越来越沉。

威克兰德·你先说“你可以睡得越来越深”，鉴于她当时的催眠深度，这个说法非常合理。然后你改变了说法，变成“我要你睡得越来越深”。

艾瑞克森·先说“你可以”，然后说“我要你”。意味着我们已经建立合作关系。

艾瑞克森·我会为你数数，1……

海利·她以前有没有听过从 1 数到 20 的暗示?

艾瑞克森·她听过。

海利 · 如果她以前从来没有听过从 1 数到 20 这种数数的暗示，你会怎么说？

艾瑞克森 · 我会解释给她听。

海利 · 你会说——当我数到 20，你就会进入深度的催眠状态。

艾瑞克森 · 但她以前听过；她也见过别人被这么催眠过。她知道数数的意思。她知道数数对于一个好的催眠受试者意味着什么。她也目睹过一个好的催眠受试者对于数数的反应。因此，当我开始为她数数时，她一下子就把之前学到的知识和理解调动出来，但那是她的知识和理解。

威克兰德 · 这使得……

艾瑞克森 · 数数更容易被她接受。

威克兰德 · 不解释效果会更好。我的意思是，如果你解释了，意味着你非要强调一遍，而你不解释意味着她知道了。

海利 · 因此她需要主动自觉地理解数数的含义，就是这么回事。不过，如果遇到一个从来没有听过数数暗示、缺乏经验的受试者，该怎么办？你会怎么说？

艾瑞克森 · 那我就会解释我会如何从 1 数到 20，以及当我数到 5 时，她想睡的程度就增加了 1/4，诸如此类的话。

海利 · 但我感兴趣的是你会怎么做才能让她明白这是怎么一回事。我不确定你是先向她解释数数的用意，还是先数到 5，然后说她想睡的程度增加了 1/4，让受试者自己去领悟如果数到 5 是想睡程度的 1/4，那么数到 10 就是想睡的程度的一半，数到 15 是想睡的程度的 3/4，数到 20 就彻底进入梦乡。

艾瑞克森 · 这取决于受试者聪明程度和对催眠暗示理解的准备程度。当你解释数到 20 时，你会一个一数，两个一数，四个一数还是五个一数，有些人哪怕有大学文凭仍然会一头雾水。因此，你必须详细地解释给他们听。有些人只要一听到你说“我能以各种方式数到 20”，就会立刻想到“一个一数，两个一数，四个一数还是五个一数”。

海利·如果让他们自己领悟，效果会更好吗？

艾瑞克森·效果会更好，因为他们正在接手并承担责任（译者注：球到了他们脚下，他们必须一路带球前行）。

海利·所以解释越少效果才会越好。

艾瑞克森·你让受试者主动参与得越多，效果就会越好。

艾瑞克森·……2，3，4，5，6，7，8，9，10，一半入睡了……11，12，13，14，15，进入3/4的睡眠了……16，17，18，19，20，深呼吸，进入深深的睡眠。睡得非常非常熟。

海利·你在说深呼吸暗示的时候，自己也做了个深呼吸。

艾瑞克森·当我说“16、17、18、19、20，现在做一个深呼吸”时，我是这么说的（演示了不同的停顿和音调的变化）（在说 19、20 时开始呼气，说到“现在做个深呼吸”时，正好把气吐干净）。

威克兰德·说到这句话的时候，你自己也需要一个深呼吸。

艾瑞克森·我增加了声音的力度。

威克兰德·当你说“入睡”时，你声音的力度是先升后降的。

艾瑞克森·你会想要学习一些东西。这种话听上去特别具体，但又是如此地宽泛。

艾瑞克森·你睡得很熟。我希望你一直睡下去，睡得越来越香，越来越深。你会想要学习一些东西。

海利·而且对于她到底想学什么东西，那一刻你的确没有什么特别的想法，对吗？

艾瑞克森·随着催眠的进展，她会找出什么是她想要学的。这句话听上去具体有所指，但其实是非常笼统宽泛的说法。

海利·的确如此。

艾瑞克森 · 你将有所学习，我希望你对此很有把握，我想让你在头脑中想清楚所有你想学习的东西。然后我希望你意识到你可以学到这些东西，而且你会学到它们的。

播放磁带。长时间停顿。

艾瑞克森 · 你可以，你会的。

威克兰德 · 你想让她意识到这一点，这意味着，当然了，绝对如此，她所要做的就是意识到这是毋庸置疑的。

艾瑞克森 · 从各方面来看，她都有责任去这么做。我给了她时间去意识到这一点。

海利 · 此时你已经抬起了她的手臂。而且我记得当你抬起她的左手时，之前她的手臂没有任何的悬浮。

艾瑞克森 · 睡得更深一些。还要睡得更深（停顿）。现在，苏，我马上会唤醒你。我想让你做一些事情。我真的希望你去做这些事情。

艾瑞克森 · 我只是轻轻推了推她的胳膊。

海利 · 的确。当你抬起她的左臂时，你把它放在一个即使她醒过来也很容易保持的位置。设定好左臂的位置后，你又把右臂抬起，抬到一个需要更多木僵状态的位置上。

艾瑞克森 · 我建立了一个她能轻松完成的木僵状态，这是一种主观上非常令人信服的体验。实际效果也的确如此。因此，另一个手臂也进入了木僵状态。

海利 · 是的。那你为什么不帮她做进一步的手臂悬浮呢?

艾瑞克森 · 日常生活中她是个相当敏捷和活跃的人。因此，当她放松时，她会很慢。需要很久才能做到。

海利 · 你刚才说最后一句“我真的希望你去做”的时候，我们想起了一个让我们都很感兴趣的问题：你是如何利用她对你的关心的。

威克兰德 · 是不是还不止这些，就像我听到你话里还有一些，一点点很微妙的意思，你其实说的是“我真的希望你去做这些事情”。

艾瑞克森 · 你很想学习一些东西，我也真的希望你能学到一些东西。我之前已经给过她一个暗示“你想要学到一些东西”。

海利 · 但这是第二个暗示吗，关于她将怎么做到这些事情？

艾瑞克森 · 背景是，她想学到一些东西。我是她的老师，所以我真的希望她做这些事情，因为作为老师我可以帮助她学习她真正想学的东西。于是，这成了一项我们彼此合作的事业。

海利 · 嗯，这是一种合作关系，但这在很大程度上利用了她对自己的关心。

艾瑞克森 · 她想让我当她的老师。

海利 · 是的，没错。

艾瑞克森 · 你可能会喜欢做这些事情。

海利 · 你为什么要说“可能”？如果你说“你可能会喜欢”而不说“你将会喜欢”，难道不会产生“你也可能不喜欢”的问题吗？

艾瑞克森 · 我刚刚告诉她“我想让你去做这些事情”。这太独断专行了。为了形成反差的效果，让我们用一个许可式的说法。“你可能会喜欢做这些事情”。这样一来，我就从专制的角色转变成了许可式的角色。

艾瑞克森 · 你醒来后，苏，我想让你告诉我，你刚才并不是真的处在催眠状态中。我想要你相信自己的话。

海利 · 你是不是假设无论如何她都会这么认为？

艾瑞克森 · 可能性很大。因此，不管她醒来后会说什么消极的话，都会变成一件正面的事情。

海利 · 你把她要说的话提前放到了一个框里面。

艾瑞克森·我希望你说得很强硬。非常强硬。你会的，不会吗?（停顿）而且不管你还需要做什么，你都会去做的，不会吗?

海利·说这句的时候，你在想什么?

艾瑞克森·不管你还需要做什么，你都会去做。

威克兰德·这在某种程度上，也是一个遗忘暗示吗?

艾瑞克森·基本上是的。

威克兰德·所以你认为她倾向于否认催眠，因此你利用她的人格特质引发了一个催眠现象。

艾瑞克森·当你醒来后，你不会相信自己曾处在催眠状态中（停顿）。对此，你十分坚定;但你会很客气地说。不过你就知道自己刚才并没有处在催眠状态中。

艾瑞克森·利用它。当我说“强硬”时，对于这个词，我的语气也是强硬的。再次的，“但你会很礼貌地说”强化了否认催眠的必要性，因为她会说得很礼貌，这让她受到了强大的压力，来自文化的压力——对人要彬彬有礼。然而，我已经成功地创造了一种情境:在这个情境中，她必须对某件事保持礼貌。她被迫要很客气。这要求她否认自己曾处在催眠中。

海利·出于社交压力，她不得不说得很有礼貌，哪怕她对于某件事非常肯定。

艾瑞克森·是的。她出于压力不得不保持礼貌。在当时那个情景下，只有一件事正在发生，所以她不得不对这件事保持礼貌，从而证实这一件事是存在的。

艾瑞克森·现在我要唤醒你，苏。我会唤醒你的（停顿）。我会从 20 倒数到 1 来唤醒你。20，19，18，17，16，15，14，13，12，11，10，9，8 7，6，5，4，3，2，1，醒来吧!苏，你觉得有点累吗（苏清了清嗓子）?你觉得我认为你是一个很好的催眠受试者的观点说对了吗。你不觉得(她摇摇头)。

苏・我当然愿意试试。

艾瑞克森・你当然想要试试。你觉得我们得试几次?

> 艾瑞克森・注意到我声音的变化,用来配合我们不妨一试的想法吗?这是个不经意的社交场景。

苏・噢,我希望不需要太久(轻轻地笑着)。

艾瑞克森・是的(加入苏的笑声),我希望不需要太久就能逮到那只苍蝇(他拿着苍蝇拍。在催眠之前,他和受试者一直在打苍蝇)。

> 海利・当她说"我希望不需要太久",也是在说"我希望我不需要否认太久"吗?
>
> 艾瑞克森・有这个可能,不过我确实利用那个苍蝇来转移了催眠与否的话题。
>
> 海利・的确如此。
>
> 艾瑞克森・于是她就和我一起去打苍蝇了。
>
> 威克兰德・你转移了话题,这让她更容易相信这件事没有发生。
>
> 艾瑞克森・说得没错。

苏・你还没逮到它吗?

艾瑞克森・没有。

苏・噢,天哪!

> 海利・你觉得她当时对催眠产生失忆了吗?
>
> 艾瑞克森・我不知道。但是我们真的聊起了苍蝇的话题,而她也真的可以加入我一起打苍蝇,我们之间至少有了些共同点。
>
> 海利・当她一起参与打苍蝇的讨论时,口气听上去很女孩子气。
>
> 艾瑞克森・我们的确可以成为二人同盟来对付那群有害的苍蝇。

> 威克兰德·是的。
>
> 艾瑞克森·其他人并不是真的赞成我们，但我们两个在滑稽地打苍蝇的过程中变得志同道合（在场的其他人对谈论的苍蝇，听不明白）。
>
> 海利·我记得你之前就为此做过铺垫。

艾瑞克森·你知道现在几点了吗？

> 威克兰德·我突然想到，你在这里问时间，之后有提醒她对时间的感受——她觉得多长时间过去了，这是一个设计吗？

苏·不晓得。

艾瑞克森·20:05。

> 艾瑞克森·是的，它是（一个设计）……其实我有很多的设计。这儿，那儿，到处都是。我知道我不可能用到所有的设计，但我肯定能用到其中的一些。如果无法预知会发生什么，最好有足够多的设计以备不时之需。我们可以给出大量的铺垫性暗示，以备后续选用。

苏·真的吗？

艾瑞克森·刚才……也许你睡着了。

苏·我不这么认为。

艾瑞克森·你肯定吗？

苏·我相当肯定。

艾瑞克森·你知道吗，有一种令人非常吃惊的说法。

苏·是什么？

艾瑞克森·对于一顿完整的晚餐，我们说："它是从汤到坚果（译者注：从汤到坚果，即含义是'从头到尾、包含一切'），不是吗？"

苏·是的。

艾瑞克森·你真的明白这句话是什么意思吗，不是吗？从汤到坚果。然后，你想想看另外一个说法，从A到Z的一切。一切都在范围里面，不是吗？而且涵盖一切。然后你现在真的理解到底什么是从A到Z了。

> **海利**·对于你说的这些，她并不是很确定？
>
> **艾瑞克森**·"理解"是一个词。我所有的话都是在告诉她做好理解的准备。这是一种注意力的转移，从汤到坚果，从A到Z，去理解。
>
> **海利**·这只是一种转移的注意力，还是一种对于某种从头到尾的概念的说法，如从汤到坚果，从A到Z，从1到20?
>
> **艾瑞克森**·没错，从汤到坚果是在告诉她朝着什么方向去理解。但她可以开始思考从汤到坚果，从A到Z的意义。理解可以让她举一反三……

艾瑞克森·那么你也就可以换一个说法。从1到20的一切。从1到20(停顿)，接着做一个深呼吸。深深地睡去(停顿)。

> **海利**·对于这句话，我有个问题。我注意到你重复了两次"从1到20的一切"。有时候你会重复一些话，有时候你随意一说，只说一次。我想知道为什么有必要重复一遍。
>
> **艾瑞克森**·嗯，我想让她进入深度催眠状态。
>
> **海利**·重复起到了这样的效果。
>
> **艾瑞克森**·对。

艾瑞克森·非常好。你真的能做到，不是吗？(停顿)你可以的，不是吗？

> **艾瑞克森**·说的时候，总是把肯定句和否定句搭配在一块儿说。"你可以……"如果他们会说"我不可以"，最好你能预见到，并做好准备。

海利・我懂了。因此，当你说“你可以”的时候，他们没法去想“但我不可以”。

艾瑞克森・我已经抢到他们前面了。我的说法里提到“他们不可以”的字眼，既然这层意思已经说出来了，他们就没有必要再说一遍，而当他们不能说出来的时候，就没法践行他们的说法了。因此，句子里的“不是吗”起到了积极的效果。“你可以的，不是吗?”你把一个否定句以肯定(肯定式的否定陈述)的语气说了出来，这能防止他们在心里会说“我不可以”。

海利・这和“你会的，不是吗?”有着异曲同工之妙?

艾瑞克森・是的。

艾瑞克森・你真的可以。你可以点点头(停顿)。这让你很惊讶，不是吗?

海利・你捕捉到她的反应了? 还是仅仅是假设?

艾瑞克森・这的确让她吃惊。

海利・你是怎么知道的?

艾瑞克森・她一直在琢磨从汤到坚果，从 A 到 Z，从 1 到 20 到底指的是什么。然后惊讶地发现，既然可以从汤到坚果，从 A 数到 Z，也可以是从 1 数到 20。

海利・于是你假定她会很惊讶，你并没有真的看到她露出惊讶的表情。

艾瑞克森・她有种顿悟的反应，从中可以合理地推断出会有惊讶的成分。我不记得我看到她脸上有任何特别的惊讶表情。

海利・我只记得自己当时在琢磨，你是看到了我没有看到的表情，还是说你只是在假设。

艾瑞克森・当你再次醒来后(长时间停顿)，苏，我会问你关于进入催眠的事情，我希望你告诉我，你第二次并没有睡着，但第一次睡着了。而且你会非常坚持，并反复重复这一点，苏，你不会吗?

威克兰德・现在通过把“没有睡着”放到第二次上，你让她认可你，随着你继续下去，对吗？

艾瑞克森・是的。首先我让她否认第一次的催眠，现在我要让她的否认落空。

威克兰德・同时间再给她一次说“没有”的机会。

艾瑞克森・为了完成对第二次催眠的否认，她不得不肯定第一次的催眠。

海利・所以你使用了双重束缚！

艾瑞克森・她还能有什么选择？

威克兰德・对于双重束缚，有人可能会这么说：“想想如果有人也这么对你，你会怎么做？”

艾瑞克森・每个试图操纵别人的人用的都是这一套手法。

海利・好吧，当你这样让她二选一的时候，她的确陷入了必须肯定其中一个，才能否认另一个的境地，确实如此。

艾瑞克森・为了否认其中一个选项，她不得不肯定另一个选项。她要通过肯定其中一项来否认另一项。

海利・这是一个经典的双重束缚。

威克兰德・为什么她会看不透这一点，也没有对此说些什么？

艾瑞克森・换句话说，她为什么不说“我哪一次都没睡着”。我们谈论的是两次不同的、单独的催眠（它们被彻底分隔开）。

艾瑞克森・没错。

艾瑞克森・现在我要唤醒你了。我会从 20 倒数到 1。20，15，10……一半醒来……5，4，2，3，4，5，6，7，8，9，10……一半睡着，9，8，7 和 6，5，4，3（轻微停顿）2，1。醒来。

威克兰德・你在那儿略做停顿，是不是为了强调你又开始从 2 往上数了？听上去，应该是在倒数到 3，在说出 2 之前，这是一个折返点。

艾瑞克森・我只是稍微放大了点音量。

海利・当你重新往上数的时候，为什么只数到 10，你想达成什么效果？

艾瑞克森・“我可以让你进入任意深度的催眠。”而且简单，轻松、舒服地进入催眠。她一会儿就能领悟为什么我会数“4，2－3，4”时，也许我说 3 是为了纠正自己，我不该跳过 3。当然，我的确不应该跳过。当我数 4，5，6 的时候，表示我总算回到正轨了，而这个数数的顺序，又和回到催眠状态关联起来了。

海利・那是很温和的反转。

艾瑞克森・渴了？

苏・是的。

艾瑞克森・苏，好可怕啊，如果你连那个玻璃水杯都拿不起来的话，不是吗？

苏・是的。

艾瑞克森・渴了！

威克兰德・是的，这一切是怎么做到的？

艾瑞克森・她醒来时急切地看了我一眼，湿润了一下嘴唇，“好可怕啊（再一次停顿后），如果你连那个玻璃水杯都拿不起来的话？”

艾瑞克森・是的。我说的是“好可怕啊，如果你连那个玻璃水杯都拿不起来的话”，我也在说“是可怕的啊”，让她去感觉到可怕。这是一个命令。

海利・你在命令她感觉到可怕。

艾瑞克森・是的。

海利・这样的说法怎么能做到阻止她去拿水杯呢？

艾瑞克森・那杯水让她感觉舒服、愉悦、一点也不可怕。但如果她拿不到那杯水，那就太可怕了。

海利・如果你说那是让人“不舒服”也是一样的效果吗。例如“如果你够不到那杯水的话，你会感觉不舒服”。

艾瑞克森・“如果你够不到那杯水的话，你会感觉不舒服”，你用的是“会”感觉不舒服。

海利・那你当时是怎么说的(他们再听了一遍录音)。

艾瑞克森・我没有说“你会”。

海利・的确没有。那么,你为什么会说“好可怕啊”呢?

艾瑞克森・因为当时她在舔嘴唇。你不要说“不舒服”,你要用一个更重一点的词。

海利・好吧,如果她已经醒了,为什么还会服从你的暗示呢?

海利・你是说,这不是个问句。你的意思是你没有给出疑问的语气?

艾瑞克森・这还是一个命令。“渴了”(命令式)。

海利・这个命令让她又重新回到催眠状态了吗?

艾瑞克森・她还能去哪里,去口渴那里吗?“渴了!”她想知道,这是一个疑问,还是一个命令,到底是什么意思?当我说出后面的话的时候,“渴了”就成了一个命令。

海利・我想弄清楚的是,当你说“醒来了”的时候,你是否把她给唤醒了?

艾瑞克森・是的。

海利・于是“渴了”又让她回到催眠状态中?

艾瑞克森・“渴了”中断了她的行为。她想知道我到底是什么意思?我是在询问还是在命令?到底是什么?

海利・那么“好可怕啊”起到什么作用?

艾瑞克森・这是一个命令。

威克兰德・讨论到这里,我们可以提一个概括性的问题:在类似这样的催眠引导过程中,你会用多少类似的技巧,又会用多少A、B、C、D、E、F、G的技巧?当我们讨论和这样分析你的一举一动时,我们可以做到仔细挑出并逐一识别出各种各样的技巧。我们会不会在过度解读,分析出你在做催眠时并非如此设想的技巧?我的意思是,你在实际做催眠时,是否有意识地在运用这些技巧,就像和我们讨论时那样清晰?

艾瑞克森・嗯,你看,我注意到她舔嘴唇的行为、她目光的方向、她大致的身体动作。我并非事先知道我是否想让她喝东西,或者我是否会暗示她去喝水，或者我会怎么做。所以我抛出了这个词，她和我其实都不知道该如何确切解读。而既然我说了这个词，我也有足够的时间对自己说“我现在就要用这个词”。但这是个平铺直叙的说法，不是一个问题。

威克兰德·虽然平铺直叙的回应，但也针对了她刚才的外在表现。

艾瑞克森·是的，但这是一个平铺直叙的说法。既不是问题也不是命令，事实上是对于她某种状态的观察，这给了我时间来决定该如何利用它。

海利·那么当你说“好可怕啊，如果你连那个玻璃水杯都拿不起来的话”的时候，她有没有进入催眠状态？她才刚从催眠状态中醒来。

艾瑞克森·她进入了催眠状态。

威克兰德·我想知道还有什么是我没有观察到的。在看录像带的时候，我有种感觉，好像她不敢拿它来测试她的极限。而当我听到“好可怕啊”这个词时，对她而言几乎就像是在说“如果我没有拿起水杯，的确糟糕，但是如果我真的很努力地想拿起它，却还没如愿，那才可怕呢”。

艾瑞克森·有这种可能。

海利·这又是一个例子。在我看过你做的催眠引导中，每一次你都挑战受试者，让他们尝试一些他们认为自己无法做到的事情。你是想在每一个催眠引导中都设计这一项任务吗？

艾瑞克森·是的。整个晚上，我都在反复地使用它。

海利·这是我唯一能想到的例子。

艾瑞克森·我们可能会看到更多的例子。

苏·我做不到（微微笑）。

艾瑞克森·什么意思？

苏·我不能。

艾瑞克森·你渴了。

苏·我总是口渴。

海利·“我总是口渴”这句话是不是代表她接受了你的暗示，同时又在否认？她同意她正在感到口渴，但她又说“我总是口渴的，不是因为你说了才口渴的”。

艾瑞克森·你刚才肯定在催眠状态。

苏·其实，不见得。

艾瑞克森·不见得吗？

苏·没有，没有，我想你最好试试催眠你的妻子或F。

艾瑞克森·好的。

苏·我真的这么认为。因为也许我会通过观察他们而表现更好。

苏·我想我做不到（停顿）。

艾瑞克森·什么？

苏·我认为我办不到。

威克兰德·让她自己去体验，成为她自己的经验。

海利·但她也部分否认口渴，因为是你说她口渴的。

艾瑞克森·她把这些都归到自己身上。

艾瑞克森·你刚才一定是在催眠状态中。在我看来，你的行为就像你接受了某个催眠后暗示。有可能是有一次你在催眠状态中。尤其是……

苏·嗯（打断），我想我第一次催眠（清了清嗓子）的程度更深。

威克兰德·她是不是又在某种程度上妥协了一下，通过接受你的暗示来否认其中一次催眠，她没有说“是”和“不是”，而是说“嗯，更深”。

艾瑞克森·当我在问她是否受到催眠后暗示的影响时，其实我在问：“你现在还在催眠中吗？”

海利・嗯，一开始她说你最好给别人做催眠，然后你说“你能拿起那杯水吗？”她不能——那一刻她又回到催眠状态中了吗？还是她一直在催眠状态中？

艾瑞克森・她在催眠状态中时进时出，摇摆不定。她一直在等着我给她某个暗示的线索，让她状态稳定下来。

海利・我经常看到类似的情况，当有人在催眠中觉得自己很清醒时，你问他是否能去拿起一杯水。他发现他做不到，于是他觉得自己可能仍然处在催眠中。但我从来没见过你对清醒状态下的人这么做过。你提议她是否受到了某个催眠后暗示的影响，是不是让她对催眠与否产生了自我怀疑？即自己是否接受了催眠，而完全没有意识到？

艾瑞克森・顺便问一下，你是在什么时候听到关于这杯水的催眠后暗示的？

艾瑞克森・我让她对自己的意识状态产生极大的不确定。如果她不确定自己的意识状态，那么她就可以依赖我来替她澄清。

威克兰德・在我看来，只要她不确定，她就必须依靠你来澄清。

苏・我什么都不记得了。

艾瑞克森・是的，她必须依靠我。因此，她必须接受我给的暗示。

艾瑞克森・你不记得了(停顿)。你第一次催眠进入得更深吗？我记得，你告诉我说第一次你没有进入催眠状态。

苏・嗯(停顿)，没有达到 L 的程度(L 是个很好的催眠对象，苏见过 L 处在催眠状态中的样子)。

艾瑞克森・是吗？

艾瑞克森·还有件事，你们常常会忽略的，那就是在将受试者导入催眠状态时，你会说“我想让你睡得更深，还要更深”，停顿，“再深些”，停顿，稍后在随意的交谈中，我会问“你的衣服是浅（停顿）色的吗”。停顿本身就可以构成一种暗示的线索。

威克兰德·如果你想的话，你会利用不确定的语气吗？

艾瑞克森·也许最近这次你并没有进入催眠状态。

苏·我想说“是的”。

艾瑞克森·你真的这样想吗？你真的很想喝杯水，不是吗？拿起杯子就好了，不是吗？

艾瑞克森·哦，是的。而且你还可以经常用焦虑的语气来达到一定的效果。

海利·用我们的话来说，停顿本身就成了一个信息。

艾瑞克森·之前那些停顿的效果让她从停顿中解读出某个信息。我那些不说话的停顿让她形成（训练）了条件反射。

海利·你为什么向她指出，她之前说过她第一次并没有进入催眠状态？

艾瑞克森·通过迫使她承认这一点，我可以引导她的注意力。先让她同意这个说法，然后才让她同意催眠这件事。我在做这一切的时候，态度会毫不迟疑。

海利·毫不迟疑地指出她话语中的矛盾之处？

艾瑞克森·没错。

海利·而她对于指出你话里的矛盾之处却有点犹豫。

艾瑞克森·因为我是有把握（安全）的那个人，因此她最好跟着我走。

威克兰德·这也可能意味着不仅仅要你指出了她的矛盾之处在起作用，也有可能完全相反的也能起作用。我的意思是，你可以不指出任何一个情况再留意一下，从中得到类似的结果。也就是说，你可以自己说一些自相矛盾的话，然后继续下去。

艾瑞克森·我想不出催眠有什么特别具体的例子，但是有个训练军队的例子。一支训练中的部队被困在沼泽地里，其中的一名军官失去了理智，士兵们看着也都不知所措，这时有个新兵说“伙计们，往这儿走”，并信心满满地出发了。这名军官的恐慌情绪就此平息。因为他感觉到了安全。在战争中，这种情况经常发生。在某些战况中，突然有人就变得态度坚决，并让人觉得安全。

海利·这就是为什么你曾经说过，如果你能让催眠师的声音中带着焦虑，就会让正在参加舞台催眠的受试者感到不安，对吗？

艾瑞克森·是的。

海利·催眠师的声音中不带焦虑是很重要的。

艾瑞克森·没错。在研讨会的催眠练习环节中，催眠师自己声音里的焦虑会被受试者和其他参与者捕捉到。一遍又一遍，这些受试者会反馈说，我眼看就要进入非常舒服的催眠状态了，直到你的语调开始变得不确定……

艾瑞克森·拿起杯子很好啊，不是吗（长时间停顿）？不是吗（停顿）？就用手。看看它能做什么。你的手伸过去，就要碰到玻璃杯了。看着它。向左边移动一点（停顿）。正在向玻璃杯移动吗？

威克兰德·你现在给了她一些美好的体验。

海利·那么，所有这一切都是在等你允许她伸手去拿玻璃杯吗？

艾瑞克森·去启动她的动作（移动）。

海利·她正等着你去启动她的动作（移动）。

艾瑞克森·且等她……

海利·噢，等她去启动移动，并且你允许她这么做？

艾瑞克森·是的。

苏·一点点。

海利·因为一旦你问她的手是不是正在朝着玻璃水杯移动，她就做这个动作，然后伸手去拿玻璃杯。

艾瑞克森·看着你的手，你的手正在移动。为了喝一小口水，你做得那么辛苦？你不觉得你最好再喝一口吗？

艾瑞克森·你看，她喝了一小口，因为她渴了。但是她只喝了那么一小口。于是我让她再喝一口。我真的很慷慨，不是吗？因为允许她再多喝一口水，我在她眼里就显得非常慷慨。

海利·你是怎么设定这个情境的！在这种情况下，喝一小口水，居然蕴含了显得你慷慨大方的意义。

威克兰德·因为很可能她一口也喝不到。这一切都发生在前 20 分钟里面。

海利·是的（长时间的沉默，这期间，艾瑞克森在苏面前伸出手，慢慢地把五个手指合拢成一个拳头；然后伸张手指再握拳，一共做了四次。苏聚精会神地看着）。

艾瑞克森·现在你开始知道你可以睡得像 L 一样了，不是吗？你开始知道了（沉默和长时间的停顿）。并且你可以闭上眼睛，做个深呼吸，进入真正的深度睡眠状态。深呼吸，然后进入深度睡眠状态。就是这样。深深地睡去（停顿）。我要和其他人聊一下，但你还是继续睡。并且我希望你觉得这个事实很有趣，你也能看到我的手（对其他人说）。这回答了你们关于思想交流的问题，不是吗？

海利·你当时是否跟她说了，当你转身和其他人说话时，她能看到你的手？那一刻她不是闭着眼睛吗？

艾瑞克森·她可以继续看到我的手，无论她的眼睛是睁着还是闭着。

海利·那是当时迈向幻觉的第一步。

艾瑞克森・沉沉地睡着(停顿),苏。而且这次当你醒来时,我想让你回忆一下最近这次你是如何入睡的,并试着向大家解释一下。20,19,18,17,16,15,14,13,12,11,10,9,8 7,6,5,4,3,2,1,醒来。

艾瑞克森・我给她一个催眠后暗示,她要向大家解释她是如何入睡的,是什么导致她入睡的。尽管她肯定可以解释这一点,但她其实也非常彻底地承认了自己曾处于催眠状态的事实。她证实了这一点,她确认了这一点,她让这成为一个可以公开解释的事情,她做出了一个完全肯定的声明,并解释给一个对此感兴趣的团体、一个值得尊敬的团体听,从而确认了她自己的体验。

海利・当你向她提出这个问题,即她是怎么进入催眠状态的时候? 你开始倒数 20,19……你这是在给她一个线索吗?

艾瑞克森・这是一种唤醒的信号。

海利・我懂,但你提出这个问题后,那么快地就开始从 20 倒数,就好像这两者是有关联的。

艾瑞克森・我这是在把这两者分开。

威克兰德・是不是可以这样看,你给了她一个催眠后暗示,然后你和你的团队一起帮助她去执行该暗示,因为这个暗示涉及你可能会在唤醒她后马上谈论的事情? 在我看来,这是一种或多或少可以让她在浅度催眠状态下执行的暗示。因为它听起来不太像是一个暗示。也就是说,它感觉并非节外生枝的一件事,而是自然而然地融入到之后将进行的讨论之中。

艾瑞克森・即使受试者处在浅度催眠状态中,你也可以让他们解释催眠的程度有多浅。然而,这样一来,他们也就在确认他们进入过催眠状态。

海利・当你给她催眠后暗示,为了在她醒来后立即讨论这个问题时,她必须回到催眠状态下,或者仍然处于催眠状态,不是吗? 我是说,你并没有真正唤醒她。

艾瑞克森・我并没有完全唤醒她。

艾瑞克森·苏,你上次是怎么睡着的?

苏·就看着你的手。

艾瑞克森·她给出的全部解释都是有益的。她的确注视了我的手,看着它的动作——这是她有意识的反应。她没有意识到自己不知不觉地数到了20。这是一个显而易见的区分。无意识在数数,意识注视着手,观察着手的动作。这是她有意识的反应。

艾瑞克森·我的手做了什么?

苏·就像这样(松手然后握住)。

艾瑞克森·那你做了什么?

苏·就这样(闭上眼睛)。

海利·你知道为什么她似乎有种屏蔽机制,不让自己意识到自己数过数字?

艾瑞克森·这对你意味着什么?

苏·双手紧握(停顿)。

艾瑞克森·什么?

苏·运动,肌肉的弯曲。我就只是看着它们。

艾瑞克森·因为数数字属于催眠状态。正如你给出一个催眠后暗示:"每当我把一个香烟盒放在另一盒上面时,你都会进入催眠状态。"然后你说"现在这远不止这些"(你把桌子上的各种物品重新规整了一下,然后把一包香烟放在另一包上面)。当你稍后让受试者说说你做了什么时,受试者会说,"你拿起你的病例记录并把它们整理好,你竖起了你的记事本,你还挪动了台历,我一直在看着你做这些。"这是他们没有完全看到的事情(把一包香烟放在另一包上面)。他们可能会说,"你开始伸手去拿你装香烟的包,首先你做了这个，然后又做了那个。”这（包香烟）是另一回事，它属于无意识。

威克兰德·嗯，这么说对吗？催眠引导的过程真相，也就是说，当你让患者对催眠产生全面的失忆时，失忆是从催眠引导真正开始的那个时点开始的，不是吗？这就好像催眠引导过程属于受试者完全遗忘的催眠状态的一部分。

艾瑞克森·是的。“我坐到椅子上，你让我把手放在腿上，从那儿到现在半小时过去了”这是一个典型的例子。

海利·另一件让我困惑的事情是，她说这些话是因为这是一个催眠后暗示，因此她不可能通过再次进入催眠状态来执行催眠后暗示。何况，她给出的是自己意识到的描述，没有提到数数。所以，即使在催眠状态中，她也不知道自己执行的原因。

艾瑞克森·是的，但你看，我没有给她任何一个数字。

海利·你没有吗？

艾瑞克森·我没有，这是她自己的揣测。我一个数字也没有给过她。她自己明白过来的。

海利·她明白过来了，但她并不知道她明白过来了。

艾瑞克森·没错。我没有给过她任何一个数字。她只看到我在伸缩我的五指。

海利·你没有问她你做了什么让她进入催眠状态，你问她为什么想要睡觉。

艾瑞克森·是的。

海利·而且她没有回答说我理解是通过数到 20。

艾瑞克森·她没有回答，因为一旦她明白过来是从 1 到 20（这是一个瞬间的顿悟），一切都完成了。

海利·而且那是催眠状态的一部分。她是不是对整个催眠过程都遗忘了？

艾瑞克森·除了她真的不知道自己曾处于催眠状态。

威克兰德・这真是一件奇事。她不知道自己曾处于催眠状态,她对催眠状态失忆了,但她正试图解释是什么让她处于催眠状态。

艾瑞克森・是的,这是不同层面的,受到局限的意识。

威克兰德・这就越来越复杂。

海利・的确如此。

苏・大家都看到了吗(灯光短暂变暗了)?

艾瑞克森・是的,但是你在想什么呢? 你为什么会睡觉?

苏・停顿,清嗓子。

艾瑞克森・他们都冻坏了。

苏・什么?

艾瑞克森・他们都冻坏了。

苏・谁? 哦,是比尔(主持人)!

海利・你为什么要那样做?

艾瑞克森・这是回答她的问题,不是吗?

威克兰德・是的,你没有马上说,只是当你再次问她为什么睡觉之后才说的。

艾瑞克森・是的,我让她开始思考她为什么睡着了。然后我提供了一个与此无关的观察结果——他们都冻坏了。

海利・她说"哦,是比尔!"你为什么这么做?

艾瑞克森・让你们比较一下——她在思考自己为什么睡觉时表现出来的说话方式和语调,以及我用同样的语调表述"冻坏了"的观察结果,从而要求受试者展现正常的清醒行为,而她的声音非常优美地展示了清醒行为。

海利・的确如此。

威克兰德・还有一件事。与此同时,你也成了解决灯光闪烁问题的人。

艾瑞克森・哦,是的。

海利・你还解决了接下来要讨论的问题。

苏・哦,那就是灯光。我懂了。

艾瑞克森・当你看着我的手的时候(停顿),还在想什么?

苏・嗯,对我来说,像这样的东西(拳头),总是意味着力量。我没法儿立马告诉你发生了什么……

海利・她说这话的时候,你注意到她丈夫给 F 先生点烟了吗? 那一刻你正在给她点烟,于是他(她丈夫)站起来,穿过房间,给 F 先生点了烟。

艾瑞克森・没错,我注意到了。

海利・你是瞄准了她呼吸的时机来点烟的吗?

艾瑞克森・我不记得了。我可能已经习惯成自然了(译者注:早年艾瑞克森利用呼吸引导正在上课的老师并使其犯困)。

艾瑞克森・还有别的吗?

苏・呼吸。

艾瑞克森・是的。

苏・你身体呼吸的方式,我能感觉到自己在像你一样呼吸。

艾瑞克森・现在假如你让你的无意识给我一个答案,那么,为什么……

苏・眼睛正在闭上。

艾瑞克森・睡吧(停顿)。

苏・因为你想让我这么做(睡觉)。

艾瑞克森・你上次睡着是什么时候?

海利・我不知道这是不是一个真实的答案,"因为你想让我这么做(睡着)"。

艾瑞克森・没错。那我是怎么做到让她觉得我想让她这么做的? 当我从 1 数到 20,这就是我想让她睡觉的证明"因为你想让我这么做(睡觉)"。

苏 · 就在刚才。

艾瑞克森 · 没错。

海利 · 当你要移动你的手时，你所做的是非常专注地看着她，然后你才移动了你的手。我的意思是，你看着她的方式，也是一种“我想让你去睡觉”声明，和移动你的手一样。

艾瑞克森 · 看着她意味着，“请注意”（展示手从他脸前伸到椅子扶手上，然后弯曲）。“请注意”。

海利 · 嗯，你真正想要她注意的唯一原因就是让她进入催眠状态，不是吗？

艾瑞克森 · 是的，我也可以通过问一些问题来引起她的注意。

艾瑞克森 · 苏，当你睡着时，我对你说了什么（长时间停顿）？你现在并不是真的醒着，是吗？

苏 · 我不这么认为。

艾瑞克森 · 你不这么认为。你真的不这么认为，是吗？你真的不认为自己醒着的。如果你不认为自己醒着，那你就是在睡觉的那一刻已经开始想了。你正在开始想的同时又知道自己正在睡着？当你的眼睛闭上的时候，你会发现，它们会越来越难张开……（停顿）越来越（难张开）……。（停顿）越来越（难张开）……对，就是这样。而且你正睡得又深又沉。非常好，就是这样，非常好。而且你还可以在睡觉的时候抽烟，苏。你想抽一支吗？那我去给你拿支烟（长时间停顿）。现在，苏，我要再次唤醒你。我会告诉你什么时候入睡的，苏，但你不会意识到。我会告诉你什么时候该睡觉了，然而你是不会懂的。但你是会入睡的。

威克兰德 · 让我印象深刻的是，当你说“你正在开始思考……”时，时间已经过去太长了，鉴于你之前已经试过 2～3 次类似的演练，“开始”这个词对我来说就显得特别突兀，我想知道这么说是否有什么特殊意义。

艾瑞克森・没有什么特别意义，就只是重复而已。一个好的技术可以反复拿来使用。我可以通过数数让她入睡。我也可以告诉她去睡觉。我们可能要重新放一遍录音，你们才能领悟我对苏说的话。“我会告诉你什么时候入睡，但*你*是不会*知道*（*懂*）的。”

（译者注：你和懂是斜体，这里表示在表达上语气有突出，以让受试对两个词予以关注，这两个词合起来是你懂的）

海利・“不”的另一种含义，是你不会拒绝？

艾瑞克森・不是。

海利・听起来是这样的。

艾瑞克森・“但你不会意识到的。”这是一句双重陈述。意思是你意识不到我是在什么时候告诉你这些的，你就是知道不了。另一层意思是：当我告诉你去睡觉时，你也是会“意识到的”。

威克兰德・将这句话区分在两个层面上。

艾瑞克森・区分在两个层面上。“你不会知道你不知道。”意思是，你不知道我是在什么时候告诉你，去睡觉的，而当我告诉你去睡的时候，你又是知道（懂）的。再放一遍录音。

录音带重放了一遍。

海利・对我来说很难分辨出两者的区别。

艾瑞克森・他们（指代受试者、来访者或患者）比你敏锐多了。

录音带重放了一遍。

艾瑞克森・你是不会——知道（懂）的。

海利・嗯，这两次重复是相同的，还是不同的。

艾瑞克森・基本相同。

海利・哦，我只是试图找出区别。

艾瑞克森・两句话是一样的。说“不会”时语调有轻微向下，其中说“知道（懂）的”时语调略微上升。

海利・是的，我现在明白了。

艾瑞克森・并且你会想要（入睡的）（停顿），不是吗，当我告诉你去睡的时候，即使你不知道，你会入睡的，不是吗？当我告诉你去睡的时候，即使你不知道。

海利・为什么你会说这一系列的话，在“你不知道”后面跟着说“你会的”，然后你说“你会入睡的，不是吗”？意思是，“你会知道的，不是吗？”

艾瑞克森・是的。从 20 到 17 是 3，再往下数 4 是 13，再往下多数 3 是 10。

海利・那是你接下去要说的吗？

艾瑞克森・我想把加法放进来。因为在那之后我要开始往上加了。

录音带重放了一遍。

艾瑞克森・你开始意识到你可以像 L 一样睡着，你可以的。并且你越来越了解这一点，不是吗？（停顿）从 20 到 17 是 3，再往下数 4 是 13，再往下多数 3 是 10——你在一半清醒之中。接着 9，8，7，6 和 5，4，3，2，1。醒来。刚才手忙脚乱地，你把香烟弄丢了。你想抽一支吗？C 夫人，这是 F 医生和 F 夫人。

苏・你们好啊，我的手好冷。这只手。它很冷。

艾瑞克森・你想抽一支吗？

苏・是的。

艾瑞克森・告诉我，苏，你刚才在催眠状态中吗？

苏・我想是的。

威克兰德・这正是你将香烟从她那儿拿走的那只手。她说的是这只手。这很奇怪。我想知道这两件事是否有联系。

艾瑞克森・我认为这只是她的主观评论。

威克兰德 · 这让我震惊，因为你在拿走香烟时，更多地说道“你想抽烟吗”，最后她很小声地说“不”，然后你拿走了香烟。现在你又问她要不要来一支，所以我想知道这是否有关联。

艾瑞克森 · 我一点也没有注意到这些。

艾瑞克森 · 你是这么认为的。

苏 · 是的。

艾瑞克森 · 你现在醒了吗？

苏 · 我想是的。我不确定。

艾瑞克森 · 你看，海利先生和威克兰德把一切都录下来了。他们希望在这之后进行讨论。他们可能会把录音用到他们的研究项目中。

苏 · 没问题。

艾瑞克森 · 我们真的要让他们着迷吗？

苏 · （低声）是的。

艾瑞克森 · 我有 8 个孩子。

苏 · 我知道。我觉得太棒了。

艾瑞克森 · 还有人生了一打（停顿）。那么你现在知道了，不是吗？

海利 · 这就是你刚才想把加法放进来的原因！

艾瑞克森 · 没错。看看我提前多久就已经计划好。

威克兰德 · 远远领先于我。

艾瑞克森 · 我不知道怎么把一打的念头放到催眠引导语里。但我打算用加法来算数字。“再多数 3 就是 10”我在这儿用了加法的概念，而且我在等待一个机会。所以先替加法打好基础，首先我用了明显的减法，然后用“再多数 3 就是 10”。这是加法还是减法？但加法的问题必然会出现。

海利 · 如果你之前没有为加法打好基础，你觉得她会对加 8 加 12 有反应吗？

艾瑞克森·嗯,当我从 20 减 3 得出 17 时,我知道我一会儿要用到加法。当我从 17 中拿走 4,我意识到我必须在某个地方做加法,我可以用闲谈的方式来添加素材,这样才能最后加到 20? 我的第一句闲聊说的是我有几个孩子。那么我该怎么说出 12 呢? 我应该用"一打"来表示吗? 我在最后一刻想,如果我用"一打",那就是"1,2"她必须把"一打"转换成 12,然后 8 加 12 等于 20。所以我用了更能调动她参与的"一打"的说法。

海利·好吧,如果你在早些数数的时候没有用到加法的概念,你认为她会在 8 加 12 的基础上进入催眠状态吗?

艾瑞克森·她也许不会。所以我想确保这一点(她会)。我还想向你们展示如何植入暗示。

海利·你展示得很清楚。你为什么不早点向她提及录音和研究的事,有没有什么特别的原因吗?

艾瑞克森·她一直在催眠状态里,太早提到她被用于研究可能会吓到她。催眠对她而言,仍然是一个悬而未决的问题。在她好几次进入催眠状态后,我可以放心地提起这件事,因为她已经被录音了,她也将被用于研究。但如果一开始就提这件事,就会是一个威胁,现在这是一个既成事实,她将被用于研究,而且研究显然是在继续着。因此,这意味着她的表现是合格的。

海利·你利用这些(原本)会令她奇怪的既成事实,把它们转变为有利的情况。

艾瑞克森·这很好。闭上眼睛,进入睡眠,12 加 8 等于 20,不是吗? 这不很好吗?

海利·所以你说"再多数 3 就是 10"。你没有在说到 10 的时候以疑问的语气升高音调。

威克兰德·有一点,我觉得。

录音带重放了一遍。

艾瑞克森・3 和 20 是 17，从 17 开始往下 4 就是 13，再多数 3 就是 10，你在半梦之间。在等你醒来后，苏，我想把你引荐给一些人。你以前没见过他们。你真的没有见过他们。

艾瑞克森・在唤醒她的过程中，再多数 3 从字面上来看又是加法。然而，我用这个说法表达的是减法。在唤醒她的时候，我说了"半梦之间"，因为我想把加法的概念放进来。我没有说半醒，而是说了半梦，在过了很长时间后，我又可以用 8 加 12 等于 20 了。

海利・你为什么说"你真的没有见过他们"？

艾瑞克森・我想要让她产生遗忘。我这样说是想起到转换记忆的效果，她意识层面的记忆是见过这些人的，现在转化为一种可能属于催眠幻觉的体验。而且这也改变了它的身份。于是，它可以被简化为一次催眠体验和一次失忆体验。

艾瑞克森・你会很高兴见到他们。我现在就告诉你他们的名字，但你会忘记他们的名字，直到你醒来。然后当我告诉你的时候，你就会想起来他们是 F 博士和夫人。

海利・你说"你真的没有见过他们"的意思可能是你说的话与某种幻觉有关，你是这个意思吗？

艾瑞克森・或者说，整个催眠引导的过程都是一种属于催眠的幻觉体验，因此也是一种失忆体验。

海利・她醒来后问了好几次他们的名字，不是吗？

艾瑞克森・至少一次。

海利・（她）想弄清楚。你在这里说，"你会忘记他们的名字，直到你醒来，然后你就会想起来。"她是不是在忙着确保自己能记住他们？

艾瑞克森・没错。

威克兰德・等一下，你为什么要告诉她这些名字，然后又告诉她把它们忘了？这是为了（让她）将有些事带回催眠状态之中，以便她能摆脱(忘记)它?

艾瑞克森·是的。

海利·你把这次催眠体验变成了一件孤立的事情。

艾瑞克森·现在我将要叫醒你。20,15,10,5,4,3,2,1,醒来。我想你刚才……又睡了。

苏·是的。

艾瑞克森·苍蝇又来了。

苏·是的。

艾瑞克森·苍蝇又飞回来了。

苏·哦,你说苍蝇。

艾瑞克森·哦,苏,这里有几个陌生人,F 博士和夫人。

F 医生·你好?

苏·你好?你叫什么名字?

艾瑞克森·F。

苏·F……

艾瑞克森·F。

艾瑞克森·目的是强化特定现象。

海利·你没有说“20,15,10,5,1”,如果这么说对唤醒(过程)来说是不是跳得太快了?

艾瑞克森·也许她醒得没那么快。我得给她点时间赶上进度。

威克兰德·在这里,你通过说“几个陌生人”来强化你之前的暗示。

艾瑞克森·是的,也就是说,在清醒时,尽可能让情境符合逻辑和真实可靠。

海利·他们曾经是陌生人。

艾瑞克森·如果她以前没见过他们,我最好统一说法——几个陌生人。我最好一直保持同一个说法。因此,我树立了一致性的榜样。

海利·如果你树立了一致性的榜样,她会以此为模式。

艾瑞克森 · 我想通过保持一致性让我的受试者们感到舒适和安全。我要让我的说法显得合乎逻辑和真实可靠。

威克兰德 · 嗯，当要扭转她的认知时，你说得直截了当："你还没见过他们。"

艾瑞克森 · "你真的没有。""你真的没有"是什么意思呢？一种非常特别的意义。

海利 · 特别在哪里？

艾瑞克森 · 你不算真的吃过夜宵，直到你吃到我准备的夜宵才算。你真的没有。

海利 · 你又在"真的"这个词上做文章了。

艾瑞克森 · 是的。

海利 · 整句话中，奥妙的就是这个词。它可以是字面意义，也可以是隐喻，或者介乎两者之间。

艾瑞克森 · 谁在这里睡觉？

苏 · 我要回去了。

艾瑞克森 · 你睡了几次？多少说个数字。

苏 · 4次。

艾瑞克森 · 不错啊（停顿）。

苏 · 这不是我的意思（大笑起来）。我脱口而出的。

两人都笑了。

艾瑞克森 · 这不是你的意思，但又是你说的。

苏 · 我不知道。

艾瑞克森 · 你想改答案吗？

苏 · 嗯。

艾瑞克森 · 试试看，说一个数字。

苏 · 嗯。

艾瑞克森 · 如果说不出个数字来，你能重复刚才的答案吗？

苏 · 4次。

艾瑞克森·让我们数一数。

苏·数到多少啊?

艾瑞克森·随便数!

苏·1,2,哦,不!(显然感觉自己正在进入催眠状态)。

艾瑞克森·怎么了?

苏·没什么。

艾瑞克森·继续数。

海利·你这么说的时候她为什么停下来?我有点想不起来了。

艾瑞克森·继续数数。我让她给我任何数字,数一数——“1,2,哦不!”她突然意识到自己在往20的方向数。

威克兰德·是的,她觉得自己又要入睡了。

艾瑞克森·当你想要向受试者证明某件事,并且真的证明给她看时,试着让他们自己从内心找到证据。让证据以一种最意想不到的方式出现在他们心里。

威克兰德·这样就很不一样了。我在一个阻抗很强的受试者身上试过一次。我让他把手举起来。这并不出人意料,但这将是他来自内心的证明。

艾瑞克森·是的。

威克兰德·他非常不情愿地把手抬起来。他不想知道真相,因此他不想告诉自己的手(抬起来)。

海利·当她说“数到多少”那时候她显然还没想到这一点?

苏·1,2,3,4,5,6,7,8,9,10,11,12,13,14,15,16(数数的声音变得越来越慢,最后听不清了。停顿)。

艾瑞克森·是的,她还没有想到,“哦,随便数。”“1,2,哦不。”

艾瑞克森・苏，那一次你真的说服了自己，没有吗？苏，你真的这么做了，不是吗？现在你知道了，不是吗？现在你知道了。而且你真的知道，不是吗？

海利・我现在想起来了。她在数到17就不再明显数数了，你一直等着，按照她的这个速度数到20时，然后做了一个深呼吸，不是吗？

艾瑞克森・是的。“你真的知道，不是吗？”她到底真的知道什么？在那个特定的片刻里，我没有提到任何具体的事情。但我告诉她——她知道。它涵盖了我之前所说的一切。把所有的话都囊括在里面、无所不含。她知道的。为了搜索一些具体的事情，她必须审视整个催眠的情境。

艾瑞克森・现在，苏，我想让你有一种感觉，一种非常非常强烈的感觉，在你醒来后，你感觉自己已经睡了很长很长时间。至少睡了2小时。我想让你感觉你已经睡了整整2小时。非常平静，非常舒适，你是不会相信你的手表的。并且你不会相信的，对吗？（停顿）。因为你醒来后……

威克兰德・我注意到：你说所有的词的时候都把声音拉长了。

艾瑞克森・“并且你是不会相信你的手表的。”“并且你不会相信的，对吗？”第一句（坚定地说）“而且你是不会相信你的手表的。”第二句（柔和地说）“并且你不会相信的，对吗？”这就是暗示：“你不会相信的，对吗？”非常直白地把她拽过来加入我的行列。

海利・是的，第二句成了对（上一句）暗示的评论。

艾瑞克森・一个评论。一个共享的评论。

威克兰德・我不太确定我明白了那点。第一句是“你是不会相信你的手表的”，那么下一句起到什么作用呢？

艾瑞克森・“你是不会相信你的手表的。你不会相信，对吗？”你看，第二句是对暗示进行评论，当你在听我说这个评论时，对于这个评论，你是和我站在一起的。当你评论某个暗示时，这意味着这个暗示说的是真的；不然你没办法发表评论。

威克兰德·我们最好思考一下这个点，关于评论的作用。如果没有评论，也许暗示说的就不是真的。

海利·就我们而言，这又是一种元沟通，即关于沟通的沟通。

艾瑞克森·通过评论来验证暗示的有效性。“你不会的，对吗?”“你是不会相信你的手表的。你不会相信的，对吗?”

海利·说“你不会的，会吗?”和说“你可以，你不可以吗”是一样的说法，因此如果她脑子里想的是“我可以的”，那你也已经说过了?

艾瑞克森·是的。

海利·再说一遍同样的台词。这是个不错的主意。

艾瑞克森·你内心的感觉会告诉你，你已经睡了2小时了。你会感到休息良好，感觉精力充沛，神清气爽。现在放轻松，2小时过去了……

威克兰德·你提到她内心的感觉会告诉她：她休息良好，精神振奋，因为她已经睡了2小时。于是，这就让她对手表产生了怀疑，因为有什么比一个人的真实感受更加让她确定呢?

艾瑞克森·一个人的真实感受。

海利·她不仅不相信自己的手表，她还会不相信房间里的每一块手表。

艾瑞克森·她有她自己的感觉。

威克兰德·她有她自己的感觉，而且无论如何，你已经验证了她的某种感受。她觉得这是漫长的2小时，她感到神清气爽，就像她睡过2小时一样。这些说法是互相支持的。

艾瑞克森·你真的感觉精力充沛，神清气爽……20，19，18，17，16，15，14，13，12，11，10，9，8，7，6，5，4，3，2，1，醒来，完全清醒过来。

海利·你在这次数数时，有没有刻意地迟缓?

艾瑞克森·你不可能永远是一个调调。你不可能总是以同一个节奏从20倒数到1，或从1数到20。你的语音里总该有些迟疑和着重。

在这个特殊的场合下，我加入了一些语音的变化，并没有什么特殊的目的，除非我要演示单眼反应，我就会加入各种各样的变化。她会感到我有些含糊不清，而其他人都不存在。

只是为了展示无论何时我（都）能使用（这些）变化。我就一只眼睛——模糊的我，不在场的其他人。

威克兰德 · 我想知道这是否在另一种意义上，与数 1 的重要性有关。如果她数了“1”，那很好，但如果她实际数了“2”——她会进入催眠状态吗?

艾瑞克森 · 不会，因为在其他情况下你会得到单眼反应。

艾瑞克森 · 还发生了什么?

苏 · 没有。

艾瑞克森 · （停顿）你第一次数数或开始数数时发生了什么?

苏 · 数过两次吗? 我怎么记得只数过一次呢。

艾瑞克森 · 你是不是开始数数后，又拒绝数数?

苏 · 是的。

艾瑞克森 · 你的解释是?

苏 · 我很害怕。

艾瑞克森 · 你害怕什么?

苏 · 一种很古怪的感觉。

艾瑞克森 · 你是怎么产生这种感觉的?

苏 · 我不知道。

艾瑞克森 · 那到底是种什么样的感受?

苏 · 正在下沉。

艾瑞克森 · 说详细点。

苏 · 昏沉。

艾瑞克森 · 还有别的吗?

苏 · 感觉很舒服。

海利・这是一种充满矛盾的描述，不是吗？下沉，昏沉，害怕，但又很舒服。

艾瑞克森・那么，你注意到她的用词了吗？

海利・我想我注意到了。怎么说？

艾瑞克森・如果人们想描述一下催眠中部分的意识觉察，该怎么说？我想知道"昏沉"这个词她指的是什么？

海利・嗯，她没有用错"害怕"这个词。

艾瑞克森・这是文不对题——"舒服-害怕"，"舒服的"——完全矛盾。

威克兰德・所以海利(简・海利)提出这个问题的原因是……

海利・害怕、下沉、昏沉，但很舒服。你不认为她可以既害怕催眠，同时又觉得催眠很舒服吗？

艾瑞克森・我觉得，是的，她可以，但我有点不理解昏沉、害怕和舒服。

海利・还有下沉。

艾瑞克森・还有下沉。她是下沉到一张宜人和柔软的床垫上了吗？我的一个患者总是把催眠形容为沉入到一片美好、柔软、令人愉悦的云朵里，云朵漂浮得如此轻柔。他们中的很多人都有这种感觉，以一种非常愉快的方式下沉。

海利・如果这真是令人愉快的，她就不会那样，数到 2 就停下来了，对吗？她停了下来，吓了一跳，非常害怕。

艾瑞克森・吓了一跳？非常害怕？"哦，不！"(她是轻轻地说的)。

海利・你认为这是一种愉悦的"哦，不！"？

艾瑞克森・这是一种大吃一惊的态度(一种认识的态度，而不是害怕的表现)。

艾瑞克森・是的。大吃一惊。

海利・我只是想知道她是不是在说她对催眠的感受，她害怕催眠，同时渐渐陷入了昏沉，但她又怕让你生气，所以她说"但这很舒服"。

艾瑞克森・我不这么认为。我只是好奇她的用词。

艾瑞克森・现在想上咖啡吗？

苏・我想是时候了。电影好看吗(她正对着一个看电视的人讲话)?

苏・这么晚了?

艾瑞克森・看一下你的手表。

苏・太神奇了!(笑声)表不走了!

艾瑞克森・你相信自己的表吗?

苏・我想,这表今天停过三次(笑声)。不对,表在走的。除非它在刚才那段时间里没有走。你的表几点?

观众中有人回答:20:30。

苏・其他人有手表吗?

另一位观众回答:20:30。

苏・20:30?

艾瑞克森・真不敢相信这些手表。

苏・都让人不太信得过(笑声)。

艾瑞克森・你认为现在几点?

苏・哦,大约21:30,22:00的样子。

艾瑞克森・那今晚到底发生了什么?

苏・也许你刚才有段时间在和别人说话(大笑)。不过我可不想错过。

艾瑞克森・(笑)。

苏・别这样对我!

艾瑞克森・你知道吗,我现在觉得你会是一个很好的催眠受试者!

苏・这是我最想要的……

威克兰德・你说"我现在觉得你会是一个很好的催眠受试者",意思是,既然她已经做到进入催眠状态了,那么你的重点其实是让她能做得更多。

艾瑞克森・是的。

威克兰德・而之前,当你让她开始进入催眠状态时,你充分引发她所做的一切。

艾瑞克森・是的,但不仅如此。某人玩得开心极了。然后你对他说,"我现在觉得我们还可以更开心些。”这句话证实到目前为止一切都很棒，并允诺将来会更值得期盼。

苏·我想看看L小姐看到过的那头小鹿(L指之前提到过的很好受试者)。

艾瑞克森·你想看吗？你想看那头小鹿还是别的小鹿？告诉我，在缅因州，你没见过小鹿吗？

艾瑞克森·“你想看那头小鹿还是别的小鹿”。她总会有些疑虑，让我们把它分散开，我是说把她的疑虑分散开。

威克兰德·哦，所以现在她的疑虑不再是：我会不会看不到小鹿，而是我会看到哪头小鹿。

艾瑞克森·是的，她肯定会有些怀疑。“你想看那头小鹿还是别的小鹿”。这样一来，我就分散了她的疑虑。

苏·每次我靠近一头鹿时——我从来没有(看见)——我只是看到过一些踪迹。

艾瑞克森·你一头鹿都没见过吗？

苏·我想我没有见过。我会去狩猎，但我从来没有找到过小鹿。

艾瑞克森·但是在缅因州，你连一头鹿或者小鹿都没有见过吗？

苏·没有近距离地见过。

艾瑞克森·远远地见过。

苏·我也不记得了。对啊。我想我可能见到过一次。

艾瑞克森·那次是在缅因州吗？

苏·我想那次我是开车路过缅因州，但我不记得了。

艾瑞克森·(鹿出现)在车子右边，还是左边？

苏·：不是，它正在穿过马路。

艾瑞克森·过马路。是一条大路吗？

苏·不，是一条泥土路。

艾瑞克森·一条泥土路？

苏 · 嗯。

艾瑞克森 · 泥土是干的吗，是一条干燥的泥路吗？路上有石子吗？

苏 · 是的，我想……

艾瑞克森 · 好的，路上有石子。那路两边有树吗？

苏 · 是的。

艾瑞克森 · 好的，仔细地看着它。看看吧。你很高兴见到它，不是吗？再看仔细一点(停顿)。仔细看，安静地看，再仔细地看，静静地看，趁着它还没有跑掉之前。看清楚了(停顿)。它不见了吗？

苏 · 我看不到它。

艾瑞克森 · 你看不到它；仔细看。就在那棵树旁边。

苏 · 它跑得太快了；刚好没有看到。

海利 · 她是说"它跑得太快了"？她是说那只鹿，还是说她的车子开得太快了？

艾瑞克森 · 我想是鹿。

海利 · 这就是我昨晚没搞明白的。也没法确切判断是否她开得太快了。

艾瑞克森 · 刚才她还处在清醒状态，我想让她说"缅因州"，然后再说一次"缅因州"，然后我改变了"缅因州"的发音，非常小心地软化了我的声音，并抓住了每一个线索。

海利 · 你说"缅因州"这个词时发音的变化是什么？

艾瑞克森 · 那次是在缅因州吗，我说缅因州时，声音变得非常轻柔。

海利 · 声音轻柔代表开始去追踪那头鹿吗？

艾瑞克森 · 是的。如果我这么说"那棵树"呢？指的也是一棵非常具体的树，你知道的。

威克兰德 · 我注意到这一系列的话里面，你每说一句话，都会重复一遍，然后……

艾瑞克森 · 再加另一句话。

威克兰德 · 我懂了。

艾瑞克森・我是在把她从清醒状态引导到一种幻觉式的催眠状态中去。

海利・而且速度很快！

艾瑞克森・再看看，在那棵树的另一边。跑出来了。跑得非常快。你看到那儿的动静了吗？

苏・是的，但我错过了那头鹿。

艾瑞克森・你错过了那头鹿。但你看到动静了吗，看到树枝的摆动了吗？

苏・开始了。

艾瑞克森・下回你会看到的，不是吗？在你下次（进入）的催眠状态中，你会看到的（停顿）。闭上眼睛，深深睡去。现在做个深呼吸。沉沉地睡一觉。醒来再次告诉我，你想看看L小姐见过的小鹿。并且就这个话题聊一下……醒来吧，醒来。从20倒数到1，醒来（更大声）。你想看看L小姐（另一位催眠受试者）见过的小鹿吗？

艾瑞克森・在未来的催眠中，她会看到鹿的（后来得知她从未在缅因州真正见过鹿）。

海利・为什么你认为她这次没有（看见）？这和L受试者以及小鹿有关联吗？

艾瑞克森・L小姐能看到小鹿，这是她的主观想法——她从来没有见过小鹿，她很想自己能见到，但她总是晚到一步，她去打猎，却只看到了踪迹。每一次你都错过了（看见小鹿）——那么下一次，你就有机会见到小鹿。因此，我是在为将来的催眠奠定基础。小鹿总是跑得太快，因此我告诉她，注意树枝的摆动。这么说是为了证实小鹿在跑。

海利・我记得，你这时候将身体向后倾斜，回到了你在她进入催眠前同样的坐姿，不是吗？

苏・她看得很清楚（醒着的声音）。

> 艾瑞克森・是的，我通常会这么做（就是利用姿势、动作和评论来确立和重新建立情境，包括催眠情境和非催眠情境）。

艾瑞克森・你还想看些什么？

苏・没了（停顿）。

艾瑞克森・什么都不想看了？但你真的看不到 L 小姐见到的那头小鹿。那是在奥塞伯河上（译者注：在纽约州）。

苏・我以前从没听说过这地方。

艾瑞克森・除了缅因州，你还去过哪里？

苏・纽约，加利福尼亚。我在佛罗里达待了一阵子。

艾瑞克森・你说你会去打猎。

苏・是的。

艾瑞克森・你在哪里打猎？

苏・在外面。

艾瑞克森・凯巴布森林狩猎？

苏・不，我们不去猎鹿，只打些鸽子和鹌鹑。乐趣无穷。

艾瑞克森・我喜欢吃这些（野味）……

> 艾瑞克森・为了强调日常、随意的社交情境，“我喜欢吃这些（野味）……”一句高度个人化的声明（陈述），与整体的催眠情境无关。“我必须清理它们”这是一件非常私人的事情，与整体的催眠情境无关。因此，她真的完全清醒了。我用“我喜欢吃这些（野味）”为她的完全觉醒扫清了道路。

苏・如果我杀了它们，我必须把它们给清理干净。你喜欢清理它们吗？

艾瑞克森・我喜欢。

苏・哦，瞧，它（苍蝇）飞到你鼻子上了（苏和艾瑞克森一起抓苍蝇，但没有打中）。

苏・那真是——一场狩猎。

艾瑞克森・你知道吗，我喜欢一下子打 7 个。

苏・一次 7 个?

艾瑞克森・你想去猎鹿吗?

苏・我不这么认为。我想我是不会去杀掉一头鹿的。

艾瑞克森・我在这儿错过了一个机会。“我想我是不会去杀掉一头鹿的。”就催眠而言，我错过了一个线索。“那你宁愿看到一头活着的鹿”这应该是我的回答。我错过了，之后感觉很糟糕。

艾瑞克森・当你在那里(指苍蝇)的时候，你没见过鹿吗?

苏・拜托，拜托(用苍蝇拍追)。它来了。这真是一个苍蝇大家庭。在我家，可以把他们逼到墙角。

艾瑞克森・你上次来缅因州是什么时候?

苏・去年夏天。它现在飞到我身上了，没关系，你可以朝我打。它很年轻。精力旺盛。又飞过来了！现在它在你后面。

艾瑞克森・该死的苍蝇(停顿)。你上次来缅因州是什么时候?

苏・去年夏天，6 月 19 日。

艾瑞克森・那次你去过树林吗?

苏・不，我和孩子们在一起，就在营地里。

艾瑞克森・那就是你学车的地方，是吗?

苏・是的。

艾瑞克森・你多大学会开车的?

艾瑞克森・你们看出来了吗，当我问她学会开车时多大了，我在营造什么。我正在非常小心地营造一种幻觉，让她回想一段很久以前的记忆。这看上去会很缓慢，需要一些闲谈才行，但实际上做起来非常快。

苏·哦，15 岁或 16 岁。

艾瑞克森·而且你对那里的男孩们几乎没有怜悯之心，还开着车追着去撵他们?

苏·哦，那只是打闹而已。我在夏令营里总是被取笑，因为我是男孩夏令营里唯一的女孩。

艾瑞克森·所以你 16 岁就学会开车了。

苏·是的，我在缅因州学到了很多东西。

艾瑞克森·大家是不是冲向独木舟?

苏·他们并没有，真的。他们只是……

艾瑞克森·他们都站了起来。

苏·是的，这就是 K(营地辅导员)告诉他们所有人的。

艾瑞克森·营地里有多少男孩?

苏·哦，我想大约 40 或 45，也许吧。而现在营地里的人数要多很多。

艾瑞克森·我明白了。

苏·现在一个营地得有 120 个。

艾瑞克森· 100……和 20。

苏·嗯。

艾瑞克森：100……和 20(停顿)。做个深呼吸。因为我想让你做点什么。你还记得那个营地。你多次见过那个营地。而且，回想起来，你还记得你 16 岁时遇到这个男孩和那个男孩。你可以看看你对那个营地的记忆。而且当你回想往事的时候，你可以想起这个男孩，或那个男孩，那是你 16 岁的时候。你可以看看你对那个营地的记忆。

海利·她不得不说 20，不是吗? 她说“营地里有 120 个男孩”时，你说“100 和 20”。

艾瑞克森·回想起来，你可以想起这个男孩和那个男孩。

海利·哦，从你的动作来看，你是在设置场景吗?

艾瑞克森·我在设置场景。这个男孩。那个男孩。后退了一点(在椅子上移动位置)。“你可以看看你对那个营地的记忆。”“你可以”意味着“你现在可以回顾往事了。”而我正在那儿看着你。这意味着现在就回忆吧。

海利 · 你是根据她说的“我在缅因州学到了很多东西”来选择男生的话题吗?

艾瑞克森 · 并且我想让你看看周围有没有草地。那儿有海滩吗? 水面平静吗? 那里真的有树吗? 它们是绿色的吗? 并且看看,朝那儿看,你会看到一只独木舟,或者看到一个男孩,或者看到海滩,或者看到海水。你环顾着周围,我想让你认出一个男孩,当你 16 岁时他就在那儿。并且你可以做到的。你可以清晰明了地看到他,我想让你指着他。指着他,你的手慢慢地移动。它(手指)会指向他的。看,并且看见。用左手指着……指着他。就这样……就这样。

艾瑞克森 · 不,她的说法是她曾在那个营地里。辅导员总是告诉男孩们“躲到悬崖那边去,她会开车的。”这样一来,就引发她的情绪记忆。我相信他们家拥有那片营地。

海利 · 嗯,尤其是当你说“你在那里学会了开车”,她说,“是的,我在缅因州学到了很多东西”,这意味着她在那里学到了其他东西。我只是想知道这里是不是有点背景。

艾瑞克森 · 留意我那句让她用手去指的暗示,“用你的左手指着”,因为我知道我正在危险的深水区,也就是说,遇到大麻烦了。

海利 · 为什么说是危险的深水区?

艾瑞克森 · 移动你的手,指向他。移动你的手,指向他,越来越清楚地看到他,你就可以指向他。你在指着他吗? 当你能看到他的样子时,点点头。你在指着吗? 你在指着吗? (停顿)。沉沉地睡一觉(长时间停顿)。

艾瑞克森 · 危险的深水区,是因为她没有对我做出足够的回应。于是我缩小了范围,“用你的左手指着。”我知道我在那儿陷入了危险的深水区。我不知道危险在哪里。我让她用手去指。但她的手没有指，所以我开始缩小范围。让她用左手去指。当她没能做到这一点时，我才知道我遇到了多大的麻烦。

海利·请继续。

艾瑞克森·我陷入的困境是，我与她失去了联系。她回到了小时候（自发地退行）。对此我非常确定，然后我试着让她用左手指来验证这一点，接着又让她用点头来验证这一点。但她还是一点反应也没有。

海利·关于这点，我记得我想知道为什么你没法从她那得到任何回应。

艾瑞克森·因为我不在那里。她在那儿（在缅因州，在退行的年纪里）。她与我失去了联系。一听到我的声音，她慢慢地陷入了回忆。我继续着。你会注意到我的声音变得越来越低、越来越低（音量）。这样我可以最终安静下来。

海利·请继续。

艾瑞克森·那是怎么开始的？（指磁带录音机）。

艾瑞克森·在你醒来后，你会想起一个你很久都没想起来的男孩（停顿）。你会告诉我关于他的事，不会吗？

威克兰德·当你醒来后，你会想起来。

艾瑞克森·长时间的停顿。柔和的声音，长时间的停顿，我的声音说了我之前说过的话"在你醒来后"。我给了她足够长的时间去看着那个男孩。然后我用了"你会想起你很久没想起来的那个男孩"，如果她很久没想起这个男孩，她不可能还在16岁的缅因州。

海利·这是你让她从那儿出来的方法吗？

艾瑞克森·是的。

海利·为什么你不想让她退行，不想让她呆在那儿，并加以利用？我是说，在她退行的状态里和她联系（联结）？

艾瑞克森·你必须打好基础；我没有打好基础。因为我不想失去和她的联结，我在那里已经和她失去联系有一段时间了。然后我不得不诉诸于沉默，然后再给出一个我之前给过的暗示来开始，并用“很久都没有想起”来与之匹配。

海利·假如你对她说，“我是谁?”或者把自己带到她的情境中去，哪怕之前没有打过基础，那会发生什么?

艾瑞克森·我可能会化身为她的辅导员。

海利·那到底缺失了什么基础，导致你不想这么做?

艾瑞克森·我的声音就是我的声音；它并非真的是我。我的声音可以在电话里听到。可以在录音带上听到。我的声音可以在我不在的地方被听到。而且不管你去到哪里，在佛罗里达州、纽约州、加利福尼亚州、凯巴布森林，你都可以听到我的声音。

海利·如果你早一点这么做（打好基础），你就可以在她处于退行状态时和她保持着联系了?

艾瑞克森·是的，但我将会是一个声音，我的声音可能会被转化成一个辅导员的声音，转化成她父亲或母亲的声音，通常我会被当作父亲、母亲、叔叔、阿姨、表弟、邻居、老师。

海利·这也是她后来提到她在缅因州独自一人的部分原因?

艾瑞克森·是的，因为我不在那里。如果我打好了基础，我可以化身为她当时身边的某个人与她对话。这是一项困难的工作，因为你必须问一些非常泛泛的问题，才能被处于这种状态下的人所理解。有些受试者会说我的声音有些尖锐刺耳，“我的老师跟我说话了，她尖锐的声音还在我耳边回响”，然后受试者重复我说过的话。有太多的催眠师，当他们和受试者失去联系后，没有做到若无其事地继续下去，并放低声音，使用沉默技术。然后利用之前说过的话慢慢地走出困境。然后再说一些话来解除退行的状态。

威克兰德·你让你的声音变得越来越低，直到停止说话，那么实际上你也加入了失联的行列，并从那儿接管了它。

艾瑞克森·是的，因为我整晚都在训练她接受和回应我的沉默。我很想知道她去到过去有多久。可能有 1～2 小时。

艾瑞克森·沉沉地睡着(长时间停顿),现在醒来。20,19,18,17,16,15,14,13,12,11,10,9,8,7,6,5,4,3,2,1,醒来吧,我还没有打到那只苍蝇。

苏·哦!

艾瑞克森·我希望你打鸽子的时候,比打这只苍蝇走运。

苏·我也希望如此。

海利·又是失忆吗?

艾瑞克森·是的。

威克兰德·这是你提到苍蝇时引起的。你提到的苍蝇和她以前提到的香烟很相似。

艾瑞克森·是的。

海利·你通常会精心记住在进行催眠引导前发生了什么,这样你就可以在导入后进行设置吗?

艾瑞克森·我会试着这么做。它确实能促进遗忘。

这时,外部环境使得评论工作不得不中断,但进一步的分析最多只在强调已经阐述的理解,并偶尔因为讨论时直接的内在环境而稍有变化和修改。可以补充的是,从那时起,苏就成了一个能力很棒的催眠受试者,能够展示不管是浅度还是深度催眠状态中的所有现象,甚至包括各种充分完整的状态。

总而言之,这段录音记录了艾瑞克森对一名有些阻抗的受试者所进行的即兴和毫无准备的催眠引导,这位受试者在之前三次其他场合中都没有进入过催眠状态,并相信自己是无法被催眠的。第二天,艾瑞克森重播了这段录音,并进行了多次系统性的中断,以便逐点讨论和解释,在引发受试者催眠反应时所采用的各种暗示和操作及其意义、目的和相互关系,并解释在发展受试者催眠反应中所运用的策略。由整个讨论过程所组成的第二次录音的逐字稿,构成了本篇论文。

第九章

不同类型的双重束缚

米尔顿·艾瑞克森　欧内斯特·罗西

引自 The American Journal of Clinical Hypnosis, January, 1974, 17, 143－157。

当我(艾瑞克森)还是农场小男孩的时候,父亲常对我说:“你是想先喂鸡还是先喂猪,接下来你是想先去把柴火箱装满,还是先给牛打水?”

当时我以为父亲是在给我选择,那我就是个有特权决定先干哪项农活的孩子。但我没想到:如果不是默认干所有农活,我的优先选择权就不成立了。通过让我有权决定干活的先后顺序,父亲使我不知不觉答应并完成所有的农活。我没有意识到自己陷入了双重束缚的困境。必须完成所有的农活,一件都少不了:厨房的炉灶要烧木头才能给我做早餐,奶牛也要喝水,这些都是无法回避的事实。这些也都是我无法抗拒的事实。但作为一个人,我的确拥有极大的自由选择的特权,可以选择做任何事的先后顺序。当时我对双重束缚的概念一无所知,但我经常会奇怪自己为什么会心甘情愿地在给土豆“摘”虫,或者在地里锄土豆而不是在其他地方玩。

我十分清晰地记得自己第一次有意识地使用双重束缚的轶事,当时我还是个很小的孩子。那是一个冬天,气温到了 0℃以下,父亲牵着一头小牛走出谷仓去水槽边。小牛畅饮之后,父亲牵着它们回到谷仓,但在谷仓门口,小牛却顽固地顶住脚不肯进去,尽管父亲拼了命地拽缰绳,小牛还是纹丝不动。当时我正在外面的雪地玩,看到这个僵局,禁不住放声大笑。父亲问我有没有本事把小牛拉进谷仓。我意识到这是小牛毫无理由顽固抵抗的习性,我决定给小牛充足的机会来反抗,这显然是它想要的。于是,我将计就计给小牛来了一招双重束缚:我一把抓住小牛的尾巴,用力把它往谷仓外面拖,而我的父亲则继续把它往谷仓里拉。小牛立刻选择抗拒这两股拉力里较弱的那个,一口气把我也拖进了谷仓。

随着年龄的增长,我也开始如法炮制父亲那招“随便你选”的双重束缚来捉弄我那些毫无戒心的兄弟姐妹，确保让他们帮我干农活。高中时，我用了同样的招数：我将完成家庭作业的顺序进行了仔细的排序。我选择先做会计作业（我不太喜欢的），然后作为奖励，再做几何作业（我喜欢的），让自己也受制于双重束缚。虽说这算我自己犒赏自己，但双重束缚的确帮我完成了所有的家庭作业。

读大学时，我对双重束缚越来越感兴趣，因为它是一种激励自己和他人的力量。我开始拿同学们来做试验，我会同时抛给他们两项任务，如果单独问他们这两项任务肯定都会被拒绝。然而，如果我非要让他们二选一的话，他们就会愿意去执行其中一项任务。

然后我开始广泛阅读人们的自传，发现这种操纵行为的手法由来已久。它算是一项众所周知的心理学知识，不是哪个人的个人发明。随着我对催眠越来越感兴趣，我开始意识到双重束缚可以有很多种运用方式。在催眠中，双重束缚可以是直接的、间接的、明显的、模糊的，甚至是难以察觉的。

我发现双重束缚虽然威力巨大，却是一把危险的双刃剑。如果用在负面、强迫和竞争的情境下，双重束缚就会带来不良后果。例如，当我还是个孩子的时候，我知道哪里可以摘到最好的樱桃。于是我给小伙伴开了一个条件，我可以带他们去摘最好的樱桃，前提是除了我自己摘的，他们还要把收成分我一半。他们迫不及待地接受了这笔交易，可当他们看到我手里的樱桃比他们多得多的时候，都会愤愤不平。在大学里，我对辩论很感兴趣，但每当我尝试双重束缚时，总是会输。而且每次输掉辩论后，评委们都会找我，说其实是我赢了，但是我的阴招让他们非常反感，忍不住投了反对票。这件事的后果是，尽管被多次提名，但我从来没有入选过大学辩论队。我注意到，在这些辩论比赛中，每当双重束缚的论点有利于我而不利于对手时，都会招致别人对我的反感。对此我学到的教训是，一个辩论高手应该先提出有利于对手的双重束缚论点，然后再摧毁他给予对手的这项优势。

我花了很长时间才意识到，当双重束缚被用来实现个人利益时，就会导致糟糕的结果。反过来，当双重束缚被用来实现他人利益时，可能会带来持久的利益。于是，我开始广泛地运用双重束缚来让我的室友、同学和教授们获益，并且我知道我最终会用它来帮助患者。

当我进入精神病学领域并开始在临床进行催眠实验时（我已经广泛探索过实验层面的催眠了），如何用双重束缚引发催眠现象和治疗反应成为广受关注的方法。

双重束缚本质上向患者提供了一种虚幻的选择自由，患者貌似是在两种可能性之间自由选择，但其实这两种选项很可能都不是患者真正想要的，但又都是患者真正需要的，对患者是有利的。最简单的例子就是:孩子们总是不情愿上床睡觉。如果家长勒令他们晚上 20:00 必须上床睡觉,他们会有种被大人逼迫的感觉。然而,如果同样一个孩子被问"你是想在 20:15 还是 20:00 上床睡觉?"绝大多数孩子的回答是:用他们的"自由意志"选择时间更晚的那个选项(正是家长希望他们上床睡觉的时间)。无论孩子们选择哪一个时间选项,他们都等于答应了要上床睡觉。当然,孩子们也有可能会回答说:他们根本就不想睡觉,那么家长可以用另一种双重束缚,"你是想先洗个澡再睡觉,还是想在浴室里就直接换上睡衣?"这个例子所展示的双重束缚并非时间上的先后顺序的选择,同时也没有逻辑可行。但人们常常会两害相权取其轻。然而,不管孩子选哪个选项,都等于答应了上床睡觉,而长期的经验告诉孩子们,上床睡觉是不可避免的。纵然孩子们有了自由选择的感觉,但他们的行为已经被决定了。

精神病患者往往带着很大的抵触情绪,从他们口中永远问不出任何重要信息。当我观察到这个特点的时候,我会强烈警告这些患者千万不可以在本周就透露这些重要信息——事实上,我还坚持要求他们在下周的后半周到来之前都要守口如瓶。出于主观上强烈的抗拒欲望,这些患者没法充分评估我的警告是怎么回事;没人知道这是双重束缚,既要求他们抵抗,也要求他们服从。只要患者主观的抗拒意愿足够强烈,双重束缚就可以让他们说出之前拒绝透露的信息,不再有任何拖延。这样一来,患者就实现了沟通和抵制的双重目的。患者很少会意识到双重束缚正被用在他们身上,但他们经常评论说感觉沟通变简单了,抵抗感也变弱了。在接下来的案例中,带着批判性思维的读者可能会质疑双重束缚的效果,因为当读者阅读双重束缚内容的时候,他处在早已知情的次级层面。相较之下,患者是带着巨大的情感需求来寻求治疗的,因此当他们暴露在双重束缚中的时候,他们处在不知情的初级层面;患者通常无法从理智上去分析双重束缚是怎么一回事,这样一来他们的行为才会跟着双重束缚的结构走。催眠能极大地促进双重束缚的运用,并且给双重束缚技术提供多种多样的方式方法。

案　例　一

一位拥有心理学硕士学位的 26 岁男子在父亲的强行要求下,很不情愿地来找我做催眠治疗。他的问题是啃手指甲,这个习惯从他 4 岁时就开始了,目的是想逃避每天4小时的钢琴练习。他啃指甲会一直啃到肉里，啃到流血，但他母亲对琴键上斑斑血迹无动于衷。于是，他就这样一边继续练钢琴，一边啃指甲，直到啃指甲成了一种无法控制的恶习。他对父亲强制他接受催眠治疗大动肝火，并毫不掩饰地表达心内的不满。

首先，我肯定他的怨恨是有道理的，但表示他的故事让我觉得很逗，因为他让自己参与了自我挫败的行为且长达22年之久。

他不解地看着我，于是我进一步解释说，"为了逃避弹钢琴，你啃指甲啃到肉里，直到它变成一个牢不可破的习惯，但你一直想要留长指甲。换句话说，22年来，你事实上剥夺了自己啃掉一个留得很长（完整）指甲的特权，而只有这样的长指甲才能让你啃得心满意足。"

年轻人笑了，并说："我彻底看穿了你想对我做什么。你想哄我把指甲留长，好在啃指甲的过程中得到真正的满足感，而这会让我目前无用的小口啃指甲的行为更加令人挫败和沮丧。"

在半开玩笑的讨论后，他承认自己不确定是否真的想要体验正式的催眠。我接受了他的意见，并坚决拒绝做任何正式的催眠努力。这构成了一个逆向的双重束缚：他来做催眠，然而他又不确定是否真的想要做催眠。而我断然拒绝他的催眠请求。这样一来，他变得非要催眠不可，因为他现在可以很安全地做这件事（催眠）了。

在接下去的谈话里，他兴致非常高，注意力高度集中，一刻也不放松，因为我非常恳切和意味深长地告诉他可以留一个长长的指甲。他可以无限自豪地把这个指甲留得足够长，直到他能啃得心满意足为止。与此同时，他仍然可以徒劳无功地把剩下9根手指刚刚长出一点的指甲茬子啃个遍，让自己彻底对此（只能啃9根手指只有一点的指甲）灰心丧气。虽然我并没有将他导入到正式的催眠状态中，但他高度的反应性和注意力都显示他正处在我们称之为日常生活的催眠状态中，这种催眠状态往往出现在任何引人入胜的活动或者对话中。

要强化这种浅催眠暗示的话，我可以用看似随意、无关的对话来扰动他，然而向他重复一些指令。我这么做想达到什么目的？当你在清醒状态下向受试者重复一些他们在催眠时听过的暗示时，患者会对自己说，"哦，是的，我已经知道这些了，可以的。"患者进行这种自我对话时，事实上正在迈出了重要的第一步，即将催眠中听到的暗示内化和强化成他们内心世界的一部分。只有当这些暗示被患者内化后，才能有效地催化患者的行为改变。

好几个月过去了，患者回来见我，向我展示两个手，指甲都恢复到正常的长度。对此他给出了解释，虽然口气不太确定，有点试探性，但依然充分证明了双重束缚的效果。他解释说，“一开始我觉得整件事实在是滑稽可笑，但你是一本正经的。然后我觉得自己正在被两个方向拉扯。我想要留 10 个长指甲。但你说我只能留 1 个，而且最后我仍然不得不把这根唯一留长的指甲给咬下来，从而真正咬了一嘴的‘指甲’。这让我很不爽，但我又觉得自己非得这么做不可，与此同时我继续啃着其余的指甲。这让我感到非常挫败和沮丧。因为当那个指甲开始长出来的时候，我感到开心和喜悦。可一想到最终还得要把这个指甲给咬下来，我会比以往任何时候都更加愤愤不平，但我知道我已经答应了你要这么做。最后我想到办法：那就是再留一个长指甲，这样我至少还有 8 根手指可以啃，同时我可没答应任何人去咬掉那第二个留长的指甲。长话短说吧。事情变得更加混乱和令人挫败了。我留的指甲越来越多，用来啃的指甲越来越少，直到一天我说‘去他的吧’！那种想留指甲的冲动和小口啃指甲的冲动，让我感到越来越沮丧，简直难以忍受。你给我内心植入的动机到底是什么？它是怎么起作用的？”

如今，8 年过去了，他在职业上取得了长足的进步。他适应良好，和私交关系很好，指甲也很正常。他十分确定作者在某种程度上催眠了他，因为他仍然记得那种“奇怪的感觉，那就是：当你和我说话时，我好像一点也动不了。”

案 例 二

一对父母带着他们 12 岁的儿子来见我，并说：“这孩子从呱呱坠地开始就每晚尿床。我们当着他的面反复提及此事，让他自己洗床单，我们还鞭打他，不让他吃饭和喝水，总之什么惩罚措施我们都试过了，可他还是尿床。”

我告诉他们，“现在，他是我的患者了。我不希望你们干扰我对你们儿子所做的任何治疗。你们别打扰他了，让我来负责所有的安排。请你们闭嘴，并对我的患者保持礼貌。”

当然，这对父母已经绝望透顶了，因此同意我的提议。于是，我告诉乔我是如何命令他的父母的，他对此感到非常高兴。

然后我说，“你知道吗，乔，你父亲身高 6 英尺 1 英寸（1.85 米），他是个非常强壮和高大威猛的成年男人。而你只是一个 12 岁的孩子。你父亲有多重？220 磅（99 千克），至少他一点也不胖。你有多重？170 磅。”乔不太明白我到底想说什么。我说，“你不觉得要在一个 12 岁的孩子身上安上一个如此高大健硕的底盘（身体），需要花费大量的能量和力气吗？想想你的肌肉，你的身高，你的力量。在短短的 12 年里，你花了多大的能量才能有这样的体魄。等你长到你父亲的年龄，会成为一个怎样的男人？是像一只 6 英尺 2 英寸（1.88 米）的‘小虾米’，体重只有区区 220 磅（99 千克），或者，比你父亲还要高大，还要魁梧？”

你可以明显看到乔正在浮想联翩，似乎脑中正在浮现一个成年男人的身体意象。于是我说，“至于尿床，你有这个习惯时间已经很长了，今天是周一。你觉得你能在明天晚上就停止尿床，睡在一张永久干爽的床上吗？我不这么认为，你也不这么认为，任何有脑子的人都不会如此痴心妄想。那么你觉得到了周三，你会永久性地睡一张干爽的床上吗？我不觉得，你也不觉得，没人会这么想。事实上，整个这一周，我都不指望你会睡在一张干爽的床上。你怎么可能办得到呢？这是你一辈子的习惯了，我就是不认为这个礼拜你会有一张干爽的床。我预测这周你依然每晚都会尿床，你也这么想。对此，我们是一致的，但我还预测下周一你还会尿床，但是你知道吗，有一件事真的让我费脑筋，百思不得其解，那就是：你会不会碰巧在周三拥有一张干爽的床呢，还是周四，还是说这件事你必须等到周五早上才能知道？”

嗯，乔一直在听我说话，他没有看墙壁、地毯、天花板、我桌上的灯或其他任何东西。他正处在日常生活的催眠状态中，聆听着一些全新的想法，之前他从来没有想过。乔并不知道我让他处于双重束缚的困境里，因为他要思考的问题不是“我会有一张干爽的床吗？而是（干爽的床）到底会发生在哪天晚上？”他正处在一个新的心理参考框架中，那就是迫切想知道哪天晚上他会有一张干爽的床。我接着说，“你下周五下午来告诉我，到底发生在周三还是周四，因为我不知道；你也不知道。连你的无意识头脑也都不知道。你后面的大脑不知道，你前面的大脑也不知道。没人会知道。我们必须等到周五下午才知道。”

于是“我们”都等到了周五下午，乔笑着走进来，告诉我一个特大喜讯“医生，你猜错了，不是周三或周四，而是周三和周四。”

我说，“连续两天睡在干爽的床上并不意味着你可以拥有一张永久干爽的床铺。到了下周，1 月已经过半，当然后半个月你也学不会拥有一张永久干爽的床铺，而 2 月又特别得短。”（别介意这类似是而非的论点，因为 2 月的确很短）“我不知道你那张永久干爽的床铺会不会是从 3 月 17 日圣帕特里克节开始的，或者还得等到愚人节。我不知道。你也不知道，但有一件事我想让你知道，这件事到底什么时候开始，我压根管不着。这永远，永远，永远都不关我的事。”

为什么我要说他拥有干爽的床铺与我无关呢？这其实是个可以伴随他一生的催眠后暗示。这就是我们说的双重束缚。小乔不懂什么是双重束缚。双重束缚，或者三重束缚，永远是心理治疗策略的一部分。治疗师向患者提出一些新的想法和新的理解，并以某种无可争议的方式将它们与遥远的未来相联系。重要的是，当治疗师提出治疗想法和催眠后暗示时，要让其取决于将来会发生的某件事。乔会长大，长高。他会上高中和大学。我从没跟他提过高中。我聊了大学、遥远的将来和成为一名美式橄榄球运动员的想法。我不想让他一直惦记着尿湿的床铺。我要让他思考遥远的将来和长大后能做什么，而不是琢磨：今晚我会怎样——尿床。

案 例 三

拉尔，虽然只有 8 岁大，但显然对什么是权力、支配、力量、现实和安全等一系列严肃问题进行了认真的思考。无论如何，在就要吃晚饭的时候，他来到父亲跟前，疑惑地问道：“老师总是告诉小孩子们该做什么吗？”

父亲略带疑惑地回答“对啊”。

拉尔接着问，“爸爸妈妈们也总是……总是告诉他们的孩子该做什么吗？”

父亲在此略带疑惑地回答“对啊”。

拉尔继续问，“爸爸妈妈们非要孩子们按他们说的去做，对吗？”父亲又狐疑地回答“对啊”。

于是拉尔将双脚分得很开，两只脚紧紧地抵着地板，咬紧牙关地声明道：“好吧，你不能强迫我做任何事情，所以我决定晚饭不吃了，你不能逼我吃。”

父亲回答说：他的观点听上去很有道理，因为拉尔可以用自己的行动来证明他的这个观点，不过他能不能改为发誓——没人能逼他多喝一杯牛奶，并同样可以用行动来充分证明这个观点。父亲接着解释说：这样一来，他可以享受晚餐，不必挨饿，但仍然可以百分百用行动来证明——到底有没有人能逼他喝牛奶。拉尔想了好一会后表示同意，但再次声明，如果父亲对于他一言既出的决心有丝毫怀疑，他会重拾不吃晚饭的誓言。父亲毫不犹豫地同意，并保证会给他一个特大杯的牛奶（作为测试），足以证明他的决心有多大。

一家人吃了一顿悠闲的晚餐，其间父亲简单提了一下之后将进行的意志力比拼。餐后，父亲将一杯特大杯的牛奶放在餐桌中间最显眼的地方。

这个摆放方式是精心设计的，接着父亲要求拉尔对于每一项陈述都明确说明自己赞成或者反对，以便消除任何可能的误解。最后双方达成了一致，让桌子上的这杯牛奶来证明谁对谁错，拉尔很确定父亲没法逼他喝下这杯牛奶，父亲甚至没法逼他做与牛奶有关的任何事。轮到父亲时，他表示自己能让拉尔做任何和牛奶有关的事情，而且其中有些事他还有本事让拉尔做很多次。

在彻底理解彼此观点后，双方同意比赛正式开始，父亲命令道：“拉尔，喝你的牛奶。”

拉尔平静而坚定回答说：“我没必要喝，你也没法逼我喝。”

就这样你来我往了几个回合后，父亲直截了当说：“拉尔，把你的牛奶洒掉。”

拉尔听得目瞪口呆，父亲提醒他说：“不管爸爸让你对牛奶做任何事，你都应该照做不误”，听罢拉尔摇摇头，声明“我没必要做这件事。”父亲又提了好几遍这样的要求，拉尔也同样坚定地决绝了。

然后父亲要拉尔把牛奶杯扔到地上，要摔碎杯子让牛奶洒出来。他严词拒绝了。

父亲再次提醒他，不管我让你对牛奶做什么，你都要照做，接着父亲厉声警告说：“不要拿起你的牛奶杯。”

拉尔想了一会儿才挑衅地举起杯子。父亲立即命令他"不要放下杯子。"

父亲又将这两条命令轮流说了好几遍，每次拉尔都在抗拒。

于是父亲走到墙上的黑板跟前，在一处写上"拿起你的牛奶"，在另一处写上"放下你的牛奶"。他解释说，每次当拉尔做了父亲吩咐拉尔做的事情，父亲都会计算拉尔犯规的次数。父亲提醒拉尔，这次我要求你重复做这两件事，不过只要你做了这两件事中的一件，我都会用粉笔在黑板上计你一次犯规。

拉尔全神贯注地听着。

父亲接着说，"拉尔，不要拿起你的牛奶杯，"当拉尔反着来时，父亲在"举起你的牛奶"一栏下记了一笔。然后父亲对拉尔说，"不要放下你的牛奶杯"，于是父亲又在"放下你的牛奶杯"一栏下记了一笔。父亲故技重施了好几次，拉尔眼见着黑板上每个任务栏下面自己的记号次数变得越来越高，这时他父亲又在黑板上写下"喝牛奶"和"不要喝牛奶"，并解释说会在这两个栏目下重新记录拉尔记号的次数。

拉尔聚精会神地听着，但浮现出一种绝望的表情。

父亲温和地告诉他"现在不要喝你的牛奶"，拉尔慢慢地把杯子放到嘴边，但就在他喝到牛奶之前，父亲告诉他"喝你的牛奶吧。"他如释重负地放下了杯子。父亲记录了两次标记，一个在"放下你的牛奶杯"栏目下，一个在"不要喝牛奶"栏目下。

几轮之后，父亲告诉拉尔不要将牛奶杯举过头顶，但要把牛奶洒到地板上。拉尔展开手臂举着杯子，并慢慢地，很当心地将牛奶杯举过头顶。父亲立即勒令他不能把牛奶杯放在那个位置。接着父亲走进了另一个房间，回来拿着一本书和另一杯牛奶，说："我觉得这整件事都很蠢，不要把牛奶杯放下来。"

拉尔松了一口气，把牛奶杯放回在桌子上，他看了看黑板上的分数，又叹了口气，说："爸爸，我们别玩了吧。"

"当然，拉尔。这种游戏愚蠢极了，一点也不好玩。下次我们再辩论某个观点的时候，最好说的是比较重要的事情，这样我们都能认真思考，理智讨论。"

拉尔点头表示同意。

父亲拿起书，喝干了另一杯牛奶，准备离开房间。拉尔看着父亲，默默地拿起牛奶杯，一饮而尽。

为了帮助儿童提升理解能力，我们要思考如何给予他们现实感、安全感、如何定义边界和制定限制性的规则等重要因素。孩子们迫切需要主动与人沟通来界定自己和他人。拉尔对于自己的聪慧和自尊有着完整和良好的觉察，因此敢于挑战一个他认为非常值得的对手，而这个对手也欣然迎战，没有表现出一丝不安和恐惧，这让拉尔得到了成长。

这场较量源于一方想要捍卫一项他认为很有价值的原则，而另一方则极大地尊重了对方的观点，尽管他认为这个观点是错误的。这并非两个小人物争权夺利的无谓争吵，而是决定某些原则价值何在的意义之争。双方划定了界限，达成了共识，并各自付出努力来澄清一个最终被参赛双方证明是谬误的、无足轻重的问题。

20 多年过去了，拉尔也有了自己的孩子。他兴高采烈地回忆起这段经历，并体会到极大的个人满足感。他把这段经历界定为"曾经有那么一次，真的让我收获良多。我不太喜欢学到的道理，但真的很感激我当时能够学到它。它让我感觉非常棒，是小孩子打心眼里的那种喜欢。我甚至希望当我说这段话的时候，又变回到那个小孩子。"

案　例　四

一天，我的一个孩子看着餐桌上的菠菜说："我可不吃那玩意儿！"

我完全同意他的观点，"当然。你还小呢，个子又矮，还不够强壮，的确没资格。"这是一个双重束缚，这样一来，他的底气就不那么足了，而菠菜也显得更有吸引力了。与此同时，他母亲则坚决站在他的一边，强调他已经够大了，于是这演变成他母亲和我之间的争论。而我儿子当然是支持母亲的。

最后我不得不妥协，允许他最多吃半匙。可他和母亲觉得这哪里够啊，于是我只好同意让他吃半盘。他用最快的速度一扫而光，并大声嚷嚷还要吃。我可不打算让步，但他母亲和他站在同一阵线。后来，我很不情愿地承认，"你比我想象的更高更壮。"

这件事让他在心目中对自己有了一个新的定位。我并没有直接要求他改变他的自我认知，这一切都是间接地发生的，我只是给了他一个机会，一个舞台（我和他母亲各执一词），对此他可以基于观察来仔细考虑该对自己的行为做什么样的改正，以及这样的行为改正会带来什么，对此他从我勉强承认他长大了的话中有所感悟。这种间接方法的实质是，它只是创造出某些情境，并允许当事人在此情境中做出他们自己认为合适的抉择。

艾瑞克森实现双重束缚的临床方法

当我们回顾艾瑞克森那些出神入化的双重束缚案例时，可以总结出以下的特点。

患者所涉及的问题通常是迫切的，并且与个人的关系密切相关。因此，患者有着强烈的动机，便于艾瑞克森建构双重束缚技术来引发患者行为的改变。这一点在所有案例中都很明显，从艾瑞克森小时候拽牛尾巴的故事到他处理病患阻抗的案例。

艾瑞克森会随时随地接纳患者的主观现实和参照框架。因此，他与患者内心许多不同的层面和倾向都搭建了强大的联盟。

患者之所以遇到问题，是因为其内心不同的反应倾向在相互冲突，导致患者陷入左右为难的僵局，难以改变行为。艾瑞克森通过促进所有倾向的表达，打破了冲突的僵局。这点在啃指甲的钢琴手案例中尤为明显，他一方面想要反抗父母的意愿，但另一方面又想改掉啃指甲的恶习，于是他变得又想享受将指甲留长，又想享受啃下整个长指甲的乐趣。他一方面想违抗父亲让他做催眠的命令，但另一方面他又想以自己的方式实现自己的目的而做催眠。

艾瑞克森总是会给治疗情境添加一些新的内容，既与患者的核心动机有关，又让患者着迷。患者总是会对艾瑞克森提出的新观点充满好奇；他就这样为接下来的所有暗示营造了一个创造性的时刻（Rossi，1973），或建立了一种让患者接受暗示的心理定势。患者在听他谈话时总是全神贯注，这样就省去了正式的催眠引导过程。每当患者专心致志地聆听并随时做出反应时，艾瑞克森认为这种现象是一种日常生活中的催眠状态。

实际双重束缚由各种言外之意来决定，艾瑞克森会在患者自身的联结网络内构建双重束缚关键选项的含义。这一点在父亲将儿子拉尔的反抗宣言转化为一个恰当的问题时尤为明显，这让孩子内心陷入了某种逆反的双重束缚。于是父亲将计就计利用了儿子的逆反心理，在确保儿子满脑子都是这种逆反心理后才给出关键的暗示(译者注：在这个案例中，一个反向设置的双重束缚可以在儿子身上运作。随后父亲“练习”了这一反向设置，以确保它“站稳脚跟”，直到给出关键的建议)。

艾瑞克森还强调了构建和利用患者自身内部反应来促进暗示的重要性，这充分体现在弹钢琴啃手指的案例中，艾瑞克森会漫不经心地重复重要的暗示，让患者自然而然地认同自己早就这么认为了。

艾瑞克森通常会给出好几个双重束缚甚至三重束缚。双重束缚不是靠“魔法”起作用。它只在符合患者的适当需求或参考框架时才有效。类似在拉尔的案例中，仅凭一个双重束缚患者就能自发地非常精确地引发某种可预测的特定行为，这样简单的例子是非常少见的。艾瑞克森并不总是事先知道哪个双重束缚或暗示会有效。他通常会像开霰弹枪一样给出许多暗示，但他会以一种完全无意冒犯的方式(通过旁敲侧击或不经意间等)将暗示不知不觉地给予患者。当罗西观察艾瑞克森给予患者一系列双重束缚和暗示时，心里不由得产生了一个意象，艾瑞克森就像一个心灵的锁匠，正在轻柔地试试这把钥匙，又试试那把钥匙。艾瑞克森会专注而充满期待地看着患者，总在寻找面部表情和身体运动的细微变化，因为这些变化意味着患者心灵的不倒翁发出了咔哒声；艾瑞克森终于找到了这把心灵的钥匙，这会让他和患者一样开心。

艾瑞克森会试着把他的双重束缚和对于行为改变的催眠后暗示与某种未来很可能会发生的事情联系在一起。而他的暗示是以未来必然会发生的事件为条件的。这样一来，艾瑞克森就利用了时间因素和患者自身不可避免的行为作为暗示的依据。我们再次注意到，艾瑞克森的方法之所以会有效，是因为他将暗示绑定在患者自然发生的心理过程上。而任何有效的暗示都需要根据患者自身的联结网络来度身定制。艾瑞克森总是在一边观察，一边随机应变地找到最匹配患者的暗示。

不同类型的双重束缚与罗素的逻辑类型论

艾瑞克森第一次无意识地接触到驱使他干农活的双重束缚，揭示了所有双重束缚的一个基本特征：当事人在初级和客观层面认为自己拥有自由选择权，但他的行为在次级和元层面上受制于双重束缚的困境，对此当事人往往没有意识到。其他研究者(Bateson，1972；Haley，1963；Watzlawick，Beavin，& Jackson，1967；Watzlawick，Weakland，& Fisch，1974)将双重束缚的这一基本特征与罗素数理逻辑的逻辑类型论联系起来(Whitehead & Russell, 1910),后者是为了解决逻辑和数学中的许多经典和现代悖论问题而发展起来的。从这个角度来看,双重束缚可以理解为一种悖论,由于受试者无法轻易解决这个悖论,因此他们只能"跟着它走",允许自己的行为由其(双重束缚)决定。在这个意义上,双重束缚可以被认为是行为的基本决定因素,可以与本能反应、条件反射和学习等其他的行为基本决定因素等量齐观。

当事人在初级层面上的自由选择权,如决定先喂鸡还是先喂猪,实际上包含在"必须完成这些农活的任务"的更大的框架内,即在次级和元层面上。年幼的艾瑞克森可以在初级层面上质疑他该先做什么,并且对于拥有这种自由选择权而自豪。但年幼的艾瑞克森没法质疑在元层面上的"这些农活都得去干"。没有人能质疑元层面的这些内容,甚至很可能连他的父亲也做不到,因为这是一个存在于人类心理元层面或无意识层面的心理框架,即人们心中不言而喻的基本生活假设。因此,双重束缚的上述示例可以视为在初级层面上为当事人提供了可供比较的自由选项,但在元层面上,当事人行为已被事先决定,即当事人不得不选择双重束缚中的一个选项。

自由选择:可比较的替代方案

出于教学目的,我们现在列出这系列双重束缚的示例来说明如何用它来促进催眠和治疗。治疗在元层面给了患者正面积极的感受,决定了患者会在治疗中选择接受其中一个可供比较的自由选项。因为患者是自愿来治疗的,目的是提升自己的福祉,因此患者至少会接受治疗师提供的一些选项。"移情"和"融洽"也通常是在无意识或元层面上运作的约束机制。在催眠中,我们可以认为催眠情境本身也是一种决定性的元层面,让催眠受试者可以在初级层面选择接受催眠治疗师所提供的可供比较的自由选项。在以下示例中,催眠受试者在初级层面上选择"何时(进入)"或"如何(进入)"催眠,但在元层面上受试者的行为已经被确定,那就是进入催眠状态。

"你是想现在还是过会儿进入催眠?"

"你是想站着还是坐着进入催眠?"

"您想体验浅度催眠、中度还是深度催眠?"

"你们中的哪位想最先体验催眠?"

"在体验催眠时,你想睁着眼睛还是闭着眼睛?"

上面的例子让我们很容易地想到，可以设计出无限多的双重束缚，以简单问句的形式呈现几个可比选项，好让其中一个被选择。治疗师的技巧在于找出对于患者最具吸引力和最具强化效果的双重束缚选项，让患者从中选择。

双重束缚问题是特别适合于艾瑞克森用体验来引发催眠现象的办法。于是：

“告诉我，你觉得右腿开始变得更麻还是左腿开始变得更麻？”

“是你的右手会先抬起吗，会先放下，会先移到一边，还是你的左手会这样？让我们拭目以待。”

“你的眼皮会变得更沉重而紧闭，还是会在这个姿势下保持舒适而张开？”

“你是想通过催眠来消除所有的疼痛，还是想留下一点疼痛作为身体状况的重要信号？”

“时间可以有不同的强度。它会被压缩，还是会被扩展？”

“你身体的哪个部位最沉？最温暖？最轻盈？等等？”

与意识和无意识有关的双重束缚

对于研究深层心理学（译者注：深蕴心理学，又称深层心理学，是一类主要研究无意识的心理学分支，代表人物弗洛伊德、荣格等）的学者而言，可能最吸引他们的双重束缚是那些以某种方式处理意识和无意识之间的界面的（Erickson，1964a）。其中许多双重束缚是在将受试者导入到催眠状态之中，例如：

“如果你的无意识想让你进入催眠状态，你的右手会抬起，否则你的左手会抬起。”

无论治疗师从受试者那得到的回应时“是”（右手）或“否”（左手），他实际上已经开始将受试者导入催眠状态之中，因为任何完全自发的反应（举起任何一只手）的前提都是受试者已经处在某种催眠状态中。这是一个特别奇怪的情形，因为这时双重束缚在初级意识层面上的请求，似乎会引起无意识或元层面上的变化。正因为这种可能性，人们才成为悖论的猎物。悖论虽然会引起问题，但也可以被用来促进治疗过程的第一阶段。在这一阶段，有时有必要打破患者旧有的和不充分的参考框架（他们的元层面），以促进创建新的和更充分的框架的可能性（Erickson，1954；Rossi，1973；Watzlawick，Weakland，& Fisch，1974）。

双重束缚也可以用来促进意识和无意识之间的创造性互动。当患者在意识层面上受阻或受限制时，治疗师仅仅需要指出该限制只在意识层面上即可，并可以按照以下方式来促进无意识：

“现在，你的意识做什么真的不重要，因为你的无意识会负责发掘意识尚未察觉或早已忘记的全新的可能性。现在你不知道这些全新的可能性是什么，对吗？但你的无意识可以自行处理这些可能性。那么它们该如何把这些新的可能性告诉给你的意识听呢？这些新的可能性会不会出现在你的梦里，还是浮现于某个安静深思的时刻？对此，你的意识层面会马上接受还是会感到惊讶地识别出它们？当这些想法出现的时候，你会不会正在吃饭，还是正在购物或开车？对此你一无所知，但当它们浮现在你心里的时候，你一定会欣然接受的。”

这类双重束缚会让意识因不明究竟而减弱，同时用一些不言而喻的道理来促进无意识的自主性，并推动无意识通过各种可能的方式与意识沟通。这时，处在双重束缚中的当事人，会因为元层面的正面积极感受而充满希望地期待着建设性的工作。然而，由于他的意识不能直接与无意识打交道，因此双重束缚让意识层面的局限性受到了遏制，直到无意识能通过一些充满创意的问题解决方式来将答案推送给意识。

魏森霍夫（1960）提出一个令人信服的观点：他认为我们语境中的“无意识”与弗洛伊德定义的“潜意识”是不一样的。我们所说的“无意识”类似于催眠中的手指信号，以及雪佛钟摆效应（Cheek & Lecron，1968），而普林斯（1929）将“潜意识”或并存意识定义为“当事人的人格不知道”但“又是意识和身体现象的决定性因素”的说法更为贴切（译者注：雪佛钟摆，Chevreul Pendulum，由法国催眠师雪佛所发明，一般用于初期的催眠敏感度测试）。为了充分地将双重束缚和催眠现象概念化，很可能在未来“元层面”一词可以有效地取代“无意识、潜意识并存意识”等标签，因为元层面可以更精确地定义，从而让我们运用符号逻辑、数学和系统论等工具来解决人类问题。

时间性的双重束缚

艾瑞克森经常利用时间作为双重束缚来促进心理治疗过程。典型例子如下：

“你想在本周还是下周改掉这个习惯？这也许有点操之过急。也许你要花更长的时间，如3～4周。”

“在今天的会谈结束之前，你的无意识会找到一种安全而有建设性的方式，将一些很重要的信息传达给你的意识。你真的不知道如何或者在何时意识到这些。现在还是以后。”

在解释这种治疗性双重束缚的使用时，艾瑞克森认为它们是促使患者与治疗师合作的方法。患者因为不知道如何消除症状或揭露创伤而体会到巨大的不确定性、恐惧和内心痛苦。这种治疗性双重束缚给患者的无意识提供了决断力，并为意识提供了合作的契机。

逆反（反向设置）的双重束缚

艾瑞克森给出了一些逆反（反向设置）的双重束缚的例子：①通过拉尾巴来促使小牛朝反方向跑；②通过禁止患者透露信息来促使他们透露信息；③利用拉尔的逆反心理让他喝牛奶。我们接下来将分析拉尔的例子，来说明逻辑类型论会如何解析逆反（反向设置）的双重束缚。

父亲从拉尔的行为表现和不吃晚餐的口头挑战中立即看出了拉尔的逆反心理。

意识到拉尔讨论的是一个原则问题，父亲的第一步策略是把战场从一顿完整的晚餐转移到一杯牛奶。

父亲随后定义了游戏的规则，并用话语将拉尔的逆反心理具体化，即拉尔的立场是“爸爸没法逼他做与牛奶有关的任何事”。父亲对于逆反（反向设置）的双重束缚心知肚明，但拉尔却蒙在鼓里。拉尔认为这是一场关于喝牛奶的意志比拼，当他这么想的时候，他处在初级和客观层面。拉尔没法看穿的是：逆反（反向设置）的双重束缚正在他的元层面左右着他。

然后，父亲给了儿子一个机会来操练这个逆反（反向设置）的双重束缚的机会，好让拉尔对此根深蒂固。接着，父亲便在初级层面向拉尔下达命令，从而在元层面将儿子锁定在逆反（反向设置）的双重束缚中。

父亲设定了一个计分表，清楚向儿子证明“有些事情他可以让拉尔做很多次”。当这点一而再再而三地被证实后，拉尔开始感到“绝望”——他知道在某种程度上自己一直在输，但他并不知道自己为什么会输，到底输在哪里，因为逆反（反向设置）的双重束缚作用于他的元层面，是无意识的。

父亲最终给出了关键性的命令“不要喝牛奶”，来完成双重束缚的设定。正当拉尔不得不举起牛奶杯要喝下去的时候，父亲在紧要关头告诉拉尔“喝下去”，这样他就不需要逼自己喝下去了，此举是为了挽救拉尔的自尊。

当且仅当游戏改为“我们一起喝牛奶”之后，拉尔最终还是喝了牛奶。拉尔最初的反抗心理被转化了；父子之间的冲突和对抗最终化解为一起喝牛奶的协同与合作。

不合逻辑的双重束缚

艾瑞克森经常利用不合逻辑的说法，如在双重束缚中随心所欲地插入各种缺乏逻辑的结论和荒诞不经的说法。正如艾瑞克森哄孩子“上床睡觉”的例子所显示的，当一个双重束缚不足以解决问题时，他会用上一系列的双重束缚。通常，他说出的双重束缚越多，其内容就越显得荒谬，只是孩子们意识不到这种荒谬，但他们的意识被这种荒谬所左右。在不合逻辑的双重束缚中，他会给出好几个听上去相似的选项，但它们彼此之间缺乏任何逻辑的联系。比如艾瑞克森会说“**你是想先洗个澡再睡觉，还是想在浴室里就直接穿上睡衣**”，当人们想要搞明白这些话不合逻辑和说不通的时候，会感到头昏脑胀。人们无法理解它，就无法反驳它，因此往往不得不转而赞同它。

精神分裂型的双重束缚

我们研究和对比了艾瑞克森所运用的双重束缚技术与贝特森等(Bateson et al., 1956)认为双重束缚是精神分裂症成因的研究，并发现了两者之间有趣的相似性和差异性(表 9-1)。

表 9-1　比较贝特森和艾瑞克森的双重束缚

贝特森理论中精神分裂性的双重束缚	艾瑞克森治疗中使用的双重束缚
需要两人或两人以上 儿童“受害者”通常陷入母亲的陷阱或父母和兄弟姐妹合起来的陷阱	需要两人或两人以上 通常，患者和治疗师处于积极的关系中
反复经历 双重束缚是反复发生的，而不是某次简单的创伤性事件	一系列的体验 如果一个不够，将提供一系列的双重束缚，直到其中一个生效

（续表）

贝特森理论中精神分裂性的双重束缚	艾瑞克森治疗中使用的双重束缚
第一个层面，主要针对被害者的负面禁令 不要这样做，不然我会惩罚你的	第一个，主要针对患者的积极指令 我同意，你应该继续……
第二个命令（警示） 在更抽象（元）的层面上与第一个命令相冲突，像第一个命令一样，被害者出于害怕惩罚或者感受到生存威胁的信号而不得不强制执行	第二个积极的暗示 发生在元层面上，促进初级（有意识）层面和元层面（无意识）之间的创造性互动。允许在这两个层面都作出反应，以解决僵局和冲突
第三个负面禁令（警告） 禁止受害者逃离现场	第三个（层面）积极的理解 （融洽、移情）将患者与他的治疗任务绑定，但如果他想的话，可以自由离开
最后，完整的因素是： 当受害者学会在双重束缚的模式下意识到他的经验体系，就不再需要全套（双重束缚）因素了	患者不再需要治疗，当他通过行为改变使他从移情和双重束缚中解脱出来

概括而言，我们注意到精神分裂性的双重束缚总是一些有着负面含义的禁令，这些禁令会在元层面或抽象层面上强制受害者执行，而在初级层面上受害者对此毫无控制。相反，艾瑞克森治疗的双重束缚总是强调在元层面上的积极一致性，并在初级层面上提供给患者可以拒绝的替代方案。艾瑞克森说："当我让患者陷入双重束缚的困境时，他们会在无意识中感受到，我永远、永远不会强迫他们非要保持在那里。他们知道我随时都会让步。然后，我会在其他情况下让他们陷入另一种双重束缚之中，看看他们是否能够用于建设性的改变，因为它充分满足了他们的需求。"因此，对于艾瑞克森来说，双重束缚是一种有用的方法，它能为患者提供进行建设性改变的可能性。如果一个双重束缚不合适，艾瑞克森就会试另一个，直到他找到那把开锁的钥匙。

双重束缚在运用时的伦理与局限

正如艾瑞克森在他早期对双重束缚的探索中所指出的那样，该技术的使用有很大的局限性。当该技术运用在治疗环境时，患者是否对于治疗的元层面有着正面积极的感受决定了他们是否会做出某些选择。患者往往是出于对治疗整体元层面的好感才会接受"苦药"。

如果患者对整个治疗的元层面并没有正面积极的感受，只要呈现的选项不是强制的，患者大可以自己选择拒绝所有的选项。如果我们走到一个陌生人面前，问他"你是给我 10 美分还是给我 1 美元?”在大部分情况下,我们显然都会被拒绝,因为我们和陌生人之间不存在某个元层面的感受,会让陌生人不得不接受我们提供的备选方案之一。当然,如果这个陌生人碰巧乐善好施,那么他本身性格中的利他倾向就构成了某种元层面上积极的感受,并决定我们至少能得到 10 美分。

当然,当人际关系或元层面是竞争性或负面的时候,我们不会指望当事人在不知情的初级水平上会接受我们给出的双重束缚的任何选项。正如艾瑞克森发现的那样,辩论的竞争性会让双重束缚产生负面的感受,除非双重束缚的选项有利于辩论的另一方。对于彻底负面的战争或伤害情形下的双重束缚,例如“你希望我先揍你鼻子还是先踢你牙齿?”,我们可以肯定对方会拒绝所有的选项。因此,治疗意义上的双重束缚技术应仅限于患者对治疗的元层面有着正面积极感受的情形。因此,建构正面积极的治疗元层面,辅以在患者不知情的初级水平上给予其自由选择,定义了运用双重束缚技术时所应遵循的伦理要求。

对双重束缚的研究

鉴于双重束缚技术临床应用的成功极大取决于融洽的医患关系和对于患者独特个性的认识,我们可以预测该技术很难在实验中取得积极的结果,因为实验只能将某种标准化的流程应用在大量受试者身上,对于这些人的个体差异几乎一无所知。因此,在标准化的实验条件下,哪怕某项双重束缚技术有着统计意义上的成功率,也很难有任何临床的借鉴意义。然而在标准化的试验条件下,运用一系列的双重束缚技术来共同引发某个单一的行为或几个密切相关的行为,相比单一技术的实验更有可能产生显著的实验效果。这类研究的第二个主要困难是,实验很难定义和识别对于特定当事人而言,到底什么才算是双重束缚。贝特森评论说,许多人进行了大量荒唐可笑的实验,自认为可以精确计算一场对话中有多少个双重束缚(Batescn, 1974)。这是做不到的,就像你也不可能精确统计一场对话中到底说了多少个笑话一样。

为了能够精确计算对话中双重束缚和所有可能算作笑话的数量,理论上实验者必须能随时读取和理解当事人大脑中完整的联结网络。这毫无操作性可言,用计算机也无济于事。当然,实验者也可以编写双重束缚的程序,程序产生的双重束缚可以作用于事先输入到计算机里的有限联想网络。在另一个层面上,我们期待可以进行更为有趣的研究。例如,研究拉尔案例中那种简单的反向设置双重束缚会影响人们的哪些生理参数。

除了贝特森（1972）将双重束缚与再学习联系在一起外，对于动物和人类在反转偏移（译者注：这个术语指的是，在涉及两种选项的辨别实验中，初始判定条件的反转。例如，在初始训练中，白色刺激被指定为正确，黑色刺激被指定为不正确。反转意味着，在训练的后期，黑色变为正确，白色变为不正确）和非反转偏移（译者注：这个术语指的是，在涉及两种选项的辨别实验中，初始判定条件的变化，使得在训练的初始阶段不相关的刺激在后期成为相关的刺激。例如，在涉及正方形、圆形和其他形状的初始训练中，白色形状可能被指定为正确，黑色形状可能被指定为错误。在之后的训练中，正方形可能被指定为正确，圆圈可能被指定为不正确）方面的实验工作（Kendler & Kendler，1962）提出了将双重束缚与基础学习问题相联系的研究范式。鉴于双重束缚是驱动所有形式的人类行为的本质特征，我们应该优先大力发展此类研究。

第十章

各种形式的间接暗示

米尔顿·艾瑞克森　欧内斯特·罗西

节选自发表在1976年第28届临床和实验催眠学会年会上，题为《米尔顿·艾瑞克森的催眠引导方法》。

一个多世纪以来，人们一直在研究和探讨什么才是催眠暗示（Tinterow, 1970; Weitzenhoffer, 1953, 1963）。最近，魏森霍夫（1974）公布了一些实验数据，说明要区分直接指令和催眠暗示仍然困难重重。实验研究的基本问题是如何识别催眠暗示正在起效，因为关键得要区分催眠治疗组和实验对照组。而理解催眠暗示的本质也是临床催眠和心理治疗的基础，一般而言，在临床催眠与心理治疗时，执业者关心的才是促进治疗进展最有效的手段。

在传统意义上，当人们说起清醒暗示或催眠暗示时，通常指的是直接暗示，即催眠师给受试者一个明确和直接的要求，让受试者给出特定的反应。要么是某种形式的间接暗示，这时催眠师的暗示和受试者反应之间的联系并不那么直接或明显。人们普遍认为，催眠师的声望和权威的重要性，催眠常用的目标导向幻想（Barber, Spanos, & Chaves, 1974）中所体现的三原则［重复、顺势而动（同态反应）、逆势而为（异态反应）的原则］，以及对于意念感觉和意念运动过程的唤起等共同构成了（Weitzenhoffer, 1957）直接暗示的基础。然而，哪怕是最早期的研究者也意识到间接暗示的动力系统更为复杂。人们认为间接暗示取决于受试者的个性，也许正因为如此，间接暗示往往会比直接暗示更有效。在本文中，我们将首先回顾研究者们是如何理解间接暗示的。接着，我们会概述自己的看法，并描述我们认为在临床催眠治疗中已经发现的有效的间接暗示。

关于间接暗示的早期观点

最早认识到受试者的个性在理解间接暗示基本动力时特别重要的研究者之一是阿

尔伯特·莫尔，在他关于《催眠术》的一书(1890)里，他这么阐明观点：

就这样，通过某种类似间接暗示的过程，催眠受试者补充和完成大多数的暗示使其(变得)完整……来自外界(催眠师)的暗示并非仅仅引发某个孤立的催眠现象，而是会基于受试者的个性和接受过的催眠训练引发一系列其他的心理过程。当我(艾瑞克森)对受试者说："来，拿走这瓶古龙水！"时，他不但相信自己正感觉到(实际空无一物)把香水瓶子握在手里，还相信自己正看着瓶子并闻到了它的香味，而我并没有在刚才那句暗示上做任何补充。简而言之，受试者全凭自己补充并完成了这个暗示。这是一种很常见的现象。

在这个示例中，莫尔意识到受试者在催眠师最简单的基础暗示(一瓶古龙水)上自行补充了香水瓶子的视觉和嗅觉感受，使其更加完整，并显然很享受。例子虽然简单明了，但它清晰说明了间接暗示的一个基本和最重要的特征：受试者自身独有的联想和行为潜能对他的催眠反应做出重要的贡献。

西迪斯(1898)对非语言的间接暗示的作用有一段更加说明问题的描述，如下所示：

"实验者并没有明确告诉催眠受试者该做什么，只给受试者一件物品、一个动作或一个手势，它们以各自无声的方式告诉受试者该做什么。让我举几个例子来把我的意思说得更清楚：我会展开受试者的手臂让它变得僵硬，同时，我会用一根铁棒来按压他的手臂。于是，在下次催眠时，只要铁棒触碰到他的手臂，他的手臂就会变得僵硬。我让受试者拼写'Napoleon'(拿破仑)这个词，当他正写到'p'的时候，我会伸出自己的手臂并让它显得僵硬起来。受试者开始变得结结巴巴；嘴唇肌肉抽搐着，并收缩和僵硬起来。这类暗示可以被恰如其分地称为间接暗示。"

这个例子意味着联想原则和泛化的心理机制在对受试者起作用，即仅凭一根铁棒或催眠师僵硬的手臂就足以让受试者的面部肌肉变得僵硬起来，这种心理机制也是间接暗示过程的主要特征。在接下来的文章里，西迪斯还说明了相邻律、相似律和对比律等心理机制也能促发受试者以自身独特的心理动力来补充和完成暗示所需的催眠反应(译者注：四大联想律指联想遵循四种规律，即相邻律、相似律、对比律和因果律，其中前三者统称为三大联想律)。

简而言之，当催眠暗示里的意念或命令能被催眠受试者直接或间接地充分领会时，我们就得到了我称之为顺应式暗示的暗示类型。

然而，受试者未必会立即接受领会“顺应式”暗示并将其完全付诸实施；相反，受试者可能会想到些别的，要么是与暗示的意念密切相关的想法，要么是暗示的意念使他很容易联想到的念头。举例而言，催眠师给受试者一个催眠暗示：他醒来时会看到一头老虎。然而当受试者被唤醒时，他看到的却是一只大猫。又比如，催眠师给受试者的催眠暗示是：他醒来时会偷走放在桌子上的钱包。然而当受试者被唤醒时，只见他走到桌前，拿的不是钱包，而是靠近钱包的铅笔。消费者并不总是不折不扣地选购推销员推荐的那件商品，而往往会选择与之密切相关的商品。哪怕某个暗示没能见效，受试者仍然会以某种间接和曲线的方式来实现它。人们并不总是听从别人的建议；有时候他服从的不是听到的建议，而恰恰是与之相邻、相似或形成对比的其他想法。相比之下，催眠暗示尤为有趣，因为它经常会让人反其道而行之。当某个催眠暗示里的意念并未实现，然而某个与之相关的念头却得以实现时，我称这类暗示为间接暗示。

受试者往往会在催眠师提供的刺激和暗示基础上，调整或实际上构建自己独有的催眠反应，这是一项核心洞见。它消除了人们一直以来将催眠受试者视为被动的、由催眠师操控的机器人的普遍误解。

有关间接暗示的动力学和有效性的另一种观点来自巴甫洛夫学派的普拉托诺夫（1959）：

“在间接言语暗示中，暗示能否实现，通常必须借助特定的对象或影响方能体现。例如，一个清醒的催眠受试者被告知，他拿到的淡而无味的白色粉末是一种助眠剂。受试者在服用该白色粉末后即刻入睡。”

这个例子说明：间接言语暗示是由第二信号系统的刺激（暗示的语句）和第一信号系统的刺激（白色粉末状的安慰剂）之间形成的条件联结，以及暗示效果（暗示引发的某些现象或行为）的实现构成的，这三项组成元素中的每一项都与受试者过往经验有着明确和直接的大脑皮质联系。与此同时，间接暗示也可以让受试者推迟执行暗示的时间。因此，暗示的实现不仅要借助明确的对象（或词语或地方），还取决于暗示所设定的确切时间。时间因素会让暗示语言本身的影响逐渐消退，并最终隐为背景。换言之，言语暗示会变得不那么有效。在这个案例中，重要的恰恰是暗示得以实现的条件反射，因为条件反射不但有助于减少催眠受试者的主观批判，有时还能让受试者对被暗示的状态或行动采取更为直接和不加批判的态度。这充分体现在奥古斯特・弗雷尔的名言里："暗示越隐蔽，就越有力"（Osiro et al.，2012）。

即使在受试者清醒的情况下，间接暗示也能成功运用；它的暗示影响要远大于直接暗示。对于不服从直接暗示的受试者，间接暗示常常能有效地施加影响。即便篇幅如此紧凑的概述，也揭示出了间接暗示一些特别有趣的基本特征：①间接暗示允许受试者的个性、受试者过往的生活经验，以及受试者的独特潜力得以显现；②间接暗示包含了与学习相关的经典心理动力学过程（如联想、接近、相似、对比等），这些心理过程在无意识层面或多或少都发生着；③间接暗示往往能绕过意识的评判，正因如此会比直接暗示更有效。

这些基本特征完全符合我们的经验（Erickson，Rossi，& Rossi，1976；Erickson & Rossi，1976），我们将催眠引导和间接暗示的微观动力学总结为一个五阶段的过程：①注意力的固着；②弱化意识定势和习惯性框架；③无意识搜索；④无意识过程；⑤催眠反应。我们认为间接暗示从本质上讲是一种能够启动无意识搜索并促进受试者无意识过程的暗示，以至于当受试者意识到自己的反应时，他们通常会感到有些许惊讶。然而，在通常情况下，受试者甚至不承认自己接受了间接暗示，意识不到间接暗示如何引发并部分建构了自己的行为。

接下来，我们将简单罗列并举例说明艾瑞克森在催眠治疗实践中习惯运用的各种形式的间接暗示。至于这些间接暗示形式的科学性如何，我们将不做任何主张。虽然它们的确反映了大量的临床经验，但我们只能提供一些并不系统的推测来说明我们如何理解它们的有效性。我们还需要许多其他研究人员的共同努力，用实验来评估这些间接暗示形式在一般沟通过程，以及催眠治疗应用中的有效性和价值。

间接暗示的各种形式

- 间接联想聚焦。
- 利用意念动力过程和时间的事实陈述。
- 用来聚焦、暗示和强化的提问。
- 弦外之音。
- 治疗式束缚和双重束缚。
- 复合暗示：说"是的"肯定定势（"是"定势）、强化、震惊和惊讶（出其不意）。

- 条件联想和联想网络。
- 隐含性指令。
- 开放式暗示。
- 涵盖所有反应可能性的暗示。
- 对立面并置。
- 解离和认知超载。
- 其他间接方法和催眠形式。

1. 间接联想聚焦 间接暗示最简单的形式就是：提起某个相关的话题，但又不明显指向催眠受试者。艾瑞克森喜欢举的例子是：治疗师如果想让患者谈论他们的母亲，最简单的办法就是治疗师先聊起自己的母亲。这个话题会在患者脑海中开启一个自然而然的间接联想过程，让患者对自己的母亲产生明显的自发联想。艾瑞克森并没有直接问起患者的母亲，因此直接提问可能会引发的常规意识定势和心理框架（如心理防御）就被绕开了。同理，艾瑞克森在做团体催眠时，他会和甲谈论他心目中希望目标受试者乙将要体验到的催眠现象。当他在和甲谈论手臂悬浮、幻觉的感知觉或其他任何催眠现象时，目标受试者乙会自发或者无意识地产生自然而然的意念运动或意念感官反应。艾瑞克森会抢在目标受试者乙的阻抗和对其自身能力的限制性信念干扰之前，利用这些自发且通常未被意识到的内部反应来“启动”目标受试者乙的催眠体验。

同样的，在治疗中艾瑞克森也会利用间接聚焦联想帮助患者认识到问题出在哪里。艾瑞克森会针对一系列的话题（S^1、S^2、S^3、S^n）等发表评论或讲述故事，所有这些话题都指向一个共同的“聚焦的”联想（S^1），因为艾瑞克森猜测这与患者的问题有关。患者有时会很想知道，艾瑞克森在治疗期间谈论这些有趣但显然不相关的话题到底用意何在。然而，假如话题 S^1 的确和患者的问题有关，患者会经常发现自己在以一种令人惊讶和引人深思的方式谈论这个话题。哪怕艾瑞克森猜错了，患者的问题与话题 S^1 没有关系，那也不会有什么损失；这时患者的联想网络就不会对话题 S^1 特别的关注，以至于 S^1 最终不会浮现到患者的意识和言语的层面上。要是这样，艾瑞克森就会接受自己猜错了，并继续探索另一个联想网络。这种间接联想聚焦法是艾瑞克森所称的“散布式”的基本过程。

2. 利用意念动力过程和时间的事实陈述 意念动力聚焦的基本单位是事实陈述，所谓事实陈述，是某种关于行为的简单的陈述，由于经常能体验到该行为，因此患者无法对此加以否认。在我们大多数的案例演示中，我们发现艾瑞克森经常谈论某些心理生理过程或心理机制，好像他只是在向患者描述某些客观事实。事实上，这些口头描述可以充当某种间接暗示来引发患者基于联想和习得模式的意念动力反应，这些联想和习得模式早就存在于患者的日常生活经验中了。在日常对话时，人们“普遍的现实定向”（Shor，1959）往往会对于自己的主观反应进行适当的检查。然而在催眠状态下，当患者的注意力固定并集中时，患者习惯性思维模式的某些局限会被暂时弱化，以下的事实陈述实际上可能会让催眠受试者偏离暗示行为的字面和具体体验。

- 你一直都知道怎么去体验舒服的感觉，就如同阳光洒在皮肤上那温暖感觉。
- 每个人都有点头说“是”或摇头说“不”的体验，哪怕没有完全意识到这一点。
- 我们知道当你睡着的时候，你的无意识可以做梦。而当你醒来时，你可以很容易忘记那个梦。

另一种重要的间接暗示形式是包含时间的事实陈述。艾瑞克森很少会在不加入时间变量的前提下直接暗示患者做出某种特定的行为反应，而且他会让患者自己去定义这个时间变量。

- 你的手，迟早会抬起（你的眼睛，迟早会闭上，等等）。
- 一旦你的生理系统准备好让它离开，你的头痛（或疼痛）就会消失。

3. **用于聚焦、暗示和强化的提问**　最近研究（Sternberg，1975）表明，当人们被提问时，大脑会在无意识层面持续不懈地对整个记忆系统进行彻底的搜索，哪怕意识层面上已经找到了显然令人满意的答案也不会停下来。大脑也会以每秒扫描 30 项的速度持续进行，即使当事人对此毫无察觉。这种无意识的或自发的无意识搜索和心理过程的激活是艾瑞克森间接方法的精髓，他着力于利用患者尚未意识到的潜能来唤起催眠现象和治疗反应。

某些意识头脑无法回答的问题是特别有价值的间接暗示形式。这些问题往往会激活无意识的心理过程，并启动自发的反应，而这恰恰是催眠行为的本质。下面的例子显示了如何通过一系列的提问聚焦注意力从而启动催眠状态、强化舒适感，并引发催眠反应。

- 你是否想找个点并舒服地盯着它看？当你一直盯着这个点看的时候，你的眼睛是否会感觉有点累，想眨眨眼？
- 当你身体的某些部位开始体验到催眠状态所特有的舒服时，这些部位会立即歇下来还是会先有些颤动的感觉？
- 当你的眼睛就这样一直闭着，甚至完全不想睁开的时候，舒服感是不是在不断加深？

- **当你在做一个愉快的梦的时候，你多久会忘记自己的眼睛，并开始慢慢地点头？**

这一系列提问从患者需要有意识选择和主观决断的问题开始，以一个只能由无意识应对的问题结束。这种提问方式的一个重要特征是，它能确保成功，因为哪怕患者没有任何的反应，催眠师依然可以接纳并将其视为对提问有效的和有意义的回应。这种提问方式的另外一个重要特征是，每个问题都提出了一个可观察的外在反应，这为治疗师提供了患者在多大程度上遵从暗示的重要信息。这些可观察的外在反应都与催眠体验的重要内在方面有关，因此可以被看作这些内在方面的外显指标。

4. 弦外之音　理解艾瑞克森如何运用弦外之音可以让我们找到他间接方法最清晰的模型。请看下面的例子，一句话看似说的都是显而易见的事实，却包含了多重的弦外之音。

- **心理功能的复杂性。**

这是一个关于心理学的事实陈述，它能启动让受试者内心说"是"的定势模式或者接受暗示的心理惰性。

- **进入催眠状态后你会发现。**

在说这句话的时候，催眠师轻微地用语音强调了"会发现"，暗指患者不但将进入催眠状态，还会在催眠状态中发现某些重要的东西。

- **你可以做很多事情。**

这句话的弦外之音是：重要的不是治疗师做了什么，而是患者做了什么。

- **并且它们远远超出了你的想象（停顿）。**

在这里，停顿的弦外之音是：患者的无意识现在可以去搜索，去探索以前从未想象到的潜能。这让患者建立一种不寻常现象或催眠现象的预期。

在设计弦外之音的时候，重要的是，治疗师应该认识到自己只提供了某个刺激，而暗指的催眠表现则交由听者在其无意识层面生成。所有效果最佳的暗示都激发了听者自身的联想和心理过程并让听者产生自动化的行动；正是听者心理过程所产生的这种自动化的行动创造了催眠体验。

上文列举的弦外之音是通过联想来起作用的，它取决于治疗师激发患者有益自己的主观反应的能力。相比之下，更为正式的实质蕴涵（译者注：由罗素和怀特海所使用的术语，表示的形式如"如果 p 则 q"的陈述中两个命题 p 和 q 的真值函项）已经被仔细定义为"如果……就……"的因果关系，其效果（Copi，1954）则取决于客观的语言结构，应用也更为广泛，甚至不需要理解患者的主观世界。

举个最简单的例子，艾瑞克森可能会说：

- **如果你坐下来，你就可以进入催眠状态。**

或者可以表述为：

$\underline{S \supset T}$

其中：

$\underline{S}$= 如果你坐下来。

$\underline{\supset}$= 那么（实质蕴涵的标志：如果……就……）。

$\underline{T}$= 那么你就可以进入催眠。

举个更加复杂的例子，艾瑞克森可能会说：

- **如果你坐下来或者躺下来，那么你就可以进入催眠状态。**

或者可以表述为：

$\underline{(S \vee L) \supset T}$

其中：

$\underline{S}$= 如果你坐下来。

$\underline{V}$= 或。

$\underline{L}$= 躺下。

$\underline{\supset}$= 如果……就……。

$\underline{T}$= 你就可以进入催眠。

当治疗师以向患者提供两种或两种以上备选方案的方式说出暗示，而且所有备选方案都将导致同一个期待的反应时（在本例中为：进入催眠状态），我们将这种情形称作治疗式束缚。

5. 治疗式束缚和双重束缚 治疗师会给出两个或更多的选择，任何一个选择都将引发治疗师想要的治疗反应，并通过简单提问的方式来进行。

- **你想体验浅度、中度还是深度催眠状态？**
- **你想现在还是几分钟后进入催眠状态？**

当患者的意识头脑进行比较辨别，并在备选方案中做出选择时，我们说这是“一重束缚”。当患者的意识头脑无法在备选方案中做出选择时，我们可以更恰当地称之为“双重束缚”，因为这时的选择会被放到头脑的另一个层面来进行。头脑的另一个层面，有时被称为元层面（Bateson, 1972, 1975; Watzlawick, Beavin, & Jackson, 1967; Sluzki & Ransom, 1976），人们将其概念化为：一个无意识或自发的心理过程。

通常，我们会将受试者导入催眠并给予一定的催眠训练，主要是让他们对先前掌控的行为学会放弃（例如，在手臂悬浮时，让他们不再主动抬起手臂，而是学会不自觉地抬起手臂；或者让他们停止主动的书写行为，进而学会自动书写等的控制权）。这种在被称为“催眠治疗情境”的特殊环境中让受试者放弃之前控制领域的做法其实是一种演练，目的是让他们忘却之前过度学习、适应不良、过于僵化的心理框架，这些心理框架恰恰阻碍了受试者充分运用自己的潜能。催眠疗法的训练可以帮助患者忘却内心习得的限制。一旦他们能从习得的限制中解放出来，就能意识到自己有能力形成全新的、更具创造性的行为模式，而这个过程就是治疗改变的本质。而意识与无意识的双重束缚则是实现这些目标的基本途径。

意识与无意识的双重束缚是我们用来描述催眠方式的一个术语，它是艾瑞克森大多数工作的基础。艾瑞克森经常在催眠引导开始前向受试者讲述意识头脑和无意识头脑之间的功能差异。这样更有利于患者接受之后的双重束缚，而双重束缚的前提是我们无法刻意地控制自己的无意识。因此，意识与无意识的双重束缚往往能阻断患者习惯的自主行为模式，这样一来，患者只能在更加自发和无意识的层面上调整自己的催眠反应。例如，受试者对以下暗示产生任何的催眠反应都需要他体会到艾瑞克森所说的那种内心专注的催眠状态。

- 如果你的无意识想让你进入催眠，你的右手将会抬起。否则你的左手将会抬起。
- 你甚至不必听我说什么，因为你的无意识在这儿，它可以听到它需要听的话，并以正确的方式做出反应。
- 而且你的意识做什么真的不重要，因为你的无意识会自动做它需要做的事，并达成麻醉（年龄回溯、木僵等）的效果。
- 你说过你的意识头脑是不确定和混乱的。这是因为意识头脑确实会遗忘。然而我们也知道无意识也确实可以发掘出那么多的记忆、图像和经验，并将它们提供给意识头脑，这样你就可以解决那个问题了。那么，无意识会在什么时候将所有这些宝贵的学习成果透露给你的意识知道呢？在梦中吗？在白天吗？是飞快的还是慢慢的？是今天？还是明天？

患者显然无法在意识层面回答这些问题，所以只能依赖其无意识或元层面的心理功能来回应这些问题。

那些受试者无法通过主观刻意来达成的暗示，往往会唤起治疗式双重束缚。

- 随着你持续在催眠状态中休息时，你的疼痛（或症状）是变得越来越强烈呢，还是慢慢消失了?

- 它有没有慢慢改变了它的位置?
- 告诉我在接下来的几分钟里你注意到的疼痛(或症状)的任何变化。
- 当疼痛部位开始出现温热或清凉、刺痛、麻木或变化的感觉时,让你的头开始非常、非常缓慢地点动。

无论患者针对这类暗示产生什么样的体验,都是朝着治疗改变的方向在发展。例如,哪怕疼痛加重了,患者也落入了某种治疗的双重束缚,因为他们当下的体验是:自己对疼痛有一定的控制力,之前他们觉得疼痛是完全不可控的。如果一个人能让疼痛加剧,这意味着他也可以让疼痛减轻。这就是以症状为处方来应对症状行为的双重束缚技术的基础(1967,有许多例子)。举例而言,在治疗体重控制问题时,艾瑞克森经常暗示一个 180 磅(82 千克)的超重患者要首先学会“多多地吃,吃到 185 磅(84 千克)”。不管患者在执行暗示时忧心忡忡还是开心不已,他仍然在不知不觉中学会了对于看上去不可控的事情施加某种控制。当患者有了这种控制的体验后,患者被要求“多吃点再多吃点,保持 182 磅、181 磅、180 磅、178 磅、175 磅(等等,直到降至适当,1 磅约 0.45 千克)的体重”。

这种对症状施加控制的办法,事实上是与我们之前使用的意识与无意识双重束缚的相反,就是后者通过将自主行为转化不自主的行为来促进催眠的导入。双重束缚一个迷人而又鲜为人知的特点是,它能让之前自主的行为变成不自主的行为;反之亦然。在某种程度上,“双重束缚”能在元层面上帮助我们将日常行为中自主或不自主的(行为)转变为它的反面。因此,当患者出现他们认为无法控制的症状或问题时,“双重束缚”是一种能帮助他们体验并逐步建立控制的有效手段。而当人们的心理问题是因为他们意识不到也用不到自己的潜力时(例如,在任何领域里表现糟糕的人),双重束缚常常能帮助他们逐渐取得对这些潜力的控制,并将转化为自己的既定能力。

在这篇文章里,我们之所以强调了意识与无意识的双重束缚,因为它最容易理解,应用也非常广泛。然而,在大多数现实生活中,那些对于双重束缚中的日常信息起到框定和修改作用的元层面可以通过许多方式或许多渠道来实现。海利在谈及双重束缚理论的发展时,有这样一段简洁的描述(Sluzki & Ransom, 1976)。

按照层次分类或逻辑类型角度来分析沟通时,沟通的复杂性会愈发明显。目前,沟通的“渠道”至少有四个(言辞、声音、肢体动作和上下文的语境),各个渠道发出的信息都彼此限制,因此属于不同的逻辑类型,在每个渠道中,任何限制另一个信息的信息也都属于另一种逻辑类型。这样看来，元沟通层面的数量将会无穷无尽。研究沟通的总体趋势是将沟通简化为两个层次的信息，以及限定这两个层次的第三个层次。

由此可见，沟通，尤其是催眠中的沟通，比我们意识到的要复杂得多。资深（老道的）心理治疗师和传统智慧都认识到这一点，即无论我们的意识有多发达，比起无意识来说只不过是沧海一粟。

6. **复合暗示**　艾瑞克森催眠治疗中一个特别简单的方式就是使用复合暗示。最简单的复合暗示包含两句话，之间用一个“而且”或轻微的停顿来连接。其中前半句话是个明显的事实陈述，用来开启一套让受试者在内心说“是的”或者接受暗示的组合句，后半句话则是催眠暗示。

当艾瑞克森的一个女儿从牙齿矫正医生那里回来时，艾瑞克森说：

- **你满嘴的矫正装置让你很不舒服，而且要适应它将是一项艰巨的工作。**

这句话的前半部分是一个事实陈述，表达的是他女儿不可否认的很不舒服的现实。用“而且”来开头的后半句是一个暗示，暗示她会“适应它的”，而且不会让它困扰自己。艾瑞克森经常使用一系列的事实陈述来建立在受试者的内心说“是的”或者接受暗示的心理惰性，这样一来受试者会更容易接受之后听到的暗示。

一种更微妙的复合暗示是：

- **就盯着一个点看，并且我要和你谈谈。**

在这个例子中，治疗师能控制自己的行为（我要和你谈谈），并且仅仅通过交谈就能强化“就盯着一个点看”的暗示。

催眠师也可以利用复合暗示的前半句，让患者产生震惊或惊讶的感觉。震惊或惊讶会让患者的习惯性意识受到抑制，患者会期待和需要进一步的“解释”来解决震惊。当然，这个“解释”实际上是以暗示的形式出现，而患者正需要这样的解释来重新建立他的平衡。任何带有感情色彩的词语或意念都可以被用来引发患者的震惊，然后催眠师再用治疗暗示来解决患者的震惊。

- **你可以在内心隐秘的空间里平静地审视自己从没告诉过别人的私密感受，这会帮助你解决当前的问题。**

在这个句子里，“私密感受”往往会引发震惊，然后催眠师可以通过治疗暗示来解决震惊。这种利用震惊和出其不意，并紧接着给出治疗暗示的方法用在触及患者最私密的联想时最为有效。

7. **条件暗示和联想网络**　还有一种形式的复合暗示（“条件”暗示），艾瑞克森会设置条件，让患者正常的自主反应取决于某个催眠暗示的执行。在患者行为层次中层级较低的某种催眠反应，与患者行为储备中层级较高的，且往往正在发生的反应模式被关联到一起。患者发现正在进行的行为的势头很难停止，所以他只能简单地将催眠暗示作为完成已经开始并迫切需要完成的行为模式的一项可接受条件。这种条件暗示只是“搭便车”似的关联到患者正在进行的行为流之中。那些不可避免的和最有可能发生的反应取决于催眠反应的执行情况。就这样，艾瑞克森将几乎不会引起患者任何异议的方式，将他的暗示穿插在患者的自然反应流当中。

下面的一些例句被用来系统性地将受试者导入更深的催眠状态之中。

- **当你持续盯着那个点看的时候，你的眼睛会感到疲倦，并自行闭上。**
- **当你继续闭着眼睛坐在那儿的时候，你会发现自己变得更加放松和舒适。**
- **当你觉得越来越舒适的时候，你会意识到自己不想移动、不想说话或不想让任何事情打扰你。**
- **当你让身体的其他部分像一个好的催眠受试者那样保持不动的时候，你的右手会在纸上移动铅笔，自动写下你想在催眠中体验的东西。**

在前两个例句中，通过句子开头的“当……时”的催眠暗示被关联到后半部分正在进行的行为上。

在后两个例句中，句子开头首先描述的是正在进行的行为，然后再将其与句子后半部分的某个暗示关联到一起。

条件暗示的形式有很多。下面的范式说明了如何构建有条件的暗示，其中字母 B 表示受试者正在进行或将来必然会发生的行为，字母 Sg 表示催眠暗示。

当你 B 时，你可以 Sq(译者注：当你发生行为时，你可以暗示)。

当你 B 时，请你 Sq(译者注：当你发生行为时，请做暗示)。

不要 Sq，直到你 B(译者注：不要暗示，直到你发生行为)。

为什么在你 B 之前，不 Sq 呢(译者注：为什么不在你发生行为前，就做暗示呢)。

你离 B 越近，你就越能 Sq(译者注：你越接近要发生行为，就越能做暗示)。

在 Sq 之后，你就可以 B 了(译者注：做完暗示后，你就可以发生行为了)。

就这样，催眠师可以连锁般地将这些暗示紧密地关联在一起，形成一个互相强化的指令网络，从而逐渐在受试者内心形成一种全新的、自我一致的内在现实，我们称之为“催眠”。正是这种相互关联的网络的构建，形成了自己的路标、规则和“现实”，赋予催眠以“主体”或物质作为一种改变了的意识状态。

8. 隐含式指令 “隐含式指令”是我们给一种当前临床催眠中相当常见的间接暗示所赋予的标签(Cheek & LeCron, 1968)。隐含式指令通常包含三个部分:①具有时间约束力的引导语;②隐含(或假设)暗示;③某个作为完成隐含暗示信号的行为反应。例如:

- **一旦你的无意识知道。**

(1) 一个具有时间约束力的引导语,使得患者聚焦于随后的暗示。

- **这里只有你或我,或者只有你和我的声音。**

(2) 隐含(或假设)式暗示。

- **你的右手将降落到你的大腿上。**

(3) 表明暗示已经完成的行为反应。作者在结束催眠治疗时中经常使用以下的隐含式暗示:

- **一旦你的无意识知道。**

(4) 一个具有时间约束力的引导语,用来促进解离和对无意识的依赖。

- **下次我们在一起的时候,它可以舒适且轻松地回到这种状态去做建设性的工作。**

(5) 隐含暗示,暗示受试者很容易重新进入催眠状态,并以有利于治疗的鼓励方式来陈述。

- **你会发现自己醒来时感到神清气爽、精神抖擞。**

(6) 标志着上述暗示已经完成的行为反应。

当表示已经完成的行为反应,也是患者希望发生的必然反应时(如上面的例子)就会出现这样的情况,该行为反应会对暗示的完成产生激励作用。标志着暗示完成的行为反应发生在不自觉或无意识的层面。因此,执行暗示的无意识也会在完成暗示的时候发出信号。这种隐含式指令催生了一种隐蔽的内部学习状态。说它是隐蔽的,是因为没有人能看出它正在发生,它是完全发生在受试者内心的一系列反应,通常不存在意识的觉知,催眠醒来后也没有任何记忆。治疗师和患者只有在所要求的自动反应(如手指信号、点头、从催眠中醒来)发生时才知道暗示已经完成,这也标志着内部学习状态的结束。

上文所概述的艾瑞克森式隐含式指令可以用符号逻辑来分析,并在此基础上加以改进。其中,符号逻辑公式用标准字体来表示,艾瑞克森对于序列的使用则用下划线标注。

设立 $\underline{S}$ 为:一旦你知道这里只有你或我,或者只有你和我的声音在这儿,你的右手将降落到你的大腿上。

这时,$\underline{P}$:你知道这里只有你或我。

Q:你知道这里只有你或我的声音。

R:你的右手将降落到你的大腿上。

具有时间约束力的引导语"一旦你(的无意识)知道,"从逻辑的角度来看,可以表述为"在这之后的任何时候",这样 S 就可以变成为 S^1。

S^1:在这之后的任何时候,如果你知道这里只有你或我,或者如果你(的无意识)知道这里只有你和我的声音,那么你的右手将下滑落到大腿上。

这句话也可以简化为 S^{11} 的形式。

S^{11}:当 P 或 Q,则 R

通过使用实质蕴含(其中,时间序列可推测出),S^{11} 将具有以下形式:

$(P \vee Q) \supset R$

在这种逻辑形式中,如果 P 或 Q 成立,R 一定会发生。然而,R 确实发生了并不一定意味着 P 或 Q 的确在受试者身上发生了。实质蕴涵的逻辑属性是:只要其后果 R 是真的,它就是真的。在我们的案例中,只要 R 发生了,P 或 Q 就是真的,但不是 R 的必要条件。

正因如此,S 如果理解成 S^1 或 S^{11} 逻辑上就太牵强了。它会有其他的可能性。R 的发生可能是由 P 或 Q 以外的条件带来的;事实上,它也可能是因为 P 或 Q 没能发生导致的。

正因如此,当 S 被理解为 S^1 或 S^{11} 时,R 并不是证明 P 或 Q 实际上已经发生的充分信号。这可以解释为什么人们发现不同的受试者对 S 的反应有着很大的差异。不过,S 可以被理解为另一种形式,即 S^*。

S^*:你的右手就会降落到你的大腿上,一旦你知道这里只有你或我,或者只有你和我的声音在这儿时。

S^* 中的"一旦"可以有"只有当……时"的意思,因此 S^* 将被理解为 S^{**}。

S^{**}:你的右手才会降落到你的大腿上,只有当你知道这里只有你或我,或者只有你和我的声音在这儿时。

"只有当……时",像"当"一样,暗示了某个时间顺序(具有时间约束力的引导语),在这里只要用实质蕴涵来理解它就足够了,因此"只有当……时"可以解析为"除非",而 S^{**} 也可以表述为 S^{***}。

S^{***}:你的右手才会降落到你的大腿上,除非你知道这里只有你或我,或者只有你和我的声音在这儿的时候。

S*** 有以下形式。

S****：

R，除非 P 或 Q 的情况下。

：R⊃(P or Q)。

当 S 被理解为 S*** 时，R 的发生是 P 或 Q 之一已经发生的充分信号，因为与 S[1] 或 S[11] 不同，S*** 说：P 或 Q 是 R 的必要条件。

以上对艾瑞克森使用隐含式指令的分析表明，有些受试者会对这种形式的催眠暗示反应失败，究其原因很可能是隐含式指令仅从逻辑上讲太弱的，因为它不是催眠反应的必要条件。如果将艾瑞克森的原始陈述 S 重新表述为 S*** 后，从逻辑的角度有所强化，那么催眠反应就更有可能发生了。不过，这一点我们依然需要实证调查才能知道。如果发现 S*** 确实比 S 更容易引起合适的催眠反应，我们就有了经验证据来确认正确的逻辑表述对催眠暗示的重要性。

隐含式指令特别有趣，因为它类似于生物反馈技术。大多数生物反馈技术会利用某个电子设备来发出反馈信号，表明某种内部反应已经完成。而隐含式指令利用了患者自身的外在和自发的行为反应来充当内部反应完成的信号。两者之间的相似之处列举如下。

A. 意识被赋予一项它自己不知道如何完成的任务。例如：

- **将你的血压升高（或降低）10 个点。**
- **让你的右手变暖，你的左手变凉。**
- **提升你右脑皮质的 α 值。**
- **降低你额头肌肉的紧张度。**

B. 意识被赋予了一个信号，让它通过该信号来识别自己任何的行为变化是否正在朝着想要的方向进行。在生物反馈技术中，这是通过一个电子传感器来完成的，该传感器会测量生理反应（在上述例子中，血压、体温、α 波或肌肉紧张度），并把生理反应的任何变化通过仪表显示出来，这让受试者得以监控自己的行为。

对比而言，在隐含式指令中，患者的无意识系统扮演了传感器的角色，给出所需的内部反应（血压变化、体温等）已经完成的指标，并将其转化为意识可以识别的外显行为信号。

9. 开放式暗示　开放式暗示对于探索受试者当下可用的反应而言，具有特殊价值。开放式暗示在有意识选择和无意识决定的层面上都很有价值。当患者完全清醒时，开放式暗示允许他们自由选择各种备选的议题和行为。当患者在催眠状态时，无意识和自发的倾向得到促进，开放式暗示允许（他们的）无意识来选择最合适的体验（译者注：决定论，它排除自由意志，认为个性或行为由环境和自己不能控制的因素所决定）。

- **每个人都有不为自己所知的能力，这些能力可以在催眠中表现出来。**
- **各种记忆、思想、感受、感觉都会被意识头脑完全或部分地忘记。但无意识不会忘记，现在或以后只要无意识准备好了，你都可以在催眠状态中体验到它们。**

这一系列的开放式暗示，存在着极大的自由度，因此无论受试者的体验如何，都可以被接纳确认为有效的，并作为未来工作的基础。

10. 涵盖所有反应可能性的暗示　开放式暗示是一种开放的探索，寻求利用受试者可利用的任何反应倾向，而涵盖所有反应可能性的暗示则试图将反应集中在一个特别关注的狭窄范围内。当我们用一种迭代方法来获得对所需反应的持续接近时，这一点会得到很好的阐述。艾瑞克森用这种方法引发自动书写的范例如下。

- **你可以随意在这儿或在那儿涂抹乱画，也可以在这儿做个标记，在那儿画根线。**
- **你可以在这里写个字母，在那里写个字母。这里写个音节，那里写个音节。这里写个词，那里写个词。**
- **一个词跟在一个音节和一个字母后面。**
- **你可以拼错一个词。**
- **你可以缩写或写错字（等）。**

通过涵盖所有反应的可能性来促进暗示的经典例子是艾瑞克森（1952）的手臂悬浮指令。

- **很快，你的右手，也可能是你的左手，将开始向上抬起，或向下压，或根本不动，但我们很想看看会发生什么。**
- **也许拇指会先动，或者小指有点感觉正发生着什么，但真正重要的不是你的手是抬起来还是压下去，或者只是保持静止不动；而是你有能力充分感知你的手可能产生的任何感觉。**

在这个涵盖所有（或大多数）反应可能性的例子中，受试者可以按照自己的个性来选择反应方式，从而大大增加受试者产生这种或那种反应的可能性。这是一个确保成功的暗示，因为即使受试者没有任何的意念运动发生，这种可能性也被提到了（“它也可能压根不动”），并视为可以接受的反应之一。大多数涵盖所有反应可能性的暗示，都会给受试者带来他意识不到的影响，即他的注意力会被固定和集中，因此无论发生什么，都能促进催眠的进展。无意识被赋予了自由，可以以任意的意念运动方式来进行表达，而意识则被固定在观察即将发生什么的简单任务上。上述暗示的最后一段话（“充分感觉在你的手上，可能产生的任何感觉”）是一个间接暗示，暗示一种事实上不可避免的意念感官反应（每个人都可以感受到手的一些感觉）。于是，无论发生什么，都可以被当作一种成功的反应来体验。涵盖所有（或大多数）反应可能性的暗示可以作为一个起点来探索受试者可供其他催眠工作利用的反应类型。

11. 对立面并置　另外一种艾瑞克森式的间接催眠暗示形式是他惯用的对立面并置或者对立面并列。对立面并置似乎是艾瑞克森混淆技术的基本要素，但它也可能是一种利用某个自然心理机制来促进催眠反应的方法。金斯布姆（1974）曾经探讨过对立系统之间的平衡是一项基本的神经机制，本来就存在于神经系统的结构之中。因此，我们说的“对立面并置”也可能就是一种利用这一基本神经机制来促进催眠反应性的方法。在下文中，艾瑞克森显然在平衡着记忆和遗忘这两个对立系统，从而引发催眠失忆。这种形式上的“对立面并置”，实质上也是一种双重束缚：无论受试者跟着对立面的哪一面来行动，最终都会形成失忆。

- **你可以忘了要记得，或者记得要忘记。**

其他的对立面并置有：轻与重、暖与凉、放松与紧张，或几乎任何可以用语言描述的身体的对立系统。

- **当你的手感到轻盈并抬起时，你的眼皮会感到沉重并闭上。**

这种提升和轻盈与沉重和闭合的并置展示了对立系统之间的平衡。如果我们强调轻盈和悬浮，会让受试者失去平衡，于是沉重和闭上的眼皮往往会在主观、心理意义上试图重新恢复平衡，但这并非客观、生理意义上的平衡。

12. 解离和认知超载　可以给受试者多个任务来分离统一的意识领域。由此产生的解离状态是产生自发反应的最佳领域。当大部分意识都集中在第一项任务上的时候，第二个任务只能在解离状态下执行，且部分或者全部是自发完成的。当我们用手、头部或手指信号作为第二项任务时，情况尤其如此，如下所示。

- **我想让你看到有人正坐在那里，在这么做的时候，你可以好奇自己的手想要做什么。**

- **他们是会抬起来还是放下去？抬起左手意味着说不，而……**
- **抬起右手的意思是，是的，你将能够看到那边的视觉图像。**

有个有趣的例子，利用一系列令人困惑的可替代的反应让患者认知超载，最终让患者进入一种很容易接受暗示并被催眠的状态，列示如下。

- 你可以站起来或坐下来。
- 你可以坐在那张椅子上或另一张椅子上。
- 你可以走出这扇门或那扇门。
- 你可以回来见我，也可以拒绝见我。
- 你可以恢复健康或继续病着。
- 你可以改善，也可以变得更糟。
- 你可以接受治疗，也可以拒绝治疗。
- 或者你可以进入催眠状态，找出你想要的。

通过提供给受试者不熟悉的任务和多种可能的替代或相反的反应，可以促进受试者的解离状态。这种形式的暗示经常导致认知超载和困惑，让受试者削弱做出理性选择的能力，因此最终出现的反应更可能是真正的自发反应。举例如下：

- 你可以写下那个材料，却不知道它是什么。
- 然后，你可以回过头去发现你知道这些内容是什么意思，但你不知道自己刚才已经把它们写出来了。

这被称为双重解离的双重束缚（Erickson & Rossi, 1976），因为每个句子本身就构成一次解离：在第一句话里，"写出来"和"知道"自己写什么被解离开来了，而在第二句话里，"知道"自己写了什么和"记得"自己写过被解离开来了。

这种自动书写的设定，无论受试者是否知道写了什么或者是否记得自己写过，并不像看起来那样随意。对枕叶皮质二级区和视知觉功能的研究（Luria, 1978）表明，当大脑组织遭受一定的器质性干扰时，上述每一种可能性都可能以失认症的形式自然而然地发生。当某种特定的失认症出现时，它之所以会发生，肯定是某个对应的心理机制的正常运作受到了干扰。因此，失认症是识别分离心理机制的标签。我们称其为双重解离式双重束缚的暗示，很可能是利用了相同的自然心理机制。我们可以假设，这些心理机制在催眠状态中可以打开或关闭，但它们在正常清醒状态下通常是自发运行的。从这个角度来看，我们可以把"暗示"概念化，它不仅仅是语言上的魔法。经过恰当设计的催眠暗示可能利用了皮质功能的自然过程，这是大脑组织的二级和三级区域的特点。这些过程在功能上是合成和整合的，负责感知、体验、识别和认识的过程。因此，设计能够阻止或促进这些二级和三级区域的分离机制的催眠形式，有机会让我们极大地扩展对大脑功能的理解。

例如，只要仔细阅读卢瑞亚(Luria，1973)，就会发现催眠研究令人着迷的可能性。如果 T1、T2、T3……Tn 都是顶叶皮质可以测试的行为功能(Christensen，1975 年已经编写了一本这样的标准化测试手册)，我们可以学会通过催眠来逐渐增强或阻断这些相关功能中的一些。假如我们首先阻断了 T1、T2、T3 的功能，然后发现 T4 和 T5 也被阻断了，那么我们就能确定 T4 和 T5 的确与 T1、T2 和 T3 有关，它们都是由类似的神经心理过程所介导的。这样的研究不仅可以补充我们目前用来识别和追踪神经心理功能的方法，还提供了新的方法来确定某些形式的催眠暗示是如何由特定的皮质活动模式所介导的。论文作者强烈怀疑艾瑞克森(1943)在他的实验性调查过程中所报道的许多迷人的但似乎无法解释的心身相互关系很有可能就是由这样的神经心理过程所介导的。

表 10－1 是另一个双重解离式双重束缚的例子，借助符号逻辑进行了更详细的分析。

表 10－1　用符号逻辑来分析双重解离式双重束缚

艾瑞克森的原话	Symbolic Logic 符号逻辑
你可以作为一个个体醒来	P
但你不必作为一个身体醒来	—q
停顿	∨
你可以在身体苏醒时醒来	P—q
但认不出自己的身体	—r

P	=	个体醒来
—q	=	不必作为一个身体醒来
P—q	=	作为个体和身体醒来
—r	=	认不出你的身体
∨	=	或(理解)

我们可以把这句话的四个短语的含义解释如下。

短语 1：你可以作为一个个体醒来(P)。

第一个短语的意思简单而平常，患者可以接受这样的措辞，于是它形成了患者内心说“是”的心理惰性(是定势)。

短语 2.但你不必作为一个身体醒来(—q)。

第二个短语在上下文的语境下显得很奇怪，幸好艾瑞克森在说之后停顿了一下，好让它产生效果。综合来看这很明智，前两个短语(P—q)只有在以下背景假设成真的情况下才有意义：

(i) P—q(当他的身体醒来时，人就会醒来)。

(ii) 事实上，当且仅当q时，P发生，这等价于：

如果P发生，则q发生；并且，如果q发生，则P发生。

艾瑞克森将假设(i)授予患者(作为一种患者内心说“是”的定势)。于是患者事实上假定：假设(i)实际上指的是假设(ii)。但是艾瑞克森的第二个短语(—q)推翻了患者对假设(ii)的认定(此假设无效)。这种对假设中P和q的关联关系的分离，让患者非常吃惊，这是他通过震惊和解离的过程所经历的催眠现象的本质。也就是说，这句话打破假设(ii)中P和q的关联关系，为催眠现象创造了条件，即患者表现出P和—q(患者醒了，但他的身体没有醒来)。

同理可证，我们可以将第三和第四个短语分析如下。

短语3.当你的身体醒来时，你可以醒过来(P—q)。

作为一种患者内心说“是”的心理惰性(是定势)。

短语4.但你认不出自己的身体(—r)。

这句话再次打破了患者的某些假设，如下所示。

i) (P—q)r(人们在身体苏醒时醒来，并认出自己的身体)。

ii) 事实上，r当且仅当(P—q)(当且仅当你醒来时，既是一个个体又是一个身体时，你才会认识你的身体)。

我们再次发现，催眠现象的条件(P—q)—r(当一个人作为一个个体和身体醒来时，却不认识自己的身体)是通过打破通常一起发生的行为之间的关联关系来设计的。这当然不是什么新鲜事；催眠现象经常被概念化为一个解离的过程。在这个分析中，令人耳目一新的是分析艾瑞克森如何做到如此简单明了地仅仅通过一个短语的转折来实现这些解离的。

(1) (P . —q) v [(P . q) . —r]

我们可以用vel(“或”的逻辑连接词)来代替停顿，把整个一段话写出来。

与之前所有的例子不同的是，这个说法更加开放，因为众多结果中的任何一个都是可能的。我们可以通过重复应用分布，将上述情况简化为析取范式，从而确定行为的逻辑可能性，如下所示。

(2) [(P . —q) v (P . q)] . [(P . —q) v —r]

(3) {(P . 一q) . [(P . 一q) v 一r]} v {(P . q) . [(P . q) v 一r]}

上述析取的前半部分解析如下:

(4) (P . 一q) . [(P . 一q) v 一r]

(5) [(P . 一q) . (P . q] v [(P . 一q) . 一r]

(6) (P . 一q) v [(P . 一q) . 一r]

等式(3)的后半部分解析如下:

(7) (P . q) . [(P . 一q) v . 一r]

(8) [(P . q) . (P . q)] v [(P . q) . 一r]

[(P . q) . 一r]

将解析的方程式(6)和方程式(8)组合在一起,我们得到:

(9) {(P . 一q) v [(P . 一q) . 一r]} v {(P . q) . 一r}:或更简单地说

(10) [P . 一q] v [P . 一q . 一r] v [P . q . 一r]

因此,艾瑞克森最初声明的可能结果,可以做如下的解读。

1) 你可以作为一个个体醒来,但你不必作为一个身体醒来。

2) 你可以作为一个个体醒来,但你不必作为一个身体醒来,也不认识自己的身体。

3) 你可以作为一个个体醒来,你也可以作为一个身体醒来,但你不认识自己的身体。

这种开放式暗示非常有用,它可以接纳各种可能的催眠反应,因为它能更好地确保患者服从整体暗示的某些部分。这对于催眠工作的早期阶段尤其重要,因为这时治疗师既想调查一下患者的反应能力,但又不想冒患者不服从暗示的风险。

不过,这种构思从来没有经过受控经验方式的测试。然而,已经有经验表明,艾瑞克森的最初陈述形式:

(P . 一q) v (P . q) . 一r]

当被施加在一组受试者身上时,是否真的会产生了不同的反应可能性。

(P . 一q) v (P . 一q . 一r) v (P . q . 一r)

而无论 P、q 和 r 是什么。

根据逻辑,所有反应的可能性都应该是均等的,所以理论上每个类别都应该有 33% 的受试者做出反应。任何与这一理论期望值的经验偏差都可以归因于学习过程(条件反射等)、先天的生理倾向,或两者的不同比例。

13. 其他间接方法和催眠形式 由于篇幅所限，我们只能提及艾瑞克森和笔者之前详细介绍过的一些其他间接方法和催眠形式（Rossi，1972，1973；Erickson & Rossi，1974，1975，1976，1979）。其中包括震惊、惊讶和出其不意和创造性时刻的范式，上下文关联线索和暗示，部分说明和悬而未决的句子、期待、不自主的信号、对阻抗的转移和释放、否定语、通过双关语或类比等进行的双层沟通、哑剧和非语言方法、困惑技术、声音的轨迹和动力学，以及治疗师的节奏。

讨　论

虽然本文所概述的催眠暗示间接形式，源自艾瑞克森50多年临床经验和研究的结果，但这项研究的主要局限性在于，这对他的治疗工作中他所认定的重要因素的事后分析。尽管这项研究说明了间接暗示如何有效，但在我们的工作中，我们无从得知这些间接暗示在促进催眠反应性方面究竟有多大的贡献。我们需要进行实验研究，以确定在控制实验受试者、实验操作者和反应变量的前提下，比较直接暗示和间接暗示之间的优劣。在治疗实践中，艾瑞克森不会孤立地分开运用这些间接暗示形式；而是很可能在同一个短语或句子中使用好几个间接暗示形式。他认为这种霰弹枪模式能增强它们的有效性。这些间接暗示形式也经常与他的"利用"技术（Erickson，1959）相结合，即他会利用受试者自己的行为来增强催眠反应的进展。正因如此，艾瑞克森假设，在因子实验设计中，将某个间接暗示方法与利用技术一起使用，会比将两者单独使用效果显著得多（译者注：因子试验设计，指多因子析因实验的设计方法；析因实验是科学实验的基本类型之一，用于寻找主要原因或因素）。鉴于艾瑞克森治疗工作的效果很大一部分要取决于他的人格魅力，那么另一个主要问题就在于：他的方法到底能在多大程度上被其他人学习和成功使用。催眠师需要一定的经验和技巧来识别和利用受试者正在进行的行为流，同时探索和增强催眠反应性。想要对艾瑞克森的方法进行任何公平的测试，研究者作为催眠操作者在利用持续行为方面的个人技能上必须首先达到一定的水准。

对本文的概述揭示了间接催眠形式的一些特点。如果患者是因为习得限制而产生心理问题，那么间接催眠形式会特别有用，因为它们被设计出来的目的就是想要绕过人们的意识定势和信念体系中的偏见和限制，从而使患者的潜力有机会得以显现。如果一些催眠现象是由右半球介导的（Gur & Reyher，1976），我们可以推测，许多间接催眠形式可能以左半球语言的交流范式，以某种方式指示或编程了右半球，并启动某些活动，而这些活动只能通过其独特的非语言功能模式进行。大多数间接形式是确保成功的、非指导性的和以患者为中心的方法，是探索个体差异和人类潜能的理想选择，特别是那些与生物反馈技术促进的自主神经系统相关的非语言潜能。

大多数间接方法可以用于任何形式的治疗、教育或实验程序，无论有或没有正式的催眠引导程序。因为它们能让受试者注意力集中，聚焦于内在，并启动自发的或者无意识的过程，这些间接方法可以被描述为最一般意义上的催眠引导；它们通常让受试者集中注意力，让受试者暂时性的但完全沉浸在我们所说的日常生活的催眠状态（Erickson & Rossi，1976）中。因为这些间接暗示形式往往会启动催眠行为，所以在任何基于催眠组和非催眠对照组的不同反应的实验程序中，都必须仔细考虑这些间接暗示形式的存在。给予非催眠对照组的指令不应包含任何间接催眠形式。

艾瑞克森对间接催眠形式的强调可能是让状态论（译者注：状态论的理论家认为，催眠是一种变动的意识状态，艾瑞克森就是状态论者）和非状态论（译者注：非状态论的理论家不认为催眠是一种变动的意识状态）理论家之间能和睦相处的另一个因素（Spanos & Barber，1974）。尽管艾瑞克森坚持认为催眠是一种改变了的意识状态，但他当然也不认为受试者的高度受暗示性是催眠的必要特征（Erickson，1932）。与魏特森霍夫一样，他认为催眠和可暗示性是彼此独立的现象，这两者在任何特定的时刻，在任何特定的受试者身上都可能会或不会重合。艾瑞克森主要依赖于沟通方式，如本文所述的间接催眠形式，来唤起并调动患者的联想过程和心理技能，从而促进催眠现象。他的利用理论意味着，催眠暗示的本质，实际上就是这种唤起和利用每个患者自身心理过程的过程，而这种心理过程往往被体验为处在人们惯常的意向性或自主意识控制之外。因此，有人认为艾瑞克森（状态论理论家）和巴伯（非状态论理论家）都会认同，对于大多数催眠现象的体验来说，正式或仪式化的催眠引导过程是不必要的。在实践中，双方都依赖某些形式的暗示来调整催眠现象的发生。然而，他们运用暗示的方式是非常不同的。当巴伯要求受试者主观故意地思考和想象那些被直接暗示的事物时，他显然是在利用受试者意识头脑的帮助。巴伯出于典型的学术心理学传统，使用了一种本质上的理性方法，似乎是在训练人们在清醒状态下学习以有意识的方式指导自己（Weitzenhoffer，1957）。相比之下，艾瑞克森似乎在用间接形式的暗示尽一切努力绕过受试者的意识定势和意向性，并往往唤起受试者无意识或自主的过程。从其经典地倚重无意识来看，艾瑞克森仍属于资深心理学的派系，在其典型的对无意识的依赖中，他似乎在对人们进行催眠暗示的训练，让他们学会让事情不由自主地发生。

下面是近期对于非状态论立场的简要说明：

对于萨宾和巴伯这样的非状态论研究者来说，与暗示有关的想象（或其同义词，比如以暗示为主题的思考和想象）可以代替传统催眠状态下的催眠行为（Spanos & Barber，1974）。

像艾瑞克森这样的状态论理论家可能会回答说，“与暗示有关的想象”实际上也涉及了自发的心理过程；正是当人们深深投入并沉浸在这种想象活动时，自发的过程才会在唤起催眠反应方面发挥更大的作用，这些反应有时在受试者的体验中是不由自主的。对于状态论理论家而言，催眠反应的自发性是催眠的决定性特征。尽管状态论理论家和非状态论理论家可能会用不同的名字来称呼它，但双方都会同意，催眠研究的核心问题是去探索哪些条件和暗示形式能够促进传统上所称的催眠现象。本论文体现的是仍处在初级阶段的临床研究和逻辑探讨，旨在区分和定义一些能够促进这种催眠现象发生的间接暗示形式。这些研究本质上也是对语用学的贡献，即符号和符号使用者之间的关系（Morris，1938）。

第十一章

手臂悬浮中的间接暗示形式

米尔顿·艾瑞克森　欧内斯特·罗西

本篇为 1976—1978 年艾瑞克森与罗西共同撰写的未发表过的论文。

自从艾瑞克森于 1923—1924 年在威斯康星大学赫尔研讨小组首次介绍和演示手臂悬浮以来，这种方法已成为一种有效且广泛使用的催眠引导方式（Wolberg，1948；Pattie，1956；Kroger，1963）。艾瑞克森认为手臂悬浮只是（连同自动点头或摇头、手指信号等）通过集中注意力来将受试者导入催眠的意念运动技术之一（Erickson，1961）。他将自己的观点描述如下：

这些意念运动技术对某些想要被催眠的患者特别有价值，这些患者能从催眠中受益，但抗拒任何正式的或公开的催眠引导过程，他们需要能绕开他们自己阻抗的技术。在使用意念运动技术时，基本考虑不在于要如何复杂或新颖，而仅仅在于它能开启动觉（无论是真实的还是幻觉中的运动）活动，借助这种手段，催眠师能将受试者的注意力固定和集中到其内在的经验学习和能力上（Erickson，1961）。

在这段描述中，艾瑞克森所提到的“体验式学习”这个术语有着特殊的意义，它特指：①无意识习得的反应模式（实验心理学称之为“潜在学习”）（Osgood，1953），它与通过有意识的知识学习所习得的模式形成鲜明的对比；②超量学习的行为模式，这些模式已经能自动、或多或少自发地运作。他认为正是这些无意识习得的反应和超量学习的行为模式才是唤起催眠现象的原有资源（译者注：超量学习，指学习或熟记到能立即回忆起的程度）。鉴于这些反应会自动发生，当它们被间接暗示唤起时，患者常常有一种惊讶的感觉，说这种暗示是间接的，仅仅在于患者意识不到它们是如何与自动或催眠反应相关联并激发该反应的。

以下文案是艾瑞克森在 1964 年催眠研讨会上所演示的手臂悬浮经过编辑的版本（由佛罗伦萨·夏普博士提供）。在讨论中，我们会重点关注那些能够唤起体验学习从而促进催眠引导的间接暗示形式。正如我们之前的文章(Erickson, Rossi, & Rossi, 1976; Erickson & Rossi, 1976)所述,我们所理解的间接暗示是那些往往能绕开意识习惯思维中的习得限制,从而启动无意识的搜索和无意识过程的间接暗示形式。这种无意识的活动会引发自发的行为模式,这种行为模式经常被体验为以自发或催眠的方式发生。

手臂悬浮:作为间接暗示的非语言线索,使患者向内聚焦

艾瑞克森·你可以向后靠在椅子上,身体放松,同时你会注意到放在大腿上的你的双手(治疗师示范以提供非语言的线索。治疗师双手轻柔地放在大腿之上,但手和腿并不实际接触。让前臂和肘部能够自由地悬浮而不触碰任何东西)。而且你可以注意到你的指尖正在感受裤子的触感和质感。

罗西·你通过用非语言线索,来示范你想要他实现的行为,这往往能绕过意识的评判和分析,因此是一种非常有效的间接暗示形式。

艾瑞克森·我很仔细地着重说了代词"你的"。我想要强调患者自身的功能和感受,就如同他们独特的个性一样。通过这一系列的暗示语,你可以使得患者将注意力越来多地越集中到他们自己的内心体验上。在这一系列暗示中,我开始说的是一个非常笼统和容易接受的暗示"向后靠",最后说的是一个高度具体和个性化暗示,让患者的注意力集中在指尖的感觉上。这一切听起来是如此的随意,以至于患者往往意识不到他们已经在遵循暗示,并形成了一系列说"是的"的"是定势"的心理惰性,这有利于患者接受进一步的暗示。

罗西·你是在利用患者自己内在的反应性,使得患者将把注意力集中在他们经验性的内在现实上。这种对少数内在现实的强烈关注是定义催眠的一种方式,与我们在清醒时同时关注许多事物的普遍现实定向形成了鲜明的对比。

利用日常生活中的催眠状态:作为间接催眠形式的概括化、暗指(言外之意)和条件暗示

艾瑞克森·现在,如果你的指尖能感觉到你裤子的质地,它可能会让你想起其他的经历,想起其他的感觉。

艾瑞克森·“其他的经历，其他的感觉”是一个涵盖很广的概括性说法。这种说法有可能利用人们日常生活中的催眠体验，如当我们“全神贯注”或深入地“遐想”，即非常专注于某件事情时，都会有这样的体验。然而，患者意识不到一旦他接受了“其他的经历，其他的感觉”的暗示，他实际上也可能想到了这种来自日常生活中的催眠经验，在这些体验中他也同样专注于一些内在的感觉。

罗西·你在利用每个人都会有的日常生活的催眠体验来促进患者当前的催眠治疗。虽然你在这个例子中使用的说法是如此笼统宽泛，几乎可以唤起任何体验，但基本原则仍然是，概括化是一种间接的暗示方法，可能会让患者进入催眠状态，却意识不到为什么会这样。如果患者在意识中无法得知该如何推进“催眠”的体验，你的间接暗示可以自动调动他们从日常生活中得到的关于催眠的习得经验，即使他们以前或许并没有把这些经验标定为催眠。这句话的形式，“如果你（感觉到裤子质地的这一简单行为），可能会让你想起（相关的催眠行为）”，涉及暗指（言外之意）和条件暗示的使用，它们也是间接催眠的形式。

将暗示编织到名为“催眠”的内在现实的结构中：启动一个联想网络

艾瑞克森·现在，当你继续……

艾瑞克森·“继续”是一个持续的词。这个词告诉患者要保持下去，它将之前的成功内心体验与你将要引入的新暗示联系了起来。

罗西·它帮助你将一系列独立的暗示编织到一个我们称之为“催眠”的内在现实的结构中去。你正在将你的暗示整合到一个联想网络之中，好让这些暗示能够在这个网络中彼此增强。

用“或许”来启动内在探索

艾瑞克森·……用你的手指去感觉，感觉布的质感，或许，你会觉得你的手开始变轻了。

艾瑞克森·“或许”意味着你不是在发号施令，你也不是在指导。事实上，也许是一个颇为微妙的挑战，它促使患者去搜寻和体验一种轻盈的感觉。“或许”利用了我们大多数人都有过的一个共同经验。当有人威胁要把你打倒时，你说：“或许吧！”你到底想做什么？你在刺激这个霸凌者的思考：“好吧，等一下。这家伙也许真的很会打架?"因此,你的"或许"引发了他的停顿、犹豫和怀疑,以至于他最后想,"或许看来我最好不要和他再纠缠下去。"你只用了一个词语"或许",就引发了一个与他当初斩钉截铁的话"我要把你打倒"完全相反的思考过程。他甚至不知道你是怎么办到的,他被自己的各种思绪给缠住了。

罗西·许多其他的词,如"好奇、探索、想象、感受、感觉",往往会使我们习惯的日常参考框架受到抑制,从而启动一个无意识的搜索和自发的过程,这个过程可能会演变为催眠反应。

将声音轨迹与语调变化作为间接线索:利用无意识习得的反应

艾瑞克森·也许你会感觉到你的手变得越来越轻,越来越轻。

艾瑞克森·我们往往意识不到自己会基于声音的轨迹和语调的变化而产生各种自动化的反应(Erickson, 1973)。因此,这类声音线索也是间接暗示的形式之一,因为它们往往能引发能够绕开意识意图的自动化反应。每当你暗示手臂升得更高时,你可以微妙地升高你的音调。你的声音轨迹也是一个非常有力的暗示,因为你在长期的生活经验中学会了如何运用声音轨迹。老师会说:"回答问题时请看着我"。

罗西·将无意识习得的反应和联想模式用于声音轨迹是一个异常清晰的例子,说明你如何从患者过去的经验学习模式储备中唤起催眠现象。你的暗示并不会将一些东西灌输到患者的头脑中;相反,你的暗示只是唤起无意识的反应倾向和已经存在的联想模式。临床医生的艺术是帮助患者将之前习得的联想网络重联和整合为治疗反应。

将"言外之意"和"不知道"作为间接催眠形式,来弱化意识意图,并启动无意识搜索

艾瑞克森·现在,我不知道,我真的不知道哪根手指会先动。

艾瑞克森·我将自己排除在外,这样一来,患者就必须开启他自己的内心探索。与此同时,在没有完全意识到的前提下,患者接受了一个非常有力(以言外之意形式给出的)间接暗示:某根手指会动,但我不知道是哪一根会先动。我说话的方

式让患者不得不去观察自己的哪一根手指会先动。

罗西·我“不知道”是另外一种间接的催眠形式，可以弱化患者意识的思维定势和意向性，这样一来患者就不得不等着，看看无意识会先动哪根手指。这引发了意识和无意识之间的解离。好奇“哪根手指会想先动”也促进了解离；暗指（言外之意）是：手指会自己想动，独立于意识的意向性之外。

互相增强的复合暗示

艾瑞克森·有可能是第一根手指，也可能是第二根、第三根、第四根或第五根，当你的手指开始移动时，你可能会开始感觉到你的手腕在慢慢抬起。

艾瑞克森·我手指运动的暗示语里插入了一个关于手腕抬起的全新暗示，这样一来患者就没法真正意识到手腕抬起其实是不相干的一件事情。不过，你可以用你的音调变化来强调和驱动手腕抬起的暗示。

罗西·这是一个复合暗示，你在一个已经被接受和正在进行着的反应之上添加了一个新的、密切相关的暗示。如果患者动作缓慢或仅对手指运动做出轻微反应，新的手腕抬起的暗示可能会增加该区域的肌肉张力，让手指变得更容易移动。事实上，每个人都会以自己的方式做出反应，治疗师的任务是识别并强化任何能增强每个人反应能力的事物。两个或两个以上密切相关的暗示（又是一系列）可以相互增强的方式给出。

利用仍在进行的行为模式来转移注意力聚焦

艾瑞克森·当你的手腕抬起时，你会注意到你的肘部正在弯曲。

艾瑞克森·现在，问题不再是手腕是否抬起了。受试者无法把阻抗集中在他的手腕上，因为现在看来，另一件事成了关注的焦点。“注意你的肘部正在弯曲”。这件事不存在别的可能性。当他的手腕抬起时，他就会注意到他的肘部正在弯曲；肘部不可能仍然是直的。只要手腕抬起，肘部必然弯曲。这是不可避免的，因此这是一个安全的暗示，患者无法拒绝。还请注意，我只是直接暗示患者对肘部的弯曲有着一定的心理觉知。患者必须先弯曲肘部，才能从心理上觉知到这一点，但他实际上的弯曲动作是他自己对我的暗示的补充。

罗西·我以前在你的工作中观察过这一点(Erickson & Rossi, 1976):随着注意力的快速转移,你经常安排多项任务来利用觉察、紧张状态、解离、不平衡和正在进行的行为模式(不可避免的事件),这些都只能通过患者执行暗示的反应来解决或完成。

以事实陈述作为间接催眠形式

艾瑞克森·当你的肘部弯曲时,你的手腕会抬得越来越高,越来越高(停顿),越来越高。

接着·患者必须纠正这种想法,因为我抛出了第三个"越来越高"。我在利用时间、停顿、转折和必然性:当然,随着肘部的弯曲,手腕和手自然就会抬高。他知道这是真的。因此,他必须通过肘部的实际弯曲来确认。

罗西·换句话说,这些暗示是基本事实,不言自明(事实陈述),任何人都无法否认。事实陈述是间接的催眠形式,因为它们为治疗师可能选择加入的其他暗示开启了患者说"是"的(是定势)或接受暗示的心理惰性。

允许选择:对立面并置

艾瑞克森·当它越举越高(停顿),越举越高,并且还会越来越高时,你的眼皮可能会直接随着你手臂的抬起而垂下来。

艾瑞克森·这里有两种可能性,他眼皮的下垂和他手臂的抬起。它们应该同时发生吗?那是一种可能性。它们应该分别进行吗? "好吧"他可能会想,"但我的眼皮并没有下垂啊,即使我的手臂正在抬起。"好吧,他为了否认眼皮的下垂,不得不确认了手臂正在抬起。你看,从心理学的角度,你需要给患者足够的机会去接受或拒绝你提供的任何东西。他有权拒绝眼皮的下垂,但为了做到这一点他不得不强调手臂的抬起。如果他接受了眼皮的下垂,那同样也确认了他手臂的抬起,于是你便有了两个同时进行的行为过程。但这是他的选择。

罗西·给予患者选择激活了他的无意识搜索和无意识过程,可以促进每个人独特的反应倾向。你创造情境让患者有所选择,但无论患者做出什么选择,都会导向所需的催眠反应。抬手与垂眼并列在一起,往往能帮助患者保持一种心理平衡(如果患者开始抗拒手臂抬得太高,他可以通过眼皮的下垂来重新建立这种心理平衡)，我们称这个手法为对立面并置。

双重暗示中的注意力转移：相互增强的暗示

艾瑞克森·随着你的手抬得越来越高，也许你的肘部会抬起来，这样你的手就会离你的脸更近。

艾瑞克森·当我说“手会离你的脸更近”时，我已强化了我刚才说的关于肘部的暗示。真正的问题似乎变成：他的手到底会不会靠近他的脸？所以他的注意力集中在暗示的最后部分，即手越来越靠近脸。肘部的抬起被自动接受了，这样他才能开始处理手的问题。然而，一旦他接受了手的问题，他就自动接受了肘部的暗示。我已经增强了这个暗示。这是一个双重暗示，我把注意力从暗示的一个重要部分(肘部弯曲)转移到一个不重要的部分。

罗西·它们是一对相互增强的暗示，无论哪一个被接受都会自动强化另一个。

搭便车系列暗示

艾瑞克森·当手更加靠近你的脸时，它可能会移动得更慢，直到你准备好做个深呼吸，闭上眼睛，进入催眠状态。

艾瑞克森·我不是在命令患者，因为我已经观察到他的手，事实上，他的手移动得比较慢。当他接受这种对自己体验的观察时，他也接受了做个深呼吸，闭上眼睛，进入深度催眠状态。

罗西·这一系列的暗示很容易被患者接受和遵循，因为你将深呼吸、闭上眼睛和深度催眠等暗示搭载在患者已经开始的手慢慢靠近脸部的动作的顺风车上。你再次将你的暗示整合到一个联想网络中，让它们彼此增强，从而创造了一个由自发和半自发行为构成的现实，我们称之为“催眠”。

转移和释放阻抗：条件暗示

艾瑞克森·你的手正慢慢向你的脸部移动，但你不会进入催眠状态，直到你的手触碰到你的脸。

艾瑞克森·让治疗师来说“你不会进入催眠状态”比起患者自己说要好办得多。

罗西·你亲口说出否定句“你不会进入催眠状态”来转移和释放患者可能的阻抗。

艾瑞克森·“直到”这个词极为关键。这样一来，进入催眠状态就取决于一个不可避免的事件：手正在向脸部移动，患者现在知道他的手最终会碰到他的脸，因此患者会倾向于同意他将进入催眠状态。

言外之意，用来开启无意识搜索和催眠体验的过程

艾瑞克森·很有可能，你会在有些时刻意识不出催眠。

艾瑞克森·有些时刻指多久？

罗西·你允许患者自己定义时间长度，慢慢来。

艾瑞克森·你在患者的脑海中抛出一个问题，“我能意识到催眠吗？”当他问自己这个问题的时候，他正假定绝对会有催眠这件事情。唯一的问题是，他能否意识到催眠？

罗西·你的问题会让他开启无意识搜索，好让自己有能力识别出催眠。它暗指催眠已经到来或者即将到来。这个暗指可能会唤起一种无意识探索和无意识过程，后者会接着唤起某些无意识的心理机制，人们将这些心理机制体验为催眠。

艾瑞克森·当他忙着回答自己能否识别到催眠的奇怪问题时，你提出另一个目标，如下所示。

隐含式指令和散缀式暗示

艾瑞克森·可能要等到你的手慢慢地回落到膝盖上，来表示你将继续待在深度催眠状态中。你能意识到催眠吗？

艾瑞克森·所以，当给了他另一个目标，他想要识别到催眠。他能否意识到催眠将取决于他把手回落到膝盖上。但你在他手回落放下的行为上加上了一个条件，那就是这意味着他将“继续处于深度催眠状态”中。记住“继续”这个词，这是一个持续的信息；这个词的实际含义本身就是一种暗示。他会期待这一点。

罗西·“继续”本身是散缀在整个句子更广泛语境中散缀式暗示。整句话是我们所

说的隐含式指令(Erickson & Rossi，1976)的一个例子，其中他通过行为反应(手放在膝上)来给出他的内部反应(隐含式指令“继续待在深度催眠中”)已经完成的信号。本案例中，由于患者的注意力被转移到了能否意识到催眠这个有趣的问题上，这个隐含式指令本身也被隐藏了。

非逻辑性条件暗示：许可式的催眠引导

艾瑞克森：在催眠引导时，你让一件事(的发生)取决于另一件事，是因为你的受试者无法分析你的暗示是否合逻辑。他做不到也没有时间来做，发现许多暗示大多是错误的。你在利用一个事实，那就是我们一辈子都在疲于应付一些子虚乌有的条件和关系。你给患者的暗示只是暗示他做点什么，可能是让手臂悬浮，仅仅是可能而已。如果他宁愿做点别的，就让他去做吧。不要试图非得让他执行手臂悬浮。不能说他这不行，那是错误的。你的态度应该彻底地宽容和接纳。听到你的手臂悬浮暗示，他的反应完全可以是将手臂越来越用力地往下压，就像我让那些受试者做的那样。我记得有个大学生受试者就是这么干的。

当这个大学生这么做了足够久后，我说：“这相当有趣和令人惊讶，至少对我来说是这样的，当你发现自己无法停止一直往下压手臂时，我想你也会有同样的感受。”

他以为自己正在反抗。但“无法停止”的说法让他大吃一惊，当这个说法击中他时，显得非常言之有理。这让他顿感兴趣，也让他非常惊讶。自己往下压手臂的趋势压根“无法停下来”。停不下来的说法取决于“惊讶”这个词。

事实上，他惊讶地发现，他无法停止往下压手臂，于是他问：“到底发生了什么?”

我说：“至少你的手臂已经进入催眠状态了。你能站起来吗?”他能吗? 这个简单的问题泛化了“至少你的手臂已经进入了催眠状态”。你能站起来吗? 他当然不能站起来。只有一个结论可以得出。他的身体正处于催眠状态，因为他失去了对身体的控制。显然，这就是他心目中催眠的样子，一种你无法自控的状况，否则他就不会陷入那种境地。

双重手臂悬浮：同时进行直接和间接暗示的手臂悬浮，将思考和行动分割开

艾瑞克森最近描述了一种有趣的直接暗示和间接暗示同时进行的手臂悬浮暗示

形式。

艾瑞克森・一只手或另一只手将要抬起来，你可能会很乐意想着，其中一只手不会抬起来。

艾瑞克森・这将引发两种类型的手臂悬浮：前半句话是一个直接暗示，后半句话是个有着暗指（言外之意）的间接暗示。后半句"你可能会很乐意想着其中一只手不会抬起来"是一个手臂悬浮的间接暗示，因为受试者越是确定地"认为"一个手不会抬起来，它就越会抬起来。这是因为我强调了"认为"这个词，我说话语气的暗指就是质疑。这种质疑口气暗指：受试者只是主观认为手不会抬起来，实际上它会的。我暗示了想法和做法之间的分离，这在日常生活中其实是很常见的。我们有多少次想的是一出，实际做的却是另一出。

罗西・在习惯问题上尤其如此，我们认为自己会做一件事，但不幸地发现自己在做另一件事。因此，你是在利用我们都经历过的这种非常普遍和难以摆脱的（也是由无意识决定的）想法和做法之间的解离，来促进自发或催眠的行为反应。

艾瑞克森・也可以换一种说法："你的右手正要向你的脸部移动，你可能愿意认为你的左手不会移动。"

艾瑞克森・后半部分又是手臂悬浮的间接暗示。这种间接暗示的言外之意通常会使左手产生缓慢和犹豫的悬浮，而相比之下，通过直接暗示右手悬浮，右臂上浮会比较快。

罗西・言外之意让左手悬浮得更慢，但它是更加自发的行为，你觉得呢？

艾瑞克森・是的，它是更加自发的行为。

罗西・既然它是更加自发的行为，它是否会导致更深的催眠？

艾瑞克森・是的，它会让催眠进得非常深。

罗西・让右手悬浮的直接暗示可以被服从，可能只是因为受试者自我感觉良好，而且他的意识上非常想要配合。因此，它的催眠性质不如左手更为自发的反应，后者会让受试者感到惊讶。但假设只有右手在直接暗示下抬起，而左手在间接暗示下没有抬起呢？

艾瑞克森・你会等一等，然后继续说："而且你还在想你的左手不会抬起来。"这样一说，他们往往会进入更深的催眠。你用这种双重手臂悬浮技术来引发梦游状态。

他们体验到在自己的身上发生了一些主观意识无法控制的现象：手臂在继续往上抬，即便他们主观意识认为它不会抬起来。

罗西·这开始听起来像困惑技术。

艾瑞克森·我所做的很多事情都是困惑技术。你正在处理的是一片又一片的意识觉知的“补丁”，伴随着一系列的无意识行为模式。

罗西·困惑技术往往会削弱一片又一片的意识觉知“补丁”，这样一来无意识的行为模式会更多地显现。当残余的意识“补丁”发现这些自发的行为模式的存在时，患者习惯性“正常”信念系统及习得的限制会进一步被削弱，于是无意识就有了更多的自由，来利用其潜力促进治疗反应。在治疗中，这可以成为一个自我重复的循环，其中自发的心理过程从意识的习得限制中寻找到了越来越多的自由，以至于无意识可以新的方式运作创造出治疗师和患者以前不知道的治疗反应。

学习间接催眠暗示的练习

在研发各种催眠方法时，我会把它们详细地写下来，以便我能更好地理解语句的确切含义。在设计一系列暗示时，最好先把它们都写下来。这样，你就可以更容易地根据它们的实际意义将它们挑选出来。你可以反复调整语序，看看把一个短语或一个句子放在前面，把另一个放在后面的好处；你可以试着分析你的暗示。例如，在某个特定的位置加入一个停顿来强调一个特定的词语从而让它脱颖而出。几年前，我写出了大约 40 页的暗示，然后将它浓缩到 20 页，再到 10 页。然后我会小心翼翼地重新排版，充分利用每一个词和短语，并最终将它们浓缩到 5 页左右。每个认真学习催眠暗示的人都需要经历这个过程，才能真正地明白自己到底在说什么。

我会犹豫、停顿，甚至在某一些词语上故意说得结结巴巴，对此我毫不避讳。我可能会把一个强有力的词语念错，因为那是我想让患者听到这个词语。我希望这个词的正确读法能在他们的脑海中回响。如果我发音稍有错误，他们会在心理暗暗地纠正，于是他们就成为真正要说这个词的人；他们在和我携手说出这个词，当他们在和我携手说出这个词的时候，他们就在向自己宣读催眠暗示。受试者应该参与进来。在催眠中，他们并非是平静和无动于衷的人。他们应该比你更积极地参与到催眠中来，因为你只不过是给了他们一大堆的暗示，知道他们最多只能选择这里的这个，那里的那个，还有那里的另一个来采取行动。我看到很多人在运用催眠时，试图让受试者对于所有的暗示采取行动。当然，受试者并不打算这样做。我看到一个学生在运用手臂悬浮技术时，费力地试图让小指竖起来，中指，小指，示指，然后是拇指，手掌，然后是其他部位。这个学生太过于关注手的问题，以至于忘记了受试者。你必须在催眠的全程中都完完全全地关注你的受试者。

幻觉中的手臂悬浮是一种非常有效的方法，可以立即发展出一种梦游式的催眠；有些受试者并不会实际上移动他们的手臂，但他们会在幻觉中进行手臂悬浮。如果你一直在等着手臂的移动，你会看不到分毫的动作。然而，当你观察脸部的固定表情和眼皮的迟钝眨动、呼吸、脉搏、颈部肌肉的状况等，你会意识到你的受试者已经处于催眠中。很多时候，当我看到受试者已经进入催眠，而我还刚开始进行手臂悬浮的暗示时，我会说："你可以继续像现在这样，当我在对你的手说一些暗示的时候，你甚至可以做得更好——你的手如何并不重要，你正在做的事情更重要。"于是我会继续，让受试者加深自己的催眠，因为他们正在做的事情更重要，他们可以继续。我则继续说我的手臂悬浮暗示，但我知道这些暗示都是无效的，除了让受试者有机会加深自己的催眠体验之外别无他用。

第三篇
暗示和催眠后恍惚状态的微观动力学

第十二章"双重沟通和恍惚与暗示的微观动力学"收录了对于某个新想法的早期陈述。催眠并不像人们通常认为的那样是一种改变的意识状态。催眠现象可以在日常生活中的自然意识状态中被体验到,即当普通人创造性地专注于某些令他们感兴趣、着迷和感到重要的事物时。我们将其描述如下:

在正式催眠中,成功利用无意识过程会导致受试者明显的自发反应;受试者的自我惊讶地发现它面对的是一种新的表现或行为。然而,同样的情况在日常生活中也比比皆是,那就是:当人们的注意力集中在一个问题、一次奇妙的体验、一种不同寻常的东西,或任何令人感兴趣的事情上时。这时人们体验到的是日常生活的催眠状态(或者称为普通的清醒催眠状态);人们往往会向外凝视——向右或向左,取决于哪个大脑半球占主导地位——脸上挂着一副恍惚和茫然的表情。他们的双眼实际上可能会闭着,身体往往会变得一动不动(一种木僵反应),某些反射(如吞咽、眨眼、呼吸等)可能会被抑制,他们似乎暂时忘记了周围的环境,甚至对周围的环境无动于衷,直到他们在无意识水平上完成了对新的念头、新的反应或者新的参考框架的内部搜索,并恢复他们的一般现实定向。我们假设,在日常生活中,意识处于一种不断变化的状态之中,在一般的现实定向和瞬间的催眠动态之间游走(见后文中表 12-1)。

这些想法后来促使我(罗西,第二作者)去假设艾瑞克森式的日常生活催眠,在本质上类似于当今神经科学家所记录的由新奇、丰富和锻炼开启的活动依赖的基因表达和大脑可塑性,后者促进了新的神经网络的生长从而编码了新的行为和意识。催眠可能不仅仅是咨询室里的杂耍秀或心理解离状态,能在某种程度上让患者愿意在治疗师的指导下接受暗示。在大脑神经元的分子-基因水平上,治疗性催眠可以促进创造行为的核心要素(Koestler, 1964)。

第十三章"心理治疗中的心理震惊和创造性瞬间"有一个值得讲述的故事。这是我在 1972 年我们合作之初发表的第一篇关于艾瑞克森的论文,当时艾瑞克森描述了他治疗一对有性方面问题的夫妇时所采用的各种震惊、惊讶和出乎意料的方法。为什么艾瑞克森在刚开始指导我的时候就选择如此非传统的临床资料?当时,他在陈述这些性治疗的案例时一副无所谓的样子完全出人意料,也着实让我震惊和惊讶。现在回想起来,我意识到,通过迅速向我展示大量令人惊讶的案例,并且在案例中展示他利用震惊来帮助这对夫妻突破他们的性压抑,艾瑞克森试图在另一个层面上打破我对催眠的传统错误的先入之见,即催眠是一种完全依赖于放松和睡眠的疗法。

治疗式催眠也可以是一种唤起式和激发情绪的方法,让人们通过震惊而觉醒!治疗式催眠可以通过激活人们心灵和头脑而起效。这就是艾瑞克森以“手臂悬浮”作为催眠引导和催眠暗示的理由。它很快也成了我认识到神经科学研究重要性的理由，这些研究表明活动依赖的基因表达和活动依赖的大脑可塑性如何成为治疗式催眠中心身治疗的深层心理生物学基础。

第十四章“关于催眠后行为的性质和特征”尤其值得关注，因为它对于从当前神经科学研究的角度来理解治疗式催眠和暗示的本质有着极其重要的意义。这篇论文是我与艾瑞克森的妻子伊丽莎白一起写的，并且秉承了回顾前人工作，加入新的观察和发现的学术传统。然而，该论文没有实验设计、统计数据或对照组。只有两个无畏探索者的天赋和洞察，这与他们的研究领域融为一体。

事实上，很难理解本论文最重要的现象学发现，即催眠后暗示是受试者在一种“自发的、自我限制的、催眠后的催眠状态”中执行的，是如何通过现代实验方法的各种辅助工具发现的。需要仔细观察，要有无尽的好奇心，加上几十年对催眠现象的专注研究和实践，才能让研究者认识到这种最为微妙的意识改变，而它显然逃过了之前所有研究者的眼睛。我不知道最近是否有更多的实验研究来针对催眠后的催眠状态这个概念及其神经生物学机制、参数，以及对理解治疗暗示的整体影响等课题进行跟踪和测试。

然而，艾瑞克森所说的催眠后的催眠状态这一概念，如果参考了本丛书第 1 卷的编辑导言中所概述的治疗式催眠神经科学的一些关键概念的话，会显得相当可信。在关键的神经科学概念中，治疗式催眠记忆痕迹的重新激活和重构理论得到了概述。那些在睡眠和做梦的离线阶段中的创造性神经元回放的步骤，以及在分子基因组和大脑可塑性水平上创造性回放、再合成和重构的神经-心理-生理学机制都可以被理解为艾瑞克森所说的催眠后的催眠状态的自然心理生物学基础。为了方便读者参考，这里转载其中的一些资料。

“在下文中，里斯曼和莫里斯(2001)总结了大脑皮质和海马之间在构建和重构记忆、学习(克里克和科赫将其视为意识的神经相关物)方面‘反复回放’的基本动力学。”

“新获得的感官信息通过大脑皮质被输送到海马。令人惊讶的是，这时只有海马才在真正地学习，海马被认为处于在线状态。之后，当它处于离线状态时(可能是在睡眠期间)，海马会重新播放之前存储的信息，并将其传输给大脑皮质。大脑皮质被认为是一个缓慢的学习者，只有在海马反复重播信息的情况下，大脑皮质才能进行持久的记忆储存。有人认为，海马只是一个临时的记忆存储器——一旦记忆痕迹在大脑皮质中得到巩固，那么哪怕海马被移除，大脑仍然能够提取这些记忆。现在，有直接证据表明，某种形式的海马回放的确会发生。上述发现支持这样的观点，即海马是快速的在线学习者，并且会在离线时‘教授’缓慢的大脑皮质。”(p.248－249)

由于人类前扣带皮质的活动与催眠体验有关（Rainville, et al., 1997, 1999, 2002），我们预测未来的研究可能会证实，在艾瑞克森所说的催眠后的催眠状态的短暂表现中，海马、前扣带皮质和皮质之间发生了某种形式的神经回放。从神经科学的这个角度来看，催眠后的催眠状态和暗示可能是海马和大脑皮质之间对话反复回放的另一种表现，这种对话的发生是为了巩固新颖、丰富和有深刻意义的生活经验。这种对催眠后催眠状态和暗示的神经心理生理学基础的解释，现在可以用当前神经科学的电生理学和脑成像技术来很容易地测试到。

第十二章

双层沟通和恍惚与暗示的微观动力学

米尔顿·艾瑞克森　欧内斯特·罗西

引自 The American Journal of Clinical Hypnosis, January, 1976, 18, 153-171。

一位职业女性、艾瑞克森博士,以及其他一些精神科医生和心理学家们正在讨论催眠的本质、双重束缚、双层暗示等问题。这位职业女性提到,她本人从未成功地进行过自动书写。于是,艾瑞克森答应通过对话和催眠引导来帮助她,对话的整个过程是艾瑞克森和罗西对正在发生的各种间接暗示和双层沟通的点评。

转换参考框架:转移怀疑、阻抗和失败

受试者·我一直尝试了2年,想试一下自动书写,但就是办不到。我要怎样才能自动书写呢?

艾瑞克森·她对我说:"我一直尝试了2年"。她把重点完全放在了"一直尝试"上。

艾瑞克森·你想做到吗?

艾瑞克森·我用这个问题来转移她注意力的焦点。我把重点放在"你想吗?",这是一种令她难以察觉的转换,从对失败的关注转换到对自己动机的思考上。

罗西·你强调的是她想要,而不是她屡试屡败。一下子就把她从消极、失败的参照框架中带了出来,并将她重新定向到了积极的动机上。

艾瑞克森·是的,她甚至都没有意识到这一点。

受试者·当然!如果不想,我也不会努力这么久了。

罗西·通过这句话,她立刻回应了你所做的区分:她现在已经把"尝试"和"想要"作

为两件不同的事情来说了。

用震惊(心理冲击)和惊讶(出其不意)打破旧的参考框架

艾瑞克森・有没有试过用左手来写?

艾瑞克森・她想试试自动书写,并且她已经证明自己试了2年都做不到。我问她有没有试过用左手来写,得到的回答是"没有",我想用这个问题来暗示她:还有别的书写方式。

受试者・我应该没有试过。

罗西・你开辟了另一种新的可能性,对此她无法联想到任何的失败体验。于是,你再次把她从失败的参考框架中拉了出来。

艾瑞克森・用左手书写是如此地不切实际,以至于引起她无意识的警觉。

罗西・你天马行空地提到用左手书写,激活了受试者内心很多联想和搜索的程序。这是一种震惊或惊讶方法,把她从失败的思维定势中拉出来,从而激活了她的无意识搜索,去探索新的可能性(Rossi, 1972, 1973)。

艾瑞克森・有没有试过用左手倒着写?

艾瑞克森・在这儿我又抛出了一种新的可能性。每当你出人意料时,就能将人们从固有思维(设定)中解放出来。

受试者・我想我办不到。

艾瑞克森・你很可能办不到(停顿)。

艾瑞克森・"你很可能办不到。"这是她失败的症结所在!

罗西・哦,我明白了!首先,你将她从过去右手自动书写的失败体验中带出来,然后你又转移了她的失败,将它归咎于她可能无法用左手倒着写。你将她的失败具体化,让它脱离了眼前的任务,转移到无关紧要的事情上。这是一个简洁的范例,展示了你释放和转移怀疑、阻抗或失败的常用方法。你将阻抗视为一样具体的事物,患者必须首先将阻抗表达出来,才能将阻抗从她的系统中释放出去。然后,你将失败和阻抗转移到了另一个地方,让它们无法干扰对于患者当前问题的建设性工作。

在双层沟通的动力系统中转移注意力

艾瑞克森・你愿意(停顿)找出答案吗(轻声说,音量一直在向下降低)?

艾瑞克森・这句话的意思还是转换思维框架,从一直尝试转换到了她有意识的动机上。“你愿意”针对的是她的意识层面;“找出答案”针对是她的无意识层面。同时我还在暗示:有些事情在等着去发现。

受试者・我愿意。

罗西・你用停顿和声音的动态变化,将意识和无意识这两个层面区分开来。在说“你愿意找出答案吗?”这句关键问话时,你对“愿意”的声音强调捕获了意识的注意。但你用了更轻柔的声音来说“找出答案……”。

艾瑞克森・真的愿意吗?

艾瑞克森・捕获无意识的注意。

罗西・怎么解释? 因为她所有的注意力都放在了“愿意”这个重点上?

艾瑞克森・没错。她有过 2 年的失败经历,可我还在质疑她的主观意愿。愿意失败 2 年和愿意自动书写是两件不同的事情。我正在把它们区分开来。

罗西・你认识到,2 年来她一直在她愿意自动书写和她愿意在这方面失败之间僵持不下(Erickson, 1965)。通过质疑她自动写作的意愿,你实际上是在挑战她,借此让她意识头脑的注意力固定在这件事上。由于她的意识头脑被固定在句子的前半部分(你愿意吗)上了,对于句子后半部分的注意力就被转移了(找出答案)。这是双层沟通的基本动态:你用一件事来激活、吸引和固定注意力,然后添加另一件事,对方会接受后面这件事但不会加以留意。这实际上与催眠的经典概念有关,即催眠是注意力的固定和转移。

受试者・用左手倒着写吗?

艾瑞克森・她的问题仍然在意识层面,所以我回答中的第一个“不”也是在意识层面。但我回答的最后一部分“找出答案”,实际是完全相反的意思,并且有点不知所云。因此,它是在与无意识沟通。

艾瑞克森・不,去找出答案(停顿)。去发现(很轻柔的声音)。

受试者・我想我是愿意的。

罗西・在这里,用关于意愿的这个陈述,她又一次在意识水平上作出回应,但你在两个水平上重提了你的问题。

艾瑞克森・你认为你愿意去找出来吗(轻声说)?

受试者・我要怎么做？我该如何准备?

罗西・她再次强调了她的意识定向,她非常理性地问她该如何准备自动书写。你的回答是她不需要准备,这里是想直接削弱她的理性尝试。

艾瑞克森・你不需要做任何准备。完全没这个必要。去找出来(停顿)。

艾瑞克森・我打破了她的意识定势。她提的问题仍然在意识的层面,但答案需要她在无意识的层面进行搜索。

经由双层沟通的催眠引导

艾瑞克森・只是去找出来就好了。

罗西・你再次强调了无意识的层面,你柔声细语地说:"只是去找出来就好"。

艾瑞克森・她并没有意识到我在告诉她进入催眠状态。她认为我说的是:"只是去找出来就好"。但我已经对她的无意识头脑说了"只是去找出来就好",既然我对她的无意识头脑说了话,她的无意识头脑就必须出场。

罗西・无意识的出场定义了催眠的情境。你经常通过提问或者指派一项任务来将受试者导入催眠,你的问题或者任务是患者瞬间的意识参考框架无法处理的。这就使意识定势瞬间受到抑制,患者退到了无意识层面以便搜寻合适的反应。

艾瑞克森・你介意 J(观摩者)拿走你的香烟吗?

罗西・这个关于 J 拿走她香烟的问题是第一次直接表明了你正在构建一个催眠情境。

艾瑞克森・只是去找出来(受试者的眼皮开始缓慢眨动)。

艾瑞克森・刚才我所有说的话,都是在通过双层沟通将受试者导入催眠。

罗西・她一直在意识层面上说话,但她的无意识却在另一个层面上接受你的暗示。为了在无意识层面顺应你的暗示。

艾瑞克森・它(她的无意识)必须消除意识。

艾瑞克森・就是这样,闭上眼睛(停顿)。

艾瑞克森・"就是这样"是在告诉她的意识头脑,她的无意识正在做着什么。

艾瑞克森・就是这样闭上眼睛,睡得越来越深(停顿)。

罗西・你如此多次地向无意识重复你的暗示“去找出来”，以至于到最终她的意识被削弱，于是她可以轻易进入催眠状态。

艾瑞克森・我注意到当我说这句话的时候，她的眼皮眨得很慢。我不得不把她的香烟拿走，因为你不可能一边抽着烟一边进入催眠，抽烟是一种有意识的行为。我抹去了她需要有意识思考的最后一丝痕迹。

“好奇”作为一种双层沟通的暗示的解离动力和闭合需求，来唤起自动化的过程

艾瑞克森・而现在我想让你做的是去好奇自动书写是怎么一回事。

罗西・你通过强调“好奇”来引入一个探索的心理定势?

艾瑞克森・当一个人好奇的时候，意味着他们不知道。

罗西・“好奇”在一个层面上削弱意识定势，同时在无意识层面上激发了探索性的尝试。它本身就是一个双层沟通的暗示。许多这样的词语如“尝试、探索、想象、感受、感觉”，都往往会唤起双层沟通。当听到这些词的时候，人们往往会有一种茫然的眼神，这是日常生活催眠状态的典型特征(Erickson & Rossi, 1974)。这些词具有引导性，会将人们专注于自身内部。

唤起自动书写的解离动态和闭合需求

艾瑞克森・我想让你有种感觉，觉得自己已经写出来了。

艾瑞克森・她过去有无数次用右手写字的感觉。我把这种感觉分离出来，把这种感觉安放到左手上，但这种感觉并不属于左手。但每个人都喜欢恢复习惯性(同属的东西)的组合。

艾瑞克森・但只有一种你已经写出来的感觉，感觉而已。并且现在让你的左手有了这种感觉(停顿)，你的左手有了这种感觉(停顿)。

罗西・通过唤起她左手写字的感觉来产生一种压力。她会自然而然地倾向于让她的右手有这种感觉，因为这种感觉就一直属于右手(通常右手写字)。而找回这种感觉的唯一方法是进行自动书写。你在她的右手上营造出一种只能通过自动书写才能满足的期待或闭合需求。

艾瑞克森·是的。

艾瑞克森·现在我想让你用一种不同的方式，来找到如何用右手写字的知识。

罗西·这个关于“如何用右手找到书写的知识”的暗示是一句事实陈述，它唤起了许多熟悉的联想，因此往往会增强“左手有一种已经写完的感觉”的这一暗示。这反过来又强化了“自动书写”的闭合需求，好让这种书写的感觉重新回到属于它的右手。

艾瑞克森·关于如何用右手写字的知识。

罗西·然而这些动力都是在无意识层面进行的，因此意识被进一步削弱，而自动化得到了促进。

用认知超载来削弱意识定势，促进催眠反应性

艾瑞克森·但是你也有“用左手写完了”的感觉。而当你在享受这两种彼此独立的感觉时，你可能对第三种认识感兴趣。

罗西·当你几乎同时唤起并仔细分隔了这些不同维度的联想时，也会引入认知过载和困惑，如下所示：

左手：右手。

感受：知识。

过去：现在。

读者们如果仔细看会发现：你是如何在一些句子中把左手、感觉和过去时态联系在一起，而在另一些句子中又把右手、知识和现在时态联系在起来。她的意识理解不了这种解离是什么，因此她的自我控制和指导功能被削弱了，直到她开始出现一些自动化的反应。

艾瑞克森·的确，你正在让意识头脑超载，让它失去平衡。它不得不逃离这种紧张情境。我一直在和无意识交谈，它感觉很舒服，因为我把所有的不适都放到了意识头脑中。

艾瑞克森·第三种经验学习。

罗西·然后你引入“第三种经验学习”来让她进一步超载（这时艾瑞克森举了一些例子，说明如何让意识超载、惊吓或迷惑，从而固定受试者的注意力，同时治疗

师不露声色地加入其他的暗示，这些暗示会自动进入无意识层面，因为意识在如此被固定的时候是无暇去应付它们的）。

艾瑞克森 · 你说过你想试试一定数量的自动书写。

艾瑞克森 · 她没有说过她想试试一定数量的自动书写。我已经让她的意识头脑超载了。她不得不在头脑中搜索，“你是从哪里听到一定数量的?”

艾瑞克森 · 只是到底写什么你还不知道。但你说你想写，而且你真的想写。

罗西 · “一定”一词在这里可能有多种含义，“一定”可以是积极的肯定，也可以是数量的限制。它也可以表示对于某个特定话题尤其感兴趣。她可能想要通过自动书写来处理一个特定的主题。

艾瑞克森 · 我们不知道她的无意识会对哪些意义产生反应。但我们知道，“一定”这个词有一种非常明确的非特定性。

双层沟通中的声音动态变化

艾瑞克森 · 至少我相信你。

艾瑞克森 · 我向她传达的意思是，她可以在意识中有无法自动书写的错误信念，但我相信她可以做到。而且我正在对她的无意识说话。

艾瑞克森 · 我不知道，你是否该相信你。但我相信你（轻声）。

罗西 · 你第一句话，“我不知道，你是否该相信你”，是一种挑战，用来抓住她意识头脑的注意。当她关注这点的时候，你轻声地说“但我相信你”，这是一种暗示，落入她的无意识中，因为在那一瞬间，她的意识太过忙碌完全被占据了，以至于难以去关注它。你经常使用这样的复合语句，用前半部分固定意识的注意力，这样你就可以在后半部分不露声色地把一个暗示丢进无意识中。

艾瑞克森 · 是的，对无意识说的那句是轻声说的。我用一种语气对意识头脑说话，用另一种语气对无意识说话。当你同时使用一种与意识思维关联的语调和另一种表达其他想法的语调时，你就在营造一种双重性。

双 重 束 缚

艾瑞克森 · 唯一的问题是，你什么时候写?

罗西 · 然后你马上跟进并说“唯一的问题是什么时候”，这将她原先自动书写的成败问题转换为只是自动书写何时发生的问题。

艾瑞克森 · 这是一个双重束缚。

艾瑞克森 · 你会以意料之中的还是出乎意料的方式来做这件事？你对实验很感兴趣。你可以在自己的头脑中设置这个实验。

罗西 · “你会以意料之中的还是意料之外的方式做这件事？”这又是一个双重束缚。这种问法让她难以争辩，因此非常有力地植入了自动书写的暗示。设计这种彼此互斥的反应（预期或意外的方式）实际上是另一种形式的双重束缚：在一个层面上，她的无意识可以自由地选择自己的反应形式；然而，你已经构建了所有的备选方案，所以在另一个层面（元层面），她反应的可能性范围是由你来规定的。

涵盖所有反应可能性的暗示：双重束缚的多种形式

艾瑞克森 · 你可以像玛丽那样写字。这儿一个字，那儿一个字。这里一个音节，那里一个音节。

罗西 · 在这里，你概述了一系列的暗示，涵盖了所有反应的可能性，以便促进无意识的过程。无论她表现出什么样的反应，都可以被你接受为朝着自动书写的最终目标迈出的正确一步。涵盖所有反应可能性的暗示实际上是双重束缚的多元形式。与其说是束缚，不如说它给了患者在创造过程的完全自由支配权。你不知道患者的无意识会使用什么机制，所以你让它来全权决定使用任何可用的机制。

艾瑞克森 · 这里一个字母，那里一个字母。一个词跟在一个音节、一个字母后面。你可以拼错一个词。你可以写成别的词。

艾瑞克森 · 是的，这些是一系列环环相扣的双重束缚。

双重解离式双重束缚

艾瑞克森 · 你可以写一些东西，却不知道自己在写什么。之后，你可以回过头来意识到写了什么，但不记得你曾经写过这些东西。

罗西・在第一句话里，你暗示了“书写”和“知道自己写了什么”之间的解离。在第二句话里，你提出了相反的解离：她可以知道自己“写了什么”，但“不记得”自己曾经写过。这两句话放在一起，以双重束缚的形式实现了双重解离，并且看上去涵盖了所有反应的可能性。这是一种极其强大的暗示形式，它让受试者的意识感到困惑至极，于是只能依赖无意识来确定反应的可能性。

艾瑞克森・而且当你继续。

艾瑞克森・这是在双重束缚之后对她的无意识的一个非常强烈的指令。

罗西・意识定势被双重束缚瞬间削弱，于是不管后面说什么暗示，往往都会直接落入无意识中。

利用失衡来唤起催眠现象

艾瑞克森・那种用左手写字的感觉，可能是最有趣的。并且，你可以用右手写字的知识也是最有趣的。

罗西・你又重新提到了你的“感觉、过去时态、左手”与“知识、现在时态、右手”之间三对三的区分。

艾瑞克森・它激发了受试者恢复固有（同属）组合的需要：找回右手写字的感觉。要找回这种感觉，只有一个办法：进行自动书写。

艾瑞克森・在这里，我用现在时态（“正在”）来描述自动书写。这是一个从过去（写过的感觉）到现在的衔接联想。为了进行自动书写，她现在必须有这种感觉。

罗西・你通过暗示她的左手有一种其实属于她右手的感觉来营造出一种压力。你把一种感觉分离出来，抽离它自然而然的环境，这样就产生了一种压力，直到它能够通过执行自动书写的催眠现象回归它应有的位置。这是一个唤起催眠现象的普遍原则。治疗师设法利用患者内心的紧张、解离或失衡状态，而这些状态只有通过执行一些所需的催眠现象才能得以解决。

艾瑞克森・如果你观察儿童的话，你会发现他们一直在做这种事情。

罗西・是的。例如，蔡格尼克记忆效应（译者注：1920 年心理学家蔡格尼克在咖啡馆发现，店员不用笔和纸也能精确记得他们一行人各自点过的所有东西。但当他们离开咖啡馆后再回去寻找一样忘在咖啡馆的物品时，店员甚至无法确切记得他们曾经去过咖啡馆。对此，蔡格尼克的假设是：人们天生有完成某件事情的驱力，因此如果这件事情尚未完成，这一动机会是他对此事保持深刻的记忆。而当事情完成，即这种动机得到满足时，人们就不再有必要对已完成的事情保留深刻的记忆。蔡格尼克之后用一系列实验证明了此效应）。（Woodworth & Schlosberg，1956），表明儿童在被打断后，由于了结定势所引发的压力和失衡，他们会回到未完成的任务上。

通过言外之意来进行双层沟通

艾瑞克森 · 而你想要一些双层暗示。

罗西 · 这里你提到了双层暗示，但我找不到例子。

艾瑞克森 · 此时此刻，当着所有其他人的面，我将以双层暗示的方式对你说一些话。而且你可以好奇它将是什么，为什么（停顿）。

艾瑞克森 · 我正在让她无意识来决定要对什么好奇，什么是值得等待的。

艾瑞克森 · 你可以等待，并且你可以好奇（停顿）。

罗西 · 通过等待和好奇，她的无意识正在通过一切程序来寻找有价值的东西？

艾瑞克森 · 并且你可以等待，你可以好奇，并且你可以等待，你可以好奇。

艾瑞克森 · 她的难题是在自动书写时遭遇到的困难。我事实上正在谈论她的这个难题。

罗西 · 在意识层面上，你说的是好奇和等待，但对无意识而言，你暗示的是自动书写。这就是双层暗示吗？

艾瑞克森 · 因为那个暗示会是什么呢？而你在等待，你也在好奇。

艾瑞克森 · 是的。我告诉她我会给她一个双层暗示。我通过两种不同的行为来展示两个层面：等待和好奇。在两件事之间的选择也有两个，我在展示双层性。

艾瑞克森 · 停顿了一下。

罗西 · 以一种非常具体的方式。

联想和双层沟通：童年联想和自动书写

艾瑞克森 · 我教过我妹妹，2 加 2 等于 4。4 加 4 等于 8。

艾瑞克森 · 无意识是在你毫无察觉的情况下运作的，这是它喜欢的方式。我通过简单地谈论童年故事来唤起患者自己的童年模式。

罗西·你的用意何在?

艾瑞克森·当我告诉我妹妹3加5等于8的时候,她不太相信我。因为她说我已经告诉过她4加4等于8了。

艾瑞克森·自动书写通常确实有点类似孩子般行事的特点。

罗西·所以你引入了童年的联想,目的是促进自动书写,一种退行或自发的过程(长时间停顿)。

艾瑞克森·是的,而且是在两个层面上。

罗西·在一个层面上,它意味意识头脑并不总是能理解各种事物(就像孩子最初对算术一头雾水),在另一个层面上,你也在通过简单的联想来引发退行:谈论童年会重新激活符合童年的反应倾向的记忆痕迹。由于有意识的头脑并不理解,所以它往往会被削弱。

随着意识的瞬间困惑和受到抑制,你关于童年的联想现在可以到达她的无意识,在那里它们也可能重新激活符合童年的记忆痕迹和反应倾向,以及自动书写等自动化过程。

解离以促进自动书写

艾瑞克森·写字是一回事,阅读则是另一回事。

艾瑞克森·知道自己在写什么是一种意识的觉察,而自动书写是一种无意识。我把自动书写的整个过程分割开来,只允许她做其中的一个部分。

艾瑞克森·而知道该写什么是第三回事。不让自己知道写了什么则又是另一回事(长时间的停顿,因为受试者显然在进行一些自动书写)。继续,因为你感兴趣。

罗西·你把看似一件事情的书写、阅读和对所写内容的意识觉察分解成三个组成部分,并引入了无意识书写的可能性。许多催眠现象只是正常行为的解离形式。

艾瑞克森·是的,这其实是一个关于如何进行自动书写的指导。

用非逻辑的推论来促进双层沟通

艾瑞克森·而且你左手的感觉是如此重要,以至于你不想知道这种感觉(停顿)。

罗西·这句话的后半部分（"你不想知道这种感觉"）对意识头脑来说是非逻辑的推论，但对无意识是有意义的？

艾瑞克森·而且不让你自己知道会很有意思，请享受这一点。

艾瑞克森·这是一种重要的感觉，但你并不想知道它。这种感觉是必要的。知道这种感觉是什么则是不必要的。

罗西·看来对于意识头脑来说非逻辑的推理，实际上是一种削弱意识的方式。你实际上是在告诉无意识，这种感觉很重要，但意识是如此不重要，以至于它不需要知晓、识别或记住这种感觉。"不让你自己知道"引发了一种削弱意识的解离。它允许无意识在私密和意识无法探知的前提下表达自己。

隐含式指令和双层沟通

艾瑞克森·一旦你觉得写完了，就可以站起来（一滴眼泪开始顺着她的脸颊滚落）。你想把这滴眼泪给藏起来吗（长时间停顿）？

受试者·醒来并叹气。

罗西·这是一个隐含式指令，你暗示她以一个外显的行为（在本例中是醒来）为信号，来表明一个间接暗示，一个隐含式指令（"一旦你觉得写完了"）已经在无意识层面完成了。许多形式的意念运动反应（例如，手指、手或头部的信号）都可以作为信号，让治疗师知道，什么时候在无意识中一个问题已经被回答（Cheek & LeCron，1968）或一个暗示已经被执行。信号反应实际上是一种生物反馈的形式，但无需借助任何的电子设备。你想要把那个仪器藏起来吗？我们可以假设，泪水意味着对唤醒指令的反应。

生物反馈与之的相似之处在于，它也在无意识水平上发挥作用（受试者并不知道他是如何做到的），两种方法都使用信号来表明期望的反应何时发生。这将是一个有趣的测试，即能不能让受试者立即知道结果从而能够校准其意念运动反应，以便在任何需要的程度上增强期望的反应，就像电子仪器对生物反馈所做的那样。隐含式指令和生物反馈都是双层沟通的形式，其中在意识层面上表达的信号是在无意识层面上活动的指标。

关于其他事项的一般性对话持续了大约 5 分钟。然后，艾瑞克森随意地向受试者展示了她一直在写的那张纸，并继续如下：

对于无意识和催眠学习的初始阶段的保护

艾瑞克森·当然，你认出这是自动书写，不是吗？而且你还知道这并不是写给我或其他人看的（停顿）。

罗西·显然，字迹难以辨认，自动书写的第一次尝试经常会是这样的。你强调，这就是一种自动写作，用来预先阻止意识的评判：就因为字迹难以辨认所以这件事毫无价值。这是一个范例，说明治疗师必须经常对受试者学习一种新的催眠现象的初始阶段加以保护，因为意识头脑，尤其是在我们这个理性主义的时代，往往会贬低和破坏无意识的成就。

艾瑞克森·你能认出这笔迹吗？你知道这不是用来给别人看的，当下也不是用来给你自己看的。所以闭上眼睛。当你想读它的时候，当你想把它以适当的方式组合在一起的时候，我希望你在我离开费城之前完成它。所以让我们把任务推迟一段时间。

艾瑞克森·一位女士用自动书写写了一些东西，但接下来她根据暗示，在没有阅读的前提下小心地把写过字的纸折叠起来，心不在焉地放进了钱包。几个月后，在她的婚姻计划做出了重大改变后，她“不小心”重新发现了折好的纸。她发现自己的无意识一直琢磨这件事，并早在几个月前就自动地写下了自己计划中的变化（讲述了一个有趣的故事，说明自动书写如何能帮到某个人学会一些自己早已知道但完全没有意识到自己知道的事情）。因此，这是一个有益的程序，它允许无意识通过采取谨慎措施对意识隐藏自动书写这件事，直到对意识合适的时机出现，来进行自我保护（可以用意念运动信号来确定无意识是否准备好让意识知道所写的内容）。

艾瑞克森·让我们把这个任务推迟一段时间（暂停）。现在，醒来。

艾瑞克森·你可以让无意识被意识到，但不暴露无意识的内容。你通过自动书写来揭晓无意识的内容。你可以通过折叠写过字的纸并把它束之高阁来隐藏无意识的内容，直到意识准备好为止。

艾瑞克森·你好！

受试者·你好！

大家解散后去吃晚饭，之后并没有进一步讨论该案例。在学习体验催眠的最初阶段，治疗师必须防止以理性为导向的个人在全新和自发的催眠现象与他们通常的日常意识之间建立联想的桥梁。在受试者体验催眠后立即谈论催眠，会在催眠和日常意识之间建立联想性的联系，从而破坏它们之间的解离。谈话将催眠现象的全新和自发的特征融合到了个人通常的、“正常”的意识状态中，以至于许多研究者（Barber，Spanos，& Chaves，1974）开始相信，催眠作为一种改变的意识状态是不存在的（Erickson & Rossi，1974）。

双层沟通的语境理论

在上文的评论中，我们从催眠的经典概念出发，分析了双层沟通的动力学，即注意力的聚焦和转移。在接下来的内容中，我们提出一个更全面的分析，涵盖范围更广的催眠现象，从近期提出的言语联想的语境理论（Jerkins，1974）和拘泥于字面现象，到震惊、出其不意、类比和隐喻的使用，这些都是艾瑞克森最为常用的方法。

对于问题：“你愿意（停顿）去找答案吗?”，广义的语境是一个询问动机的问题（“你愿意吗?”），这问题固定或建构了受试者意识的参考框架或对意义的感知。然而，用于阐述这一广义语境的个别单词和短语则有着它们各自的、并不属于该语境的、个别的和字面的联想。当然，这些个别的和字面的联想往往会被意识所抑制和排斥，以便理解广义语境。然而，这些被抑制的联想其实仍然保留在无意识中，而在催眠这种解离和字面意义大为增强的特殊情形下，这些被抑制的联想可以发挥重要作用，来促进受试者意识吃惊的催眠反应行为。

这种情况可以用一个类比来说明。成年读者往往在不停揣测艾瑞克森的意思。在一定范围内，艾瑞克森使用什么特定的句子或词语真的不重要。许多不同的句子和词组可以用来表达相同的意思。在读者意识中记录的是语句的含义或广义语境，而特定句子和词语则落入了无意识的范畴，被“遗忘”了。同样的道理，人们“读懂”的是整个单词的意思，而不是组成这个单词的一个个字母。这些字母所构成的广义语境形成了一个单词在意识中的含义，而非逐个字母的独特联想。杰金斯总结了近期在言语联想、事件识别、信息整合和记忆领域的实验研究数据（Jerkins，1974），这些数据同样强调了语境对于理解这些现象的重要性。在任何使用词汇的话语或现象中，建立意义的通常是总体语境，而不是创造言语的结构单元。

当然，上述观点的明显例外是双关语、典故、映射和各种语言类笑话，笑话的包袱取决于最初意识并未关注到的单词和短语的字面含义或个别的语言联想。语言类的笑话依赖的通常是被抑制的字面意思或个别的联想。同样的，在双层沟通中，艾瑞克森会利用总体语境来聚焦意识的注意力，而该语境下的单词、短语或句子的个别联想则被记录到了受试者的无意识范畴里，并且可以在那里发挥影响。从这个视角来看，艾瑞克森的散缀技术（Erickson，1966）是最明显的双层沟通的例子，其中一个受试者很感兴趣的话题被用来作为对话的广义语境，从而聚焦意识的注意力，而对话中散缀式暗示则在无意识的层面上被患者接受，并发挥其作用。

艾瑞克森还设计了一些其他技术，以激活个人对埋藏在更宽泛的语境下的单词、短语、句子的字面和无意识的联想。那些令人震惊、惊讶、神秘、不合逻辑、太难理解或无法理解的词组转换，在总体语境下很难或几乎无法被意识理解的短语，都会使患者的意识定势瞬间被削弱，并激活无意识层面的搜索，以便找到之前被抑制的字面和个别的联想。当艾瑞克森使用许多具有共同的个别联想的词、短语或句子来让总体语境中的意识超载时，这些联想（散缀式暗示）便会在无意识中获得优势，直到它们最终溢出到反应性行为中，并让意识产生一种惊讶的感觉，记录下了这一行为。意识头脑之所以感到惊讶，是因为它的内部产生了一个它无法解释的反应。于是，这种反应会被描述为“它自己发生的”，没有受试者的自我或意识动机的干预；这种反应看上去就是自发的或“催眠的”。

因此我们认为，类比、隐喻及笑话，都是通过相同的机制来发挥强大的作用，即激活无意识的联想模式和反应倾向，并一下子（累计后）从量变到质变，以一种明显的“新”的信息数据或行为反应呈现在意识中。

暗示的微观动力学

一旦艾瑞克森用一个问题或让受试者感兴趣的广义语境（例如，最理想的是：该话题或语境也蕴含着处理患者问题的可能性）来固定和聚焦患者的注意力，他就会接着采用一些旨在削弱患者意识定势的手法。这里说的“意识定势的抑制”并不意味着患者像入睡那样丧失意识，我们不会将催眠与睡眠互相混淆。催眠是一种状态，在这种状态下，患者注意的焦点有所减少，聚焦到少数内部现实上。意识被固定和聚焦在一个相对狭窄的注意框架内，而不像我们日常意识中更典型的一般现实取向（Shor，1959）那样被分散在一个广泛的区域里。当意识被固定和聚焦在这样一个狭窄的框架内时，意识便处于一种不稳定的平衡状态，它可以相对容易地被转移、转换或绕开，从而相对容易地“削弱”了意识。

艾瑞克森认为，临床催眠引导的目的是将受试者的注意力集中到其内部，并且改变自我的一些习惯性功能模式。由于患者惯性参考框架的局限性，他普遍的日常意识不足以应对某些内在和/或外在的现实，于是患者会意识到他有了心理“问题”。因此，对于患者普遍的日常意识定势的抑制，也是削弱他个人局限性的一种方式；它是一种将个人习惯性的功能模式去自动化的方式（Deikman，1971），患者会自发地表现出解离和伴随解离的众多经典的催眠现象（例如，年龄回溯、失忆、感-知觉扭曲、木僵等）（Erickson & Rossi，1975）。因此，削弱个人普遍意识模式的局限性就开启了许多的可能性，患者内心会发展出新的联想组合和心理技能，从而创造性地解决问题。

艾瑞克森削弱意识的手法是如此微妙和普遍，它们交织在催眠引导和暗示的实际过程当中，以至于人们哪怕拿着他的催眠逐字稿来研究，也往往识别不到这些手法的存在。为了让大家更好地认识这些手法，我们在表 12－1 中把催眠引导和暗示的微观动力学概述为：①集中注意力；②削弱意识定势；③无意识搜索；④无意识过程；⑤催眠反应。我们列出了艾瑞克森促进每个阶段的一些方法。这些方法中的大多数在本论文中都有说明，或在其他地方有更详细的讨论（Erickson & Rossi，1974；Erickson & Rossi，1975；Erickson，Rossi，& Rossi，1976；Haley，1967；Rossi，1973）。尽管为了分析得更清晰，我们在表 12－1 中会把这些过程概述为有着先后顺序的不同阶段，但它们通常是同时发挥作用的同一个进程。当我们成功地固定了受试者的注意力后，我们就自动地将其注意力聚焦受试者一般的参考框架更容易被削弱的点上。此时此刻，受试者会在无意识层面自动搜索新的联想，好通过无意识过程的总和来重构一个更稳定的参考框架。因此，我们将艾瑞克森在本论文中使用的一些方法归入表格时的顺序和标题有着一定的随意性。他同样可能从一个有趣的故事或双关语开始，也有可能从震惊、出其不意或一个正式的催眠引导过程开始。然而，一旦治疗师设定了前三栏的条件，患者的个体无意识动力就会自动执行最后两栏的过程。

表 12－1 的第 3 栏中列出了艾瑞克森促进催眠反应的一些有趣的方法。所有这些方法都是为了引发无意识层面的搜索。典故、双关语、隐喻、言外之意等，通常不会立即被意识所理解。在“领悟”一个笑话的笑点之前，人们会有一个短暂的延迟，这也是笑话饶有趣味的部分原因。在这个短暂的延迟期里，人们显然会有一个在无意识层面搜索和加工的过程（第 4 栏），最后汇总到一起，给意识新的信息资料，从而让意识发现了笑点。

在第 3 栏中列出的所有方法都是沟通方式，它们启动了对新的联想组合和心理过程的搜索，可以在日常生活和催眠中给意识带来有用的结果。第 3 栏中列出的方法也是艾瑞克森间接暗示方法的精髓(Erickson, Rossi, & Rossi, 1976)。对这些方法的研究也可以看作对一种新的语用学做出了贡献：符号和符号使用者之间的关系(Watzlawick, Beavin, & Jackson, 1967)。艾瑞克森依靠对这种沟通方式的巧妙利用来唤起催眠行为，而不是受试者的高度受暗示性本身。

重要的是要认识到，虽然艾瑞克森确实认为催眠是一种特殊的意识状态(注意力的焦点有所减少)，但他不认为受试者的高度受暗示性是催眠的必要特征(Erickson, 1932)。也就是说，仅仅因为患者正在经历催眠，并不意味着患者会接受治疗师的直接暗示并采取行动。这是一个重大误解，也是许多催眠治疗失败的原因；它在过去让许多临床工作者感到沮丧和气馁，并阻碍实验室中对催眠的科学探索。催眠是一种特殊的意识状态，它强化了治疗关系，并将患者的注意力集中在一些内在现实上；催眠并不能保证受试者对暗示的接受。艾瑞克森依靠某些沟通方式，如第 3 栏中列出的那些手段，来唤起、调动患者的联想过程和心理技能，并使其向某些方向发展，有时就可以达成某些治疗目标。

他认为，催眠暗示实际上是一种心理过程的过程，它通常以这种超出患者自我功能控制范围的方式，来唤起并利用患者自身的心理过程。无论特定的患者已经拥有什么样的联想和心理技能(它们能被调动、扩展、转移或转变，以实现特定的催眠现象和治疗目标)，仔细地利用这些联想和心理技能，如果其他治疗师和研究人员也能产生更可靠的结果，那么催眠暗示的这种利用理论就可以得到验证。

在正式的催眠情形下，对无意识过程的成功利用导致了受试者自发的反应；受试者的自我会惊讶地发现自己面对的是新的信息数据或新的行为(第 5 栏)。不过，在日常生活中也有类似的情况，如人们的注意力被聚焦在一个问题上时，或者人们被一个惊人的、不寻常的或任何引起人们兴趣的体验所吸引时。在这些时刻，人们会体验到日常生活的催眠状态；他们往往会向左或向右凝视，这取决于哪个大脑半球是优势半脑，并表现出那种“茫然”或“空洞”的眼神。事实上，他们有可能会真的闭上眼睛，身体往往变得纹丝不动(木僵状态)，某些反射行为(如吞咽、眨眼和呼吸等)可能被抑制，而且他们似乎短暂地忽略了周围的环境，直到他们在无意识层面完成对新想法、新反应或新的参考框架的内在搜索，或者重新稳定他们的一般现实定向。我们假设，在日常生活中，意识一直处在一种持续变化状态中，在从一般现实定向到表 12-1 中概述的催眠的瞬间微观动态之间动态转换。训练有素的催眠治疗师是那些能敏锐地觉察意识的这些动态变化和典型行为表现的人。催眠体验和催眠治疗只是对这些正常心理动力学过程的延伸和利用。在改变的意识状态下(由于注意力被固定,因此导致狭窄的参考框架可以在药物、感觉剥夺、冥想、生物反馈或任何东西的帮助下被打破、转移和/或转变),基本上遵循与催眠同样的模式,但在不同的阶段有不同的重点。因此,我们可以把表 12-1 理解为改变的意识状态的起源和微观动力学,以及它们对行为的影响的一般范式。

表 12-1 催眠引导和暗示的微观动力学

第 1 栏 集中注意力	第 2 栏 削弱意识定势
	心理震惊(冲击)、惊讶(出其不意)、不现实与非同寻常
激发兴趣、引人入胜的故事等	转换参考框架;转移怀疑、阻抗和失败
标准的视觉固着(眼睛凝视)程序	转移注意力
哑剧方法	解离和不平衡
想象和可视化方法	认知超载
手臂悬浮	困惑,不合逻辑
放松法和所有形式的内在感觉、知觉或情感体验	悖论
其他	经由声音轨迹的条件反射
	结构性失忆
	其他

第 3 栏 无意识搜索	第 4 栏 无意识加工
间接暗示形式:典故、双关、笑话	
隐喻、类比、民间语言	以下的综合
言外之意	散缀式暗示
隐含式指令	字面联想
双重束缚	个别联想
用以启动探索思维定势的词汇	词语的多重含义
需要有意识搜索的问题和任务	自发的感觉和知觉加工
治疗师带着期待态度的停顿	弗洛伊德式的初级加工
开放式暗示	人格的防御机制
涵盖所有反应可能性的暗示	蔡格尼克效应
复合陈述	其他
其他	

第 5 栏 催眠反应
催眠或自发的行为反应体验的“新”的信息数据

第十三章

心理治疗中的心理震惊和创造性瞬间

欧内斯特·罗西

本文由罗西撰写,他感谢艾瑞克森所提供的案例资料,以及在理论探讨中所给予的启发。艾瑞克森和妻子伊丽莎白·艾瑞克森在论文的准备过程中慷慨地贡献了时间、精力和编辑经验。
引自 The American Journal of Clinical Hypnosis, July, 1973,16,16,9-22。

编者按:本章将讲述艾瑞克森的震惊疗法,以艾瑞克森的5个治疗案例为例,在这些案例里,艾瑞克森采取了权威性的风格,这和他更多使用的许可式和间接的风格形成了鲜明的对比。本章描述的案例均涉及对来访者自身病态刻板风格的挑战,旨在重新组织来访者的经验取向。甚至艾瑞克森也承认,他的语言有时很"粗粝",并称之为"天鹅绒手套下的铁拳"。这些案例如果脱离了背景,会让那些没有充分研究艾瑞克森指令背后的意图及理由的人感到惊讶,甚至感觉被冒犯。罗西在本论文的结尾处的后续讨论中对改变的机制进行了最有效的探索。

1972年夏天,艾瑞克森正在静静地回忆着他50年来在催眠治疗中的创造性经验,罗西则在随时调整卡式录音机的同时,时不时地问上一两个问题。很快他们就惊讶和高兴地发现,艾瑞克森表述了他治疗工作中一个以前从未真正强调过的基本方面——心理震惊(冲击)。震惊(冲击)可以创造性地应用在心理治疗(无论有没有催眠)中,旨在打破患者适应不良的态度和行为模式,从而让治疗师得以帮助患者以更具建设性的方式重新调整他的生活经验。随着艾瑞克森通过临床实践的许多案例阐述他的观点,罗西逐渐开始认识到心理震惊(冲击)与创造时刻的发展之间的必然关系,他最近将其描述为心理治疗中改变的基本动力(Rossi, 1973)。在本论文中,首先呈现几个案例,艾瑞克森在这些案例中都成功运用了心理震惊(冲击),接着,我们会花些功夫来描述安全和成功使用心理震惊(冲击)所需要的心理治疗情境;然后,我们将概述一些与催眠疗法有关的心理震惊(冲击)和创造性瞬间的理论问题。

案 例 一

一个30岁的大学教授去参加一场大学舞会，他看见房间的另一头有一位30岁的单身女性。她也看到了他，他们迅速向对方靠拢。仅仅1个月内，他们就规划好了未来并结为伉俪。3年后，他们出现在艾瑞克森的办公室，讲述了他们的悲伤故事。在讲述过程中，他们显得非常一本正经，神情又极其尴尬，他们使用了最僵硬和最正式的措辞。本质上，他们的抱怨是：因为他们都已经30岁了，即使他们在婚前就已经计划好了要孩子，然而3年后，尽管做了体检也看了很多医生，他们还是怀不上孩子，所以他们觉得事不宜迟了。

他们一起来到了艾瑞克森的工作室，在向艾瑞克森诉说他们的问题时，这名男子说："经过我本人和我夫人的思考，我们得出一个结论，那就是，最好由我来表达我们共同的困扰……"并简明扼要地说出来。"这个困扰对我们的婚姻来说是非常痛苦和最具破坏性的。出于对孩子的渴望，为了达成繁衍的目的，我们每天晚上和早上都与伴侣带着充分的生理性目的进行着'婚姻联盟'。到了周日和节假日，为了繁衍的目的，我们会带着各自充分的生理性目的一天进行4次'婚姻联盟'。我们没有任何身体的残疾来影响这种婚姻结合。由于繁衍期待的挫败，这样的婚姻结合对我们来说变得越来越不愉快，但它并没有干扰到我们在生育方面的努力。不过我们发现彼此越来越不耐烦并因此都很难过。出于这个原因，我们寻求您的帮助，因为其他医疗援助已经失败。"

这时，艾瑞克森打断了这位男士，并对他说道，"你已陈述了问题。我想要你保持沉默，让你的妻子用她的话语来说出她的观点。"

妻子以几乎完全相同的方式表达了他们的抱怨，甚至表现得比她丈夫更为尴尬。

艾瑞克森说："我能为你们纠正这一问题，但我需要使用震惊疗法。这不涉及电击或身体震动，只是一种心理震惊。我会让你们单独在办公室呆15分钟，这样你们两人可以就是否愿意接受一种相当严厉的心理震惊交换意见和看法。15分钟后，我将回到工作室并询问你们的决定，是否愿意严格遵从这个疗法。"

艾瑞克森离开办公室，15分钟后回来说："给我你们的答案。"

丈夫说："我们已经从客观和主观两个角度探讨了这个问题，并得出结论说，我们将忍受任何能满足我们繁衍欲望的事情。"

艾瑞克森问妻子："你完全同意吗？"

她回答说："是的，先生。"

艾瑞克森解释说，这种震惊将是心理上的，涉及他们的情绪，并会对他们造成一定的压力。

"这执行起来相当简单，但你们都将在心理上极度震惊。因此我建议，你们最好在椅子上坐稳，手伸到椅子两侧下方，紧紧抓住椅子底部，并好好听我说话。当我说了之后，在我给你们这个震惊的时候，我希望你们两个保持绝对的沉默。几分钟内你们就可以离开办公室，开车回你们 40 英里（约 64 公里）之外的家。我希望你们两个在回家的路上保持绝对的沉默，在这种沉默中，你们会发现许多想法在你们的脑海中涌动。到家后，你们将继续保持沉默，直到你们进屋并关上门。那时你们就自由了！现在紧紧抓牢椅子底部，因为我现在要给你们这个心理震惊了。请听好：在漫长的 3 年里，你们每天至少 2 次，有时在 24 小时内多达 4 次，为了繁衍的目的，带着各自充分的生理性目的进行着'婚姻联盟'，但你们的繁衍动力遭到了挫败。那么现在你们为什么不以做爱为乐（寻欢作乐），并向魔鬼祈祷至少 3 个月别怀孕呢。好，现在请离开。"

后来得知，他们在回家的路上一直保持沉默，各自都在想着"很多的想法"。

当他们终于进屋，关上房门后，他们解释说："我们发现我们迫不及待地去了卧室。我们就滚落在地板上，我们没有进行婚姻的结合。我们寻欢作乐，现在，3 个月快期满了，我的妻子也怀孕了"。9 个月后，一个女婴出生了。

当艾瑞克森电话回访他们并想见一下他们的孩子时，他了解到，这对夫妻觉得没必要在谈话中再充斥着正式考究的演讲、音节繁复的词汇和极为妥帖的习语。他们甚至可以讲一些有伤风俗的故事。

应赫伯特·斯皮格尔博士的要求，艾瑞克森在哥伦比亚大学向 70 多位执业精神科医生完整地讲述了这个案例。在讲述案例之前，斯皮格尔博士和艾瑞克森一直在谈论盎格鲁·撒克逊语言中根深蒂固的禁忌态度，并询问观众们是否认为自己能够忍受听艾瑞克森在讨论精神疾病时使用这些禁忌语。听众和斯皮格尔博士都确认他们可以，艾瑞克森也觉得他们可以。然而，令艾瑞克森非常惊讶的是，当他说出某个关键词时，他注意到所有的观众实际上一下子都像泥塑木雕一般愣住了，好一会儿一动不动。人们注意到斯皮格尔博士也屏住了呼吸，而艾瑞克森则意识到自己的语气也发生了明显的变化。自幼习得的禁忌会长久地发挥作用，一直延续到成年期，这点再明显不过了。

在艾瑞克森看来，在回家路上绝对安静地驾车行驶 40 英里(64 公里)让这对夫妻有机会遵从他们听到的暗示，于是他们的脑海中便涌现了各种各样的被压抑的想法。这使他们到家一关门就立即发生了性行为。这就是艾瑞克森所希望的。当这对夫妇被问及这一点时，他们说，他们认为离家越近，所积累的情欲就会越发地强烈，但他们也说他们其实已经记不得太多细节。

案　例　二

第二个案例由艾瑞克森描述过：

尤马县的一名士兵正在追求一位西班牙裔的美国女孩，女孩的母亲在女孩年幼时就寡居了。小学和中学时上学和放学回家，女孩一直都由两个未婚的姨妈护送。两个姨妈参加了孩子所有的派对，包括每一次的学校聚会、每一回的高中郊游，以及足球比赛等，凡此种种。当女孩申请到一份秘书工作时，姨妈们也跟着去。姨妈们会送她去上班，中午给她打电话带她出去吃午饭，晚上再护送她回家。在观看一场足球比赛时，这位驻扎在尤马县的士兵被这个女孩给迷住了。这两个姨妈每次也会跟着女孩来约会。不管怎样，士兵还是向女孩求婚了，而且是当着这两个姨妈的面求的婚。女孩答应嫁给他，他被允许亲吻她一次。女孩答应会在 6 月嫁给他。到了 6 月，她许诺说会在 7 月嫁给他。到了 7 月，她又答应会在 8 月嫁给他。这种情况一直持续了 48 个月——婚期被一拖再拖。

于是女孩的家庭医生给我打电话说："我对这个女孩无计可施。"

这个女孩被姨妈们护送到家庭医生的办公室，医生给她做检查时，姨妈们也陪在边上。当女孩的家人离开后，家庭医生给我打电话，"你愿意治疗她吗？"

我说，"可以。"

于是，她母亲、两个未婚的姨妈和女孩一起搭巴士来到我的办公室。当我不让她们和女孩一起进入办公室时，她们显得非常恐慌。我不得不强令母亲和两个姨妈坐在门外，好让我单独见这个女孩。

女孩告诉我事情的来龙去脉。我问她是否愿意嫁给那个男孩。她说愿意。当时是在6月。7月1日，她收到他的一封信，说："我们这个月该结婚了，不然我就去找别人了"。她哭得很伤心。

于是我问她，"你确定要嫁给那个男孩吗？你真的，真的确定吗？"

她确定。

我告诉她："我可以帮到你，你只需要做一件事——独自从你家来我的办公室。我知道你害怕单独乘坐公共汽车，你害怕在没有姨妈的陪伴下坐汽车，你也害怕在没有姨妈的陪伴下坐火车，但是你要一个人从尤马县来我这里。现在，我不关心你会在哪里做这件事。你可以在尤马县或凤凰城做这件事：你要买一条很短很短的短裤，并穿着它来我的办公室，来到办公室后，你要完全按照我的吩咐去做。绝对无误，丝毫不差，不得争辩，不准提问。你要默默地做我吩咐你的事。这件事你可能需要考虑很久很久，你知道吗，你会去做这件事的，你会说'我愿意，我绝对愿意'。"

她再次来之前，我让我妻子(艾瑞克森夫人)也待在办公室里。我妻子不知道我想做什么。那个女孩进来后坐到一把椅子上，我把她介绍给我妻子。

我告诉那个女孩就站在那里，面对我，双手放在身体的两侧。

"现在请直视前方……脱掉你左脚的鞋子……你右脚的鞋子……脱掉你左脚的袜子……你右脚的袜子……脱掉你的短裤……脱掉你的上衣……脱掉你的胸罩……脱掉你的内裤……指向你的右乳头……你的右乳房……你的左乳头……你的左乳房……你的肚脐……你的阴部生殖器部位……转过身去，指着你的右臀部……你的左臀部……转过身来，面对我，告诉我你是否有一个美丽的身体……好吧，你确实有一个美丽的身体。你可以穿衣服了。在嫁给那个男人之前，你要登上火车，独自回到尤马县。你要告诉你母亲你要结婚了，你要告诉她你想要什么样的婚礼蛋糕。你要告诉她你想请谁来，你要告诉她，如果她不同意，你就让治安法官来主持婚礼(这是一个可怕的威胁，因为她们是天主教徒)。"

那是7月初的事。她在7月17日结的婚。并在12月给我寄了一张圣诞卡，附上她和丈夫的合照。第二年，她给我寄来她第一个孩子的照片，并在随后几年寄来的圣诞卡上宣布她第二个和第三个孩子的出生。几年后，她带着全家人，包括三个孩子来见我。

罗西·好吧,这个案例的是如何起作用的?是否用到了震惊?

艾瑞克森·还有什么比当着医生妻子的面,在这位医生面前脱光衣服,指着自己的乳头、乳房和肚脐更糟糕的事情吗?

罗西·她自始至终都没有处在催眠中?

艾瑞克森·没有。

罗西·除了这个情境可能会引发的状况之外。

艾瑞克森·没错,除了这个情境可能会引发的状况之外。

罗西·由于她处在一个令她震惊(冲击)的情境中,她可能自发产生一种改变了的意识状态。所以你所做的一切都在打破巨大的禁忌。

艾瑞克森·巨大的禁忌——她从来没有遇到过更糟糕的事情。

罗西·通过强迫她做出这些反应,你打破她的姨妈们在她迄今的人生中所施加的条件性禁忌模式等。

艾瑞克森·是的,这件事瓦解了支配她整个生活的僵化和死板。就像刚出生的小鸡啄出第一个洞就立即让整个蛋壳破碎那样,她的整个生活也舒展开了。我只是给了她一些简单的陈述。你做这个,做那个,不准提问,只是默默地服从。

罗西·有些简单的陈述,如指着你的乳房、你的生殖器等,这些陈述的目的是什么?

艾瑞克森·目的是要打破她的禁忌,真的破除它们!留意我是怎么设计的:先是左脚的鞋子,然后是右脚的鞋子,先是左脚的袜子,然后是右脚的袜子。我小心翼翼地建立了一个肯定的趋势,好让她最终脱掉所有的衣服,并遵循我所有旨在打破她一生禁忌的暗示。我让她答应我做一切事情。凡是这样的人,只要一旦答应……

罗西·哦,可以这么说,这就是你让她陷入双重束缚的方法。我注意到,在震惊疗法之前,你要求她承诺服从你,不是吗?我认为患者必须具备这种心理结构。他们将要跟随你的话。他们是那种信守承诺的人,你利用了这一点。你没办法用同样的方法来帮助精神病患者。

艾瑞克森·我无法想象对精神病患者做这件事,我甚至连试都不会试。

罗西·那一定得是一位……

艾瑞克森·……生性诚实的人。

罗西·我突然想到,这种治疗是一种象征意义上的强暴吗?

艾瑞克森·那是一次强暴。

罗西 · 你在计划的时候就是这样想的吗，一次象征意义上的强暴？

艾瑞克森 · 我的确是这么计划的，这是一次心理层面上的强暴。

编者注：艾瑞克森和罗西都使用这种心理震惊技术，针对那些有可能从这种看似严厉的方法中受益的患者。在实施震惊技术之前，治疗师要充分和仔细地考量患者的背景、症状的严重程度，以及其他因素。作为一名医学博士，艾瑞克森对患者身体构造的关注是在适当的治疗范围之内。

案 例 三

艾瑞克森 · 一位职业男性和他的妻子前来咨询。他一开始就说他们已经结婚 12 年。

丈夫 · 我们生了一个女儿，但显然我们不会再有第二个孩子了。我说一下我们上床睡觉的模式。我必须先去卧室，关上门，脱掉衣服，穿上睡衣。然后我在上床后打电话给我妻子。她走进来，会关掉卧室所有灯。她先拉下窗帘，然后遮住每扇窗户。她会检查门，确保门都锁好了，窗户也锁上了。接下来她再把所有的灯都关了。她会走进客房，在黑暗中脱掉衣服。接着穿上睡衣。然后穿过黑暗的大厅，走进黑暗的卧室，和我同床共枕。我可以和她发生性关系，我甚至可以脱下她的睡衣，但我绝对不可以开灯。她不允许我看到她的裸体。

艾瑞克森 · 你生过一个孩子，在生孩子的过程中灯亮着，产科医生和护士都看到了你的裸体，这并没有要你的命。现在你丈夫想让我来矫正这件事。

妻子 · 但我不能按他说的做，我就是不能让他看到我的裸体。

艾瑞克森 · 好吧，"我就是做不到"这是你的说法。你丈夫身高 6 英尺 2 英寸（约 1.87 米），体重 210 磅（约 95 千克），身体健康。我瘸得很厉害，身高只有 5 英尺 6 英寸（约 1.67 米），体重 150 磅（约 68 千克）。毫无疑问，我在体格上远比不上你丈夫。我要你安静地坐在那把椅子上。你丈夫会因你要求坐在那里。我可以告诉你，我是认真的，你要坐在那里。现在我要对你做点什么，我想让你丈夫在旁边看着（当时风俗习惯是把裙摆垂到小腿中部）。现在我要开始把你的裙子慢慢移到大腿上方，只有当你进入深度催眠状态我才会停手。你会听我的。并且你不会说你不能。

艾瑞克森・我开始每次半英寸地慢慢地向上拉起她的裙子。对她来说,有意识地觉察这件事是无法忍受的,因此她的唯一出路就是进入催眠状态。她知道我会催眠别人,因为我治疗过她的一个朋友。

罗西・你正在策划一个双重束缚,让她通过这种方式进入催眠状态。

艾瑞克森・是的。我慢慢地把她的裙子提了起来,提过膝盖。她只是盯着她的裙子和我的脸看。

罗西・是的,她进入了催眠状态。

艾瑞克森・现在你正在深度催眠状态中。我不知道为什么你在 12 年里一直有这种愚蠢的不良行为,超过 12 年,事实上是 13 年,就在你女儿出生之前。我想让你明白你将会改变。但你不可能一次做完。我不会让你当着我或你丈夫的面做这件事。每天在家里,在你女儿上学后,你独自一人在家时,我要你到房间里的每一面镜子前都照一照(房子是一个女人的城堡,是她自己的保护区,她可以在这里自由地进行尝试)。你会看看镜子的那个女人,很想知道她到底长什么样,我想让你一点一点地去发现她在镜子里裸体的样子,彻底全裸的样子。你要一件一件地脱下她的衣服。先脱鞋子,然后是长筒袜,再是连衣裙、吊带、胸罩和内裤。然后我想让你跳舞。你会像孩子那样舞蹈,跳一支芭蕾舞。你在大学时跳过芭蕾舞。你会很享受舞蹈的过程。你必须在 6 个月内,也许是 3 个月后,在黑暗中,在客房脱掉衣服后,走进卧室,打开灯,为你的丈夫跳裸体芭蕾舞。

罗西・这些都是在她处在催眠状态中,(她)丈夫在场时说的吗?

艾瑞克森・她丈夫在场。她可以在合适的时机以自己的速度来自我治愈。

罗西・是的,非常重要的是你允许她的无意识以自己的速度来完成这件事。

艾瑞克森・无意识有自己的速度和自己的风格。先脱鞋子,然后是长袜。或者她先脱下她的衬裙,或者她先脱下她的胸罩和裙子,这对我来说没有任何的区别。

罗西・对,这就是你给她的全部自由。

艾瑞克森・我设定了 6 个月以内的限制,我又给了她 3 个月的时间让她自己做实验。这就建立了一种自由选择的假象。

罗西・你设定了明确的时间参数,在这个参数内她可以拥有她所需要的所有自由。

艾瑞克森・你可以想象当她丈夫看到她蹦蹦跳跳地跑进卧室,打开灯,为他跳全裸芭蕾舞时的雀跃之情。

罗西·他一定很开心。所以当她做了这件事后，她大概也已经克服了自己的禁忌。

艾瑞克森·是的，可我怎么能让她做到这一切呢！记住我对她说了一句话，"如果你不这么做的话，你丈夫会带你回来，而你会当着你丈夫的面为我跳全裸的舞蹈。"

罗西·如果她不为她丈夫做这件事，情况会更糟，因为她也必须为你做这件事。所以你又设置了一个双重束缚。如果她不独自为丈夫做这件事，难度会增加，所以你给了她一条容易的出路。

艾瑞克森·一条非常容易的出路。

罗西·你用了胡萝卜，但你也用了鞭子，不是吗？

艾瑞克森·天鹅绒手套里藏着铁拳。

罗西·我对此印象越来越深刻了。

艾瑞克森·话说回来，我为什么要调查她的过去呢？例如，去了解她父母对她影响，她父亲、她母亲，以及她老师各自对她的影响。我为什么要如此深入了解她的个人史呢？治疗往往就像推倒第一张多米诺骨牌。治疗要做的一切就只是纠正一个行为，一旦这个行为得到纠正……

罗西·所有其他的禁忌也都像多米诺骨牌一样倒下了。

艾瑞克森·是的，这就是多米诺骨牌的典型案例。

罗西·是的，也许早期的精神分析家必须追溯患者的过往个人史才能学会精神分析，学会去了解这些禁忌是如何建立起来的。但既然我们都已经知道他们的套路了，你没有必要对每个患者进行这种追根溯源的调查。

艾瑞克森·挖出你5岁时到底做了什么事情，这简直荒谬至极，因为它属于你不可改变的过去，而你现在对自己5岁时的经验的任何理解都不同于你在5岁时的理解。成人的理解水平阻碍了对儿童或青少年世界的任何真实的理解。

案　例　四

艾瑞克森·还有一个震惊的案例。一个非常美好的案例。玛丽和伊芙是小学和高中的朋友。她俩都嫁给了高中时期的朋友，她俩的丈夫彼此也是高中朋友。她俩都告诉我：她们会互相倾诉，无话不谈，在倾诉中，她俩都表达了非离婚不可的想法。每个人都说自己的丈夫是个变态，但两个人都不承认也不敢告诉对方自己丈夫到底变态在什么地方。因此，在单独的访谈中，我让每个女孩分别向我描述自己丈夫的变态行为。玛丽说：当一个男人和一个女人性交时，男人的双腿应该在女人的双腿之间。而她的丈夫却总是想把双腿放在她双腿的外面。后来我又访谈了伊芙，她说的情节正好反过来。她觉得正常情形下男人应该把双腿放在女人双腿的外面，但她丈夫却变态地想把双腿夹在她的双腿之间。我连续 2 天在下午 16:00 分别与这两个女孩面谈。我叫她们别向对方倾诉我说了什么或她们对我说了什么。到了第 3 天，我让她们一起来同时加入面谈。到了这一天，她们都有了足够时间来积累大量的内心混乱和情绪。

我告诉她们，"当你们当中的一个跟我说话时，另一个只是听着，什么也别说(这种沉默是为了积累更多的情绪)。"

于是，当一个人讲述她的故事时，另一个人只是在旁边听她说。伊芙先说她丈夫坚持要把双腿夹在她的两腿中间。接着，玛丽讲了相反的情形。她们因为听到对方的故事而产生的恐惧是可以想象的。然后我总结了她们是如何讲述自己的故事，并在沉默中极为专心地倾听对方的。现在她们要一起开车回家，并在一路上保持沉默。"回家后，你们都会有冲动去质问对方，你到底有什么毛病?"

罗西・我明白了，她们必须在回家的路上保持沉默，这样她们才会在内心积累起来……

艾瑞克森・她们会在内心积累：你到底有什么毛病！她们俩都不得不向对方说这句话。然后她们就可以说话了。想想那些可怕的积累吧！

罗西・再一次，积累的紧张情绪要以一种新的方式来释放。

艾瑞克森・当晚她俩都以两种方式和丈夫进行了性交，而且都很享受。

罗西・太棒了。所以这是另一种涉及性问题的震惊疗法，一种性禁忌。

艾瑞克森・这不仅仅是性的禁忌。这是建立在对人类行为认识不足的基础上造成的。

罗西・我明白了。这就是他们的禁忌——对人类行为的认识过于狭窄。

艾瑞克森・是的，而且是一个僵化的观念。

罗西・对的，这就是震惊疗法的作用。它打破了僵化的观念。

艾瑞克森・她们凭一己之力无法打破的僵化观念。而当我粉碎了这个僵化观念时，她们就彻底抛弃了这种死脑筋。这甚至导致她们想试试不同的体位性交。我没有告诉他们还有哪些性交体位，她们会开始自觉去探索没试过的性交体位。

罗西・一旦你打破了只能有一种固定性交体位的僵化观念……

艾瑞克森・于是性交就成了一种愉悦的体验。她们那种狭隘的、受限的、受约束的生活方式被彻底打破。你不会只在生活的一个方面有着僵化的观念，僵化的观念总会波及生活的其他方面。

罗西・所以，再次的，你改变的不仅仅是行为，而是整体生活方式。

艾瑞克森・你可以开启任何一把展现到你面前的锁。

罗西・我明白了，所以这不仅仅是行为治疗或催眠治疗，同样也是一种存在主义治疗。你治疗的是整体生存方式……

艾瑞克森・这是一个古老的命题。

罗西・你打开任何一把呈现在你面前的锁。

艾瑞克森・而且一旦一把锁被打开了，其他所有的锁都会变得岌岌可危（这时艾瑞克森阐述了许多科学史上的例子，当一个人突破了禁忌性的先入之见后，科学就会突飞猛进）。在整个人类历史中，有过太多类似的震惊疗法了。

罗西・或许，整个创新的历史就是一场震惊疗法史。而每一项科学创新都是一次震惊疗法。

案　例　五

艾瑞克森・在美国的犹太人并不总是循规蹈矩的，事实上，很多犹太人并非如此。但在本案例中，这是一个非常规矩的犹太女孩，来自一个欧洲家庭，这个家庭的成员需要遵守极为严格和繁琐的饮食规矩。他们当初离开德国是因为他们意识到希特勒对犹太人没好处。她父亲不得不亏血本卖掉所有的财产。损失太大了，以至于打破了他们习以为常的生活方式，这场巨变也让他们开始改变。他们不得已接受希特勒强加给他们的沧桑巨变，改变自身并告别之前的传统。因此，他们放弃了苦难的生活，给自己一个机会去美国寻找幸福的人生。这让他们也鼓励女儿做出改变。她父母年纪大了，知道自己的习惯已经改不了了，但他们鼓励女儿采纳更自由开放的观点，这样她就可以嫁给向她求婚的美国医生了。这位医生坚持要组建一个更自由开放的家庭。

犹太女孩说：我想嫁给他，但我要遵守犹太洁食（严格的犹太教饮食的要求）。

艾瑞克森对犹太女孩说：你不再是德国犹太人了，你将成为美国公民，你已经申请了你的第一本证件。你爱上了一个美国犹太人。他是一位精于业务的医生。他赢得了你的尊重。但他喜欢培根和火腿，他不相信两个人要用两套厨房用具的规矩。我想让你现在就吃一个火腿三明治。

罗西·你就这么直接对她说的！

艾瑞克森·我让她去街对面买一个火腿三明治，让店员包起来，并带回我的办公室。你要慢慢地解开包装，开始咬第一口，第二口，第三口……你不相信自己能吃掉它，但我从没见过一个人当场死在我面前，所以我会很乐意地看着你吃，等你吃到一半当场毙命。你看，没有什么比亲眼看着一个人去死更残忍、更艰难了。虽然我已经说了我会看着她死去，但她又死不掉这一事实逼着她去直面这个十分荒谬的念头。这个归谬证明法一下子打破了她的禁忌。你能想象她是怎么吃三明治的吗(译者注：归谬证明法，常用的辩论武器，不是直接驳斥论点、论据及论证方式，而是按照对方的逻辑和思路推导出一个明显荒谬的结论，是其论点不攻自破)？

罗西·你告诉我吧——带着巨大的负罪感，还是吃得津津有味？

艾瑞克森·带着紧张和恐惧。我板着脸非常仔细地看着她。当她吃完半个三明治时，我说，"如果你觉得三明治好吃，那不等于直接下地狱吗？"而她现在婚姻非常美满。

罗西·再一次，你通过强迫她在你面前吃下(三明治)，用震惊打破了她一辈子的禁忌。

艾瑞克森·不，我并不是在强迫她。我只是在目睹她死去，但她正在吃着三明治。吃三明治的责任在她身上。

罗西·喔，我明白了。关键行为改变的责任总是在患者身上。你知道吗，这听起来有点像一些行为主义技巧，比如你陪他们走一条特定的路或者登高来帮助人们克服恐惧症。你看到相似之处了吗？

艾瑞克森·嗯，沃尔普说它是行为主义的。但我认为更恰当地说这是体验性。

罗西·我明白了，重要的是他们的体验。

艾瑞克森·是的，我就是一个局外人。

罗西·你站在局外人？你指的是什么？

艾瑞克森·我只是在看着她吃，她自己决定要吃，这样我才能看着她死掉。

罗西·是的，这不仅仅是吃的行为本身，而是她全部的体验，她所有的禁忌，她一生中所有的联想，这些才是此刻被打破的对象。这不仅仅是把火腿放进她嘴里的行为主义方式。

艾瑞克森·是的，你表述得非常好；她全部的体验才是关键。

安全使用心理震惊(冲击)的条件

这些心理震惊疗法的案例是如此不同寻常，并显然充满着风险，这让一位水准平平但又负责任的治疗师不免高举双手，默默地决定把这种技术留给那些懂得窍门的治疗大师吧。然而，仔细回顾艾瑞克森的治疗工作，当他展示心理震惊成功案例时，我们的确能发现，有几个以不同面貌一再出现的条件。这些条件归纳总结如下：

心理绑定的条件

安全有效地运用心理震惊(冲击)技术，最重要的条件是患者和治疗师相遇，并在治疗情境中通过强大的心理力量绑定在一起。

1953年，荣格用了古老的神圣空间(神圣的庙堂)概念来描述控制冲突所需要的心理绑定条件，这种条件允许安全的人格转变的发生，不至于让患者被内心的混乱或无关的外部环境摧毁。举例而言，从文化-人类学的层面来看，心理震惊和痛苦是(疼痛是许多入会仪式的常规特征，这些仪式旨在促进人格改变)被安全地纳入了神圣的信仰体系空间(忒墨诺斯)里，有教导者和新入会的人所要遵循的。而在现代心理治疗中，是移情或治疗师的威望将患者绑定在充满冲突的改变任务上。以最简单的例子，艾瑞克森实际上会设计道德约束力的条件，其中当他知道患者会顺从他时，而这时患者也会那样做。案例二最清楚地说明了这一点，当他要求处女“绝对无误，丝毫不差，不得争辩，不准提问。你要默默地做我吩咐你的做”。在案例一、三和四中，神圣空间(忒墨诺斯)包括夫妻或朋友，他们被要求以某种方式互动，以打破他们僵化的不适应模式，从而新的模式也就可能产生了。

保护患者

上述案例也意味着，患者必须始终受到保护。案例二中，在这次极其重要的裸体场合中艾瑞克森夫人作为女性陪护在场；在案例一和案例三中，其配偶在场。更微妙的保护在于必须保护患者更深层次的人格。尽管艾瑞克森承认“我的天鹅绒手套下的铁拳”，但是他尽最大努力慎之又慎地保护患者的尊严。艾瑞克森之前在讨论深度催眠及其催眠导入时也描述了保护患者的必要性。

要处理一个核心的战略问题

在案例三中对多米诺骨牌效应的讨论中，艾瑞克森明确表示，心理震惊被用来撼动患者问题的根本症结。一旦一个关键的行为得以实现（案例五中是吃火腿三明治），一个僵化的观念被打破（案例四中是女孩所认定的“变态”），许多行为、态度和内心体验就有可能会突然改变。艾瑞克森在案例四中用开锁的类比中重申了这一观点——“一旦一把锁被打开了，其他所有的锁都会变得岌岌可危”。

保持高度紧张

在心理震惊治疗中，紧张不仅仅是一种附带现象。艾瑞克森经常在治疗环境中营造紧张的气氛，以便能量可以突然释放到更理想的通道中。这方面最明显的例子是案例一，艾瑞克森给了这对夫妇一个心理上很严重的“预警”，即他将使用“震惊”。当然他故意离开治疗室时，他预警的紧张感便逐渐累积起来，这样这对夫妇就可以私下讨论他们是否愿意承担相关“风险”。在他即将进行震惊疗法时，他告诉他们紧紧抓住座椅。并且最重要的是，他要求他们在听完他的震惊疗法后一路保持沉默直到回到家，这样一来这种紧张感就不会因为过于理智的讨论而被驱散。尤其是，在某些关键时期要求患者保持沉默是艾瑞克森的常用手法，目的是营造和维持最佳的治疗紧张感（以及固定患者注意力）。

通过设定明确的时间限制来改变行为

显然，治疗是在理解的同时进行的。治疗师需要有一定程度的治疗敏锐度来确定患者是否准备好立即改变行为（如案例五，犹太女孩循规蹈矩的父母已经鼓励她采取更自由开放的态度，因此艾瑞克森认识到时机很可能成熟了——她立刻发生行为改变而吃下一块火腿三明治)，还是需要更加从容不迫地进行内心成长和转型。在案例三中，艾瑞克森意识到要从根本上改变患者一辈子的刻板态度需要更多的时间，因此他小心翼翼地设定了时间参数(3～6个月)，在这个时间范围内，预期的改变将发生，通过允许患者一开始独自进行裸体实验来小心地保护患者，通过将裸体这一难题与她跳舞的技巧和乐趣联系起来，来帮助她做出想要的改变。为心理治疗的改变设定明确的时间参数，可能不仅仅是借鉴了奥托·兰克有时间限制的治疗方法：心理治疗中真实的改变过程都需要时间，我们现在将把注意力转向这个过程。

催眠治疗中的心理震惊和创造性瞬间

罗西最近将治疗中的创造性瞬间描述(Rossi，1972)如下：

然而，什么才是创造性瞬间呢？这些瞬间被科学工作者称为激动人心的“直觉”，被艺术界人士称为“灵感”(Barron，1969)。当一种习惯的联想模式被打断时，就会出现一个创造性瞬间；一个人惯性的联想过程也可能会自发地消失或松动；也许有某种心理震惊，也许会有某种难以抗拒的感觉或情感体验；或许会有某种迷幻药、中毒或感觉剥夺；乃至瑜伽、禅宗、精神类和冥想练习都同样有可能打断我们的惯性联想，导致意识片刻的虚空。当(意识)的惯性内容被打破的那一瞬间，会产生一种纯粹的觉知，于是“虚空的纯粹之光”(Evans-Wentz，1960)就会照耀进来。这个瞬间可能会被体验为一种神秘状态、开悟、一种巅峰体验或一种改变的意识状态(Tart，1969)。当一个人意识中的空白被突然闯入的新事物填补时，这个瞬间也可能会被体验为“入迷”或“坠入爱河”。

因此，创造性瞬间是一个人意识习惯模式的一个缺口。1958年，巴特利特描述了如何将原创想法的缘起理解为填补心理空白。因此，出现在创造瞬间的新事物是原创想法和洞察力及个性改变的基本单位。

创造性瞬间的体验可能与大脑中学习相关的蛋白质分子结构的关键变化(Gaito，1972)或新细胞合成组装和相序的创造(Hebb，1963)存在着现象学的关联。

心理震惊与创造性瞬间之间的关系显而易见：心理震惊打断了一个人的习惯性联想，从而让新事物应运而生。理想情况下，心理震惊为一个创造性瞬间制造了条件，于是受试者就会发展出一个新的洞察、态度或行为改变。艾瑞克森也将催眠本身描述为一种特殊的心理状态，它给患者的意识和习惯联想带来类似的中断，从而让患者可以进行如下的创造性学习(Erickson，1948)：

催眠的导入和维持有助于提供一种特殊的心理状态，在这种状态下，患者可以重新联结和重组其内在的心理难题，并以符合其自身生活经验的方式来利用自己资源的能力……治疗源于患者自己对自身行为的内在再合成。的确，直接暗示可以改变患者的行为，并导致症状治愈，至少是暂时的。然而，这种“治愈”只是患者对暗示的回应，并不意味着思想、理解和记忆的重新联结和重组，后者才是真正治愈至关重要的过程。正是这种重新联结和重组自己生活体验的经历最终导致了治愈，而不是患者表现出来的反应行为，后者充其量只能让观察者满意。

艾瑞克森之后的论文《作为催眠治疗程序的时间伪定向》(1954，2010)提供了这种“重组”和“内部再合成”的好例子，在文中他阐述了允许患者在催眠中用他的无意识创造性地幻想出解决自己问题的方法。艾瑞克森对这种方法描述如下：

然而，无意识幻想属于另一种心理功能。无意识幻想本身并不足以构成完整的成就，但也并非脱离现实。更确切地说，无意识幻想属于不同程度的心理构造，无意识随时准备，或实际上正在等待机会，把自己变成现实的一部分。无意识幻想是重要的，因为它不是纯属一厢情愿的愿望，而是正在等待时机的真实意图。

在这些案例中，艾瑞克森总是强调让患者对未来进行幻想，他尽一切努力给予患者一些禁止和抑制的暗示，好让患者处在无意识的状态中。这样一来，每个患者的无意识都产生了大量意识头脑所不知道的暗自酝酿的想法。然后，为了回应整体人格的内在需求和欲望，无意识可以利用这些想法，并在适当的情况下以自发反应行为的方式将这些想法转化为现实。

艾瑞克森的这种方法与过去较早传统的催眠治疗方法大不相同，传统催眠治疗只是简单明了地告诉催眠中的患者：他们的态度、信念和行为应该以何种方式，何种频率发生改变。这种更为传统的直接编程患者的方法与艾瑞克森的方式形成了鲜明对比，艾瑞克森总是允许患者以自己的方式、通常在属于他们更适合的时机创建他们自己的解决方案来促进新的学习。

但是，艾瑞克森允许患者创造他自己的解决方案，这个方法的本质是什么？罗西期待艾瑞克森会同意，当患者在催眠状态中进行“无意识幻想”的时候，他们实际上正在合成新的心理结构(与大脑中分子改变相关的现象学表现)(Rossi，1972a，1972b)，这时重点被聚焦在他们未来的希望上。然而，艾瑞克森往往会反对这种解释。他强调，在理想的心理治疗情境中，治疗师并不会给患者添加任何新的内容，而只是帮助患者重新安排并更具有建设性地利用过去的学习经验。不过，他的确承认过，这种重新排列可能会涉及新的联想连接的合成。

这个问题可以用奥斯古德（Osgood，1957）的语义复合关系图来说明。在图 13－1 中，一个圆圈代表一个意义复合体，而线条代表将各种意义复合体联系在一起的链接。在艾瑞克森的震惊（冲击）疗法中，中枢神经复合体（例如，由神经性抑制、行为或态度表示）被打破（图 13－1 中的第 2 阶段），于是与其相关的意义复合体可以另一种更具建设性的方式自由地重新自我排列（第 3a 阶段）。一个更全面的催眠合成观点（Conn，1971）可能将最终状况表示为 3b，即一个新合成的意义复合体取代了破碎的中枢神经复合体，从而允许更好的重新排列组合，如下图所示。

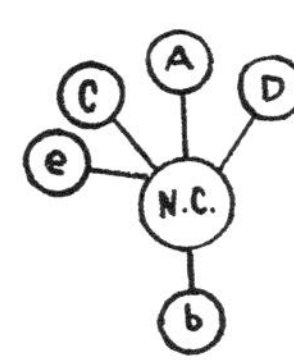

第1阶段，中枢神经复合体

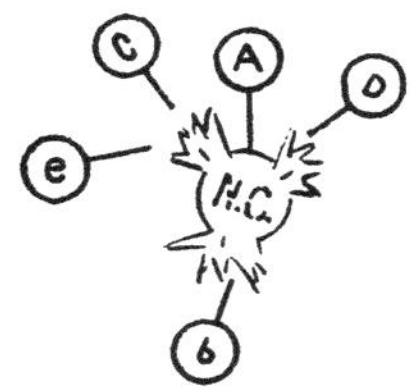

第2阶段，破碎的神经复合体

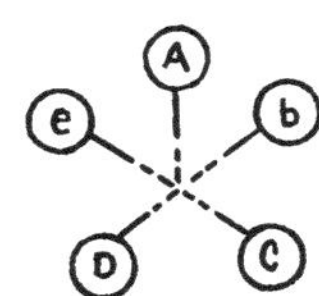

第3a阶段，新合成的连接

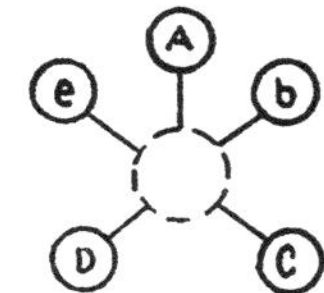

第3b阶段，新合成的意义复合体

图 13－1 震惊（冲击）疗法（第 2 阶段）和创造性瞬间（第 3a 和 3b 阶段）的草图，涉及新合成连接（第 3a 阶段）和/或新的意义复合体（第 3b 阶段）的合成

除了上述关于时间伪定向的论文（1967b）中提到的患者之外，艾瑞克森最近还描述了一种独特的情况，在这种情况下，他似乎促进了新的人格结构（新合成的意义复合体）的发展。例如，《二月人》，这是本卷的最后一篇（Erickson & Rossi，1979）。简而言之，这是一个年轻女子的案例，她在物质丰裕但情感剥夺的环境中长大，因此她害怕生孩子，以免他们的童年像她自己的一样“悲惨和孤独”。在一系列的访谈中，艾瑞克森利用催眠让她年龄回溯到了更早的年龄水平（4 岁、5 岁到 14 岁），在这期间，她充分体验并享受了

与“二月人”(艾瑞克森扮演的友好、热心的角色)的愉快对话。她和“二月人”之间的经历很快就囊括了她在真实童年生活中缺失的所有快乐和温暖的感觉和联想。艾瑞克森让她对所有这些催眠体验产生了失忆,于是随着治疗的进展,处于正常清醒状态的患者开始越来越不担心她作为母亲可能存在的不足,并反复询问艾瑞克森在催眠时对她做了什么,让她有信心——知道如何与各个年龄段的孩子适当地分享事情。虽然在这个案例中艾瑞克森对自己的治疗工作的评价较为谦虚,但罗西认为这个案例意义重大,因为它似乎很清楚地表明,心理治疗涉及新的心理结构的合成,而不仅仅是重组旧材料。罗西(1972a)最近详细介绍了一系列在梦中新人格结构自发合成的不同寻常和极具启发的案例。

因此,这是未来研究和实践必须解决的一个基本问题:催眠治疗(以及一般的心理治疗)是否涉及新的心理(和行为)结构的实际合成,还是基本上只是在对先前习得经验的创造性再利用?当然可以很容易地声称在实际治疗工作中,这两者都有涉及,但如果能澄清在治疗中这两者的确切使用时间和方式,那么在未来理论和实践的发展可能会大大加快。

第十四章

关于催眠后行为的性质和特征

米尔顿·艾瑞克森　伊丽莎白·艾瑞克森

引自 The Journal of Genetic Psychology，1941，24，95－133。

尽管人们普遍熟悉催眠后行为及其在实验和治疗工作中的广泛作用，但很少有人认识到它本身就构成了一个完整的研究课题。相反，人们的注意力几乎完全集中在作为催眠后任务暗示受试者完成的各种活动上，很少有人去关注这些催眠后行为的本质是什么，这些行为体现了（如果不是构成了）某种催眠后状态，这种催眠后状态会影响并很可能决定了被暗示的催眠后行为表现的性质和程度。人们主要关心的是催眠后暗示具体的效果如何，却不关心某些确保实现这些效果的心理背景的特征或本质。人们同样忽略了对产生这些效果的心理过程和行为模式进行针对性的研究，而这些过程和模式肯定以某种方式发生在催眠后行为表现之前（如果不是发生在催眠后行为表现期间的话）。然而，尽管缺乏充分的实验研究，人们还是普遍认识到催眠后行为表现的某些重要事实，这些事实很直接地暗指存在着一种特殊的心理状态或条件，这种特殊的心理状态或条件构成了催眠后行为产生的心理背景。

这些事实中最重要一点的是：催眠后行为的发生是回应某个早先的催眠暗示，而这个暗示与暗示后行为发生时的此情此景几乎没有任何联系。其次，当下的刺激、催眠后信号或引发催眠后行为的线索只是用来规定催眠后行为发生的时间，而不是行为的类型，因为行为的类型由其他因素决定。再次，催眠后行为并非来自受试者有意识的驱动，而是源于受试者的意识无法觉察，几乎与当下没有任何联系的某个催眠情境。最后，催眠后行为并不是它发生时的整体情境行为的一个有机组成部分，而是中断了意识的活动流，因此它可能与意识的活动流完全不同。

我们（艾瑞克森和妻子）检索了过去 20 年发表的文献，（检索结果表明）涵盖了大约 450 个标题，没有发现任何对于催眠后行为本身进行直接研究的参考文献，但许多标题表明催眠后暗示被用于研究其他行为模式。类似地，我们回顾了大约 150 篇精选文章和书籍（其中一些早在 1888 年就出版了），也只发现了少量关于催眠后行为是一种特定现象的明确信息。

更具启发性的参考文献主要出现在关于催眠的普通教科书中，而不是针对催眠后行为的实验研究中。然而，即使是这些有限的参考文献也不过是一些一般性的断言或简短、模糊、有时甚至自相矛盾的陈述，文献所基于的是作者本人和其他人的经验，或者不充分且往往不相关的实验素材，甚至（在这些更具启发性的文献里）都有个明显的混淆，即混淆了经暗示的催眠后活动的结果与获得这些结果的催眠后行为的心理过程和行为模式之间的区别。

然而，尽管存在不足之处，我们发现的参考文献确实表明，人们经常认识到催眠后行为本身就是一种现象，其中一些文献将在下文中被引用并简要讨论，重点主要放在我们提出的与本文正文中的实验数据直接相关的观点上。

1895 年，伯恩海姆在讨论催眠后行为时指出："我说过，那些容易受到长期暗示影响的梦游者，即使在清醒的情况下，也都是非常容易受暗示的；他们很容易从一种意识状态进入另一种意识状态；我重申，他们是自发的梦游者，不需要任何准备，但他没有详细阐述这一说法。"（Bernheim，1895）

同样，1898 年，西蒂斯（p.174）承认催眠后行为是一种与普通意识下的行为有所不同的行为，并具有很特别的特征。他宣称，"催眠后暗示是从第二自我的深处产生的一个固定的、持续不断的想法……在催眠中，这个暗示被次觉醒、可暗示的第二自我所接受，然后这个暗示冲破了清醒的意识流……"西蒂斯没有进一步阐述上述观点，转而讨论一些实际上与他上述观点无关的实验结果。同样，布拉姆威尔认为：

在通常情况下，当催眠结束的瞬间，所有具有催眠特征的现象都会立即消失。然而，作为对暗示的回应，这些现象中的一个或多个可能会在受试者的清醒生活中表现出来。这种现象可以通过两种方式来实现催眠师暗示受试者一种或多种现象在受试者醒来后仍然会持续存在。然而，最有趣的催眠后暗示是要求在催眠结束后或远或近的一段时间后才出现这些现象（Bramwell，1921，p.95）。

布拉姆威尔指出，"根据大多数权威机构的说法，催眠后暗示，即使在醒来后的一段时间被执行，也不是在正常情况下被执行的；实际上，存在一种新的催眠或与之非常相似的状态。"（Bramwell，1921，p.111－112）他接着说：

“根据莫尔的说法，催眠后行为发生的条件差异很大。莫尔将其总结如下：①一种新的催眠状态，其特征是执行被暗示的行为过程中的易受暗示性，以及之后的记忆丧失和没有自发的觉醒；②一种没有新的催眠症状的状态，但被暗示的行为仍然得以执行；③一种对暗示有或没有新的易感性，对行为彻底失忆并自发觉醒的状态；④一种易受暗示并随后产生失忆的状态。”

显然，布拉姆威尔赞同莫尔这段相当全面但措辞含糊的对于催眠后状态的认可。然而，布拉姆威尔继续了莫尔的讨论，对通过催眠后暗示治疗生理障碍所获得的直接结果进行了一些无关阐述。除了其他类似的并不令人满意和零散的提及外，他没有进一步努力去阐述他的观点或他从莫尔那里强调的观点。

希尔德和考德斯提供了以下陈述，尽管有些自相矛盾，但还是强调催眠后状态具有特殊性，但很难识别(Schilder & Kauders，1927，p.64)：

某些学者实际上认为，在催眠后指令的执行过程中，催眠会再次出现，这种假设是合理的，因为在许多这样的情况下，实验受试者在执行催眠后命令时确实进入了某种类似做梦的状态。但在其他一些案例中，你很难区分遵从催眠后指令的人和直接执行某个指令的人，因此要说这些人重新恢复了催眠状态应该是比较牵强的。

除了对通过催眠后暗示获得的一些结果进行一般性的讨论外，艾瑞克森没有花进一步的努力来阐明这些观点。

比奈和费雷认识到，受试者从催眠中醒来后，会对暗示表现出一种特殊的敏感性，他们提请人们把关注作为一种特殊现象的催眠后行为上，并强调这个非常重要的观察，“……当受试者醒来后仍受某一暗示的影响时，无论表面上看起来如何，他都没有恢复到正常状态。”(Binet & Féré，1888，p.177)

赫尔直接回应了上述说法，并强烈表达了不同的观点，他说，“从我们目前的观点来看，这种说法同样是含糊不清的，因为催眠后暗示的行为构成了一个特例，然而事实表明，在催眠后暗示的行为之后，受试者通常会出现对于该行为的清醒遗忘。”(Hull，1933，p.300)赫尔的这段评论如何应用到比奈和费雷的观察上尚不确定。尽管赫尔在1933年出版的教科书中确实认识到催眠后行为是一个“特例”，但他无视自己的观点以及他对比奈和费雷观察的认识。无论是赫尔还是他的同事，在他们广泛的实验工作中，都没有试图证明过可能存在任何特殊的催眠后状态，并且这种状态可能对催眠后活动产生重大影响，他们也没有考虑过催眠后状态特有的心理过程和行为模式对指定任务的可能影响，而这可能会显著地，尽管可能是间接地，控制催眠后行为表现的整个特征。

例如，赫尔引用了许多实验者的工作，在他的教科书中用了整整一章来研究催眠后现象，但他将这一章局限于对直接暗示活动的失忆和催眠后指令的持久性的研究上，而没有提及受试者能够保留并执行暗示只是部分反映了受试者的某种心理状态或状况。

一般心理状态的部分表现，只有在充分考虑任务需要在某种情形下才能完成，才能将其视为执行能力的衡量标准。

根据我们的判断，正是这种对催眠后状态的特殊性质的疏忽，在很大程度上解释了催眠后现象实验研究结果的混乱、不可靠和矛盾性。

因此，伦德霍姆在他对功能性麻醉的研究中指出，"实验是在受试者处于催眠后完全清醒的状态下进行的，但这时他听不到咔哒声，这种耳聋是之前的催眠式睡眠期间他所受到的暗示引发的。"(Lundholm, 1928, p.338)实验者因此假设受试者是完全清醒的，而不是处在半清醒或梦游状态，实验者并没有认识到这样一个事实：所给出的暗示实际上是为了使催眠状态的重要部分得以持续，因为催眠后暗示迫使某些催眠状态的特定现象不间断地持续着，而这在受试者完全清醒的条件下是不可能发生的。

还有一个例子，普拉塔诺夫做的有关年龄回溯的实验，你会发现他完全没有考虑到催眠后状态，并混淆了梦游状态与清醒状态(Platanov, 1933)。在描述他的实验时，他说：

"当受试者进入合适的催眠状态后，我们通常会对他说：

'现在你6岁。'(这个暗示重复了3次)。'醒来后，你将是一个6岁的孩子。醒来吧！'

受试者醒来后，为了定向目的，我们与他进行了一次简短的谈话，让他进入状态，然后对他进行了比内-西蒙智商测试。通过暗示，受试者被转换到了4岁、6岁和10岁的年龄段。当他从一个年龄段转换到另一个年龄段时，催眠受试者并给予相应的暗示，然后再唤醒(他们)。实验通常以真实年龄的暗示结束，受试者随后出现遗忘。"

根据这一描述，我们可以相信，在进行心理测量期间，根据清醒这个词的日常含义来看，受试者是清醒的。但实验者认识到，受试者无法提取正常清醒时的记忆，而且实验结果也充分证明，催眠后暗示引发了一种与正常清醒不同的精神状态。

幸运的是，在上述两个实验中，术语使用中的这种混乱和矛盾并没有影响研究结果或结论的有效性。

我们检索了赫尔及其同事的文章后，发现了不少参考文献都提到了研究催眠后状态的结果时会涉及什么问题，但是研究者们显然并没有意识到，受试者在接受催眠后暗示或执行催眠后行为时，可能会表现出指定任务之外的行为，这可能会显著改变任务的表现。因此，赫尔建议研究催眠后暗示的学习行为或作为催眠后现象的失忆，但他没有考虑到催眠后状态可能对引发的行为产生的直接或间接影响（Hull，1931）。显然，他只对催眠后暗示的结果感兴趣，看来他没有意识到，对这些结果的任何解释都必须参考获得这些结果的心理背景才行，而不是仅仅给出像“催眠后”这样宽泛且定义不清的名称分类。他这种将催眠后暗示的结果视为代表催眠后行为，表现的倾向仅在这一程度上有价值，但赫尔无法理解催眠后状态本身是什么，后者在很大程度上解释了催眠后调查结果的多变性。简而言之，赫尔和其他与他有关的人只强调催眠后暗示及其最终结果，而不是强调催眠后状态，催眠后状态必定在催眠后行为之前就存在了，如果不是在催眠后行为进行中才存在的话。他们完全无视这样一个事实，即受试者必须存在着某种心理状态，允许催眠后暗示进入意识，或部分意识，而在被给予适当的线索之前，受试者往往无法意识到这种暗示的存在。即便如此，这种意识觉知也是一种特殊的、受限的、有条件的觉知，与日常的意识觉知不具可比性。可惜的是，赫尔和他的同事们只关注了一个漫长而复杂的过程的开始和结束，而忽视了中间步骤。

为了说明催眠后暗示使用中存在的混淆，可以引用威廉姆斯的实验，以及其他实验。威廉姆斯在他的报告中说：

> “在催眠和正常工作相结合的案例中，当受试者在催眠中精疲力竭时，我们通过快速重复‘一，二，三完全醒来’唤醒他。在这种情况下，我们还添加了‘继续用力’的指令，以便受试者在清醒状态下继续工作（如果可能的话）。”（Williams，1929，p. 324）

威廉姆斯的这种催眠组合指令，即一边唤醒受试者，一边命令受试者在醒来后继续用力，实际上就是在一个给受试者的催眠后指令。

因此，受试者“清醒时的表现”并非出于受试者任何的主观意图，而是对受试者意识不到的催眠后暗示的回应。此外，威廉姆斯显然假定，受试者可以立即从催眠状态中醒来，哪怕受试者仍有持续性的催眠行为；同样，在同一个实验中，他也假设催眠引导可以立即发生，而不会中断清醒时的活动。因此，他针对清醒和催眠状态下表现的研究结果受到了质疑。

1927—1928 年梅塞施密特在解离的实验中也同样混淆了催眠后暗示与预期的结果。实验中，催眠师会直接或间接地给受试者催眠后指令来分别布置不同的任务，其中一个任务是在意识层面完成的，另一个任务是在催眠后或“无意识”层面完成的。于是，催眠后行为和所谓的清醒时的行为都构成了单一行为表现的组成部分，其中一部分来自直接的催眠后暗示。另一部分是对间接的和无主观意向的催眠后暗示的回应，尤其对催眠后活动的指示的回应，不管清醒时的任务是不是一项新的和不同的任务。因此，催眠后暗示有助于指导受试者为某些明确的任务以及其他尚未指定的任务做好准备，但是随着实验程序的一再重复，受试者在催眠中想必会意识到自己被期待的行为表现是双重的。催眠师指令催眠中的受试者在醒来后执行特定的任务，同时受试者完全知道在清醒状态下还会接受第二项任务（取决于第一项任务），这实际上是一种给出两种类型的催眠后暗示的方法。此外，催眠师给催眠中的受试者指令，让他在醒来时通过自动书写进行连续加法，并无需顾及可能给他们指派的任何其他任务，或者让受试者在“有意识”朗读时“无意识”进行连续加法，都构成了涉及两种活动的催眠后暗示，于是，“有意识”任务实际上成了与其他催眠后活动相伴的催眠后行为表现。同样，催眠师向催眠中的受试者暗示他们将“无意识地”完成一项任务，而“有意识地”完成另一项任务，只会引发两项任务的催眠后行为表现，不会发生受试者只完成清醒时任务的情况。尽管受试者对于清醒时任务的意识程度更高，但清醒时的任务本身就构成了额外的催眠后反应。

此外，除了已经提到的疏忽之外，梅塞施密特的实验与威廉姆斯一样，没有考虑到可能存在的催眠后状态、梦游状态或任何可能以某种方式干扰或对被暗示的任务执行产生重大影响的特殊心理状态。

布里克纳和库比的调查报告与通常的催眠后行为实验研究大不相同，他们在整个调查过程中强调，直接从催眠后暗示中发展出来的心理状态对行为的总体模式有显著影响。他们还注意到，在完成催眠后任务后，这些一般行为的变化就消失了（Brickner & Kubie，1936）。

同样，尽管他们的研究主要是其他目的，艾瑞克森（1935）和休斯顿及其同事（Huston，1934）清楚地证明了催眠后暗示直接导致了一种特殊心理状态或状况的发展，这种心理状态或状况会影响、改变，甚至否定受试者在常规情况下的正常清醒行为，直到催眠后暗示被移除或被彻底执行。

这篇文献综述肯定是不完整的，但它确实揭示了一个事实：人们经常认识不到，或者认识不足，甚至完全忽视了直接因为催眠后暗示而发展出来某种特殊的心理状态，而这种心理状态并不一定局限于作为催眠后活动所暗示的任务。它还表明，许多关于催眠后行为的实验工作已经完成，但从来没有人去尝试定义过催眠后状态，也从来没人考虑过该催眠后状态可能会对实验程序产生的任何重大影响。除了关注催眠后行为所确保的结果之外，也没人试过给催眠后行为一个明确的定义。人们都忽视了实现这些结果的心理过程和反应模式。相反，人们普遍假定，催眠后行为仅仅是催眠中指令所引发的行为，其特征是不同程度的失忆、自动化和强迫性。由于没有充分明确催眠后行为的确切性质和特征，许多实验工作导致了并不令人满意和相互矛盾的结果，因此有必要将催眠后行为作为一种特定现象进行更明确的研究，而不是作为研究其他心理过程的手段。

在本论文中，我们计划报告针对催眠后行为的普遍和具体性质和特征的各种重要观察结果。在多年的实验和治疗工作中，我们反复且一致地进行了这些观察，我们还通过调查其他人的经验和直接观察其他催眠师的受试者的催眠后行为来验证我们的发现。

催眠后行为的定义

我们发现，对于催眠后行为的以下定义始终适用而且有用，因为它充分描述了一种我们在各种情形下从弱智者到高智商人士、正常人到精神病患者、儿童到中年人等大量受试者身上无数次地引发的行为形式。目前，我们将这个定义严格限制在行为本身，而不考虑因浅度催眠状态而导致的部分表现，或者其他一些将在后面讨论的重要考虑因素。研究发现，催眠后行为是催眠受试者在从催眠中醒来后，根据此前催眠中给出的暗示而实施的行为，受试者实施催眠后行为的标志是：受试者对催眠后行为的根本原因和动机并未显现出任何的意识觉察。我们认为这种形式的催眠后行为是有效的，因为受试者对于这种催眠后暗示的执行总是以一些明确和显著可归因的行为为特征。

催眠后行为表现的特征

这种属于催眠后反应的显著可归因的行为包含着一种受试者自发发展出来的、始终不变的、自我限制的并通常是短暂的催眠状态，该状态是催眠后行为表现的一个有机组成部分。换句话说，我们反复观察到，在不同的情况下，在各种各样的情境中，被指示在催眠后执行某些行为的催眠受试者总是自发地发展出某种催眠状态。这种催眠状态通常持续时间很短，其发生与催眠后行为的表现直接相关，因此显然是催眠后指令的反应和执行过程的重要组成部分。受试者发展出这种催眠状态被发现是一种一贯的现象，尽管有一些明显的例外（这将在后面讨论），并且不管催眠后暗示的要求是什么，哪怕催眠后暗示可能需要受试者执行一种长期和复杂的行为形式。例如，在随意的交谈中引入一个单词，在给定的刺激下发展出特定的情绪反应或态度，回避反应，甚至是对普遍行为的轻微改变。此外，作为催眠后表现的一部分，催眠状态的发展并不需要暗示或指导。这种特殊的催眠状态在缺乏经验的受试者和高度受训的受试者身上一样容易发生；正如我们将要展示的那样，这种特殊的催眠状态的表现形式与普通的催眠状态没有本质上的区别；在我们看来，当受试者在当下情境中要针对先前催眠中给出的催眠后暗示启动他的反应时，就会产生这种特殊的功能。

催眠后自发的催眠状态的一般特征

催眠后自发的催眠状态往往看起来是一种单一的状态，它在催眠后行为开始的那一刻发展出来，通常只持续片刻。因此，尽管它对普遍的行为会有一定的残余影响，却很容易被人们忽视。然而，在不同的情况下，针对不同的受试者，该催眠状态在外观上可能是多样性的，实际上它是一系列与催眠后行为的各个方面或阶段相关的一系列短暂的自发催眠状态。它也可能以延长的形式出现，并在催眠后的大部分甚至整个过程中持续存在；或者，还有可能是一系列不规则的、相对较短和较长的自发催眠状态交替出现，并显然与催眠后行为执行过程中遇到的心理和生理困难有关。总体来说，自发的催眠后催眠状态出现或再现的形式或时间上的任何变化似乎都取决于催眠受试者的个体差异，也取决于总体情形或催眠后行为本身所引起的困难程度。

催眠后自发的催眠状态的具体表现

与催眠后行为表现相关的特定催眠表现形成了一个基本恒定的模式，尽管不同行为项目的持续时间因所服务的目的和个体不同而有着很大差异。这些与催眠后行为的特定线索直接相关的催眠表现会快速发生，总体上呈现以下的顺序：受试者当下行为出现略微停顿、注意力转移和脱离（当前现实）的面部表情、瞳孔扩张双眼而呈现特殊玻璃状，无法聚焦、进入木僵状态，注意力的固着和收窄、目标专注、明显与周遭环境失去联系，并对任何外部刺激缺乏反应，直到催眠后行为正在进行或已经完成，取决于该催眠状态本身的实际持续时间和催眠后任务（具体）的要求。即使在这种催眠状态停止后，这些催眠表现形式经过调整后仍然会对受试者产生残余影响，并导致其行为体现出明确性、刻板性和近乎强迫性，继而进入一种全神贯注和缺乏反应的状态，直到他将自己重新定位到当下的情形中。

类似地，催眠状态在轻微的程度上的消失，或催眠后表现在很大程度上的完成，是以短暂的困惑和迷失为标志，而受试者通过重新密切关注眼前的情况，很快就恢复过来。尤其当受试者深深投入到催眠后表现的同时，整体情况发生任何重大变化或改变时，这种困惑和迷失会变得非常显著。此外，对于催眠后行为和由当下情形引起的并发事件，通常具有部分失忆或完全失忆的证据。在受试者确实对事件过程有记忆的情况下，调查揭示他们的记忆也是模糊和有残缺的，并且经常与其说是记忆不如说是推理，是他们根据自己重新定位后的当下情境而进行的解释和合理化。然而，尽管对伴随的情况难以记起或完全遗忘，受试者偶尔能清楚地回忆起整个催眠后行为的表现，但受试者只会将其视为一种孤立的、无法解释的、受限制的冲动，或者更常见的是，受试者会认为这是一种与眼前情境或总体情况无关的强迫行为。

在以下的例子中，受试者在完成催眠后行为之后以犹豫和不确定的方式给出的描述足以说明上述许多观点。

我们正在谈论一些事情，具体谈什么我忘记了，这时我突然看到那本书，我不得不走过去，拿起它看一看——我不知道自己为什么要这么做——我只是觉得我非这么做不可——我想这是一种突然的冲动。然后我回到椅子上。事情就是这样发生的。不过你一定看到我拿书了，因为我必须绕着你走才能拿到书——我看不出还有别的办法可以拿到书。然后，当我再次放下书的时候，我一定是又把其他的书放在它上面了。至少，我不认为有其他人做了这件事，因为我不记得房间的那一边还有其他人，但我对这一切都没有太在意，我猜，虽然我知道我仔细地看了那本书并打开了它，但我甚至不知道作者或书名，它从样子上来看可能是一本小说。不管怎样，这是一件很有趣的事情，可能是一时心血来潮，因此没有什么特别的意义。我们刚才在讨论什么来着？

催眠后自发催眠状态的演示与测试

尽管受试者自发地表现出与催眠后行为有关的各种形式的催眠行为，事实上已经体现出了一种催眠状态，但这些行为的短暂性和自限性，让我们有必要采取特殊措施才能令人满意地考察这些行为并测试它们的重要性。

这可以很容易做到，而不必扭曲或显著改变实际的催眠情境，因为给予受试者催眠后的线索或信号有助于重建催眠师给出催眠后暗示当时的融洽状态。然而，经验表明，这种演示催眠状态的任务需要相当程度的技能才能完成。通常，通过某种形式的干预可以最容易、最有效地完成演示的任务，无论是针对催眠后行为本身进行干预，还是针对催眠后反应已经启动但尚未完成的受试者进行干预。演示催眠状态可能需要经过一个或两个过程，取决于演示者与受试者之间是否存在融洽的催眠关系。如果存在融洽关系，那么干预可以直接针对受试者或其表现，而受试者的催眠表现为积极的反应类型，这体现了催眠师和受试者之间关系的特征。在缺乏融洽关系的情况下，有效的干预必须主要针对催眠后行为本身，这时催眠表现为消极、无反应的类型，这是受试者对于没有包含在催眠情境中的事物的无反应和脱离的特征。然而，在这两种情况下，演示所产生的一般和特定行为完全符合在类似情况下同一受试者在普通导入的催眠状态下产生的行为。

为了演示催眠状态，最有效的干预应该由催眠师来进行，或者由给出催眠后暗示的先前催眠状态中与受试者关系融洽的人来进行。最好在受试者催眠后反应刚开始的那一刻，通过某种措施来抵消或改变最初的催眠后暗示，或迫使受试者去特别注意催眠师。例如，故意拿走受试者被指示去检查的物体；或者操纵受试者在其一只或两只手臂上发展出木僵状态，这样一来受试者的检查任务就变得非常困难甚至不可能完成了，哪怕对于从未受训、一张白纸的受试者，使用模糊的口头暗示，比如“等一等，等一等”“现在先什么都不要动”“就呆在原地，不用管那个”“我最好现在就和你谈一谈”或“我一直等着，等你做完”，以及任何类似的话，这些话都暗示要给受试者指派额外的任务。

这种干预的效果通常会让受试者完全阻止反应，然后明显地(他们)等待进一步的指示，他们的外表和举止表明他们的状态与通常导入的深度催眠状态相同，所有深度催眠的常见现象都可以从他们身上引发出来。然后，如果他们被允许回到催眠后任务，那么一个自发的觉醒将在适当的时候就会随之而来，让我们能够立即直接对比清醒时和催眠时的行为，也让我们能够演示受试者对催眠后行为、干预内容，以及催眠内容的遗忘。然而，如果我们没有去对干预形成的特殊反应状态加以利用，受试者通常会回到催眠后任务上。他们此后的行为顺序基本上就像没有受过干预一样，但会有一个明显的趋势，即他们自发的催眠状态会持续到催眠后任务完成。如果干预让催眠后任务变得更加困难，情况尤其如此。然而，受试者偶尔可能不会中断进行着的催眠后任务，而是不受干扰地继续完成催眠后任务，当他们完成该行为时，看上去像在等待进一步的指示。这时可以在受试者身上引发深度催眠状态的现象，不过如果我们这样做了，就有必要在结束时唤醒受试者。

举个简短的例子，我们在后面还会给出其他例子。一位受试者被告知，在他醒来后不久，催眠师将引入某个特定的话题，一听到这个话题，他要立即离开椅子，穿过房间，用左手拿起一个小雕像，把它放在某个书架上。随着这个时机的来临，受试者走到催眠师跟前并穿过房间，这时只见他左臂轻柔地举过头顶，保持着一种木僵状态。受试者毫不犹豫地继续往前走，但当他走近小雕像的时候，他很明显地发现自己无法放下左臂，于是他转向催眠师，好像在等待进一步的指示。这时，他被治疗师用来展示各种常见的普通催眠现象。演示结束后，简单地指令告诉他说："好吧，你现在可以开始了。"作为对这一模糊暗示的回应，受试者回到了被打断的催眠后行为中并完成了它，接着回到了刚才的座位上并自发地醒来，他对于催眠师给出催眠后行为的线索和自己的唤醒之间发生的一切都产生了彻底的遗忘，甚至没有觉察到他曾经改变过在椅子上的坐姿。

我们在另一位受试者身上重复了同样的干预程序，获得了基本相同的结果。然而，当催眠师对受试者期待的态度没有做出任何回应时，受试者手臂的木僵瞬间消失，受试者顺利地完成了任务，回到了座位上，接着自发地醒来，并对整个经历完全失忆。

特殊类型的催眠后自发催眠行为

在某些案例中，干预的时机并不合适，虽然这样做通常会强化和大大延长自发催眠的持续时间，但受试者对不合时宜干扰的反应可能是混乱和困惑，于是受试者会一边努力强迫性地进行催眠后行为，一边克服干扰。再次，他们可能会将打断他们任务的干预错误地解读为某种随机巧合事件，尽管有点碍事，但完全无需在意，或者他们可能表现得像完全没有受到任何干扰一样。

最后这种行为具有非常鲜明的特征。这种行为在其他场合也会出现，并不仅限于不合时宜干扰的情形，它可能对同一个受试者或者不同受试者有着许多不同的意义。因此，当干预仅限于演示催眠状态而不影响催眠后行为的实际表现时，就可能会发生这种情况。这时，受试者会彻底忽略催眠师哪怕最持久的努力，在完成催眠后任务后，受试者会自发醒来，并对整个事件完全遗忘。通常，当催眠后行为的可能性被否定时，这种行为就会发生；而且，当催眠后暗示在性质上让受试者产生不快时，或者任务由于干扰而变得太困难时，这样的行为也会经常出现。但最令人感兴趣的是，在催眠后行为开始时，当一些与受试者关系不融洽的人通过主要是针对催眠后行为的干预而闯入情境时，这样的行为几乎总是会发生。

虽然上述情形的差异很大，但受试者的行为模式基本上是相同的，以下描述充分说明了受试者在每种情形下反应的一般过程：当先前设定的催眠后线索发生时，受试者扫了一眼房间的另一边，看到一本书放在桌上显眼的地方，于是受试者从椅子上站起来，按照先前听到的催眠后指令，拿起书并把它放到书架上。当他在椅子上变换姿势准备起身时，一位与受试者关系并不融洽的实验助手迅速拿走那本书并藏了起来，助手在这么做的时候，受试者的视线被转移到了别的地方。尽管这属于对于催眠后行为的绝对干扰，但受试者还是毫不犹豫地完成了这项任务。显然，他放上书架的是幻觉中的书，而且没有任何证据表明受试者察觉出任何不妥。同样的过程也在其他受试者身上重复过，并不止在一个例子中导致了一种更具幻觉和妄想的反应。也就是说，当受试者的确注意到这本书已经消失时，受试者困惑地瞥了一眼书架，然后显然把幻觉中的书放到了催眠暗示指定的书架位置上，并认定自己刚刚完成了任务。正如一位受试者自发地解释说的那样：

“真有意思，人居然会心不在焉到这种程度。有那么一刻，我还打算把书放进书架呢，可事实上我才刚刚这么做过。我估计是因为我很不喜欢书乱摆乱放，所以忍不住想把它收起来，以至于连自己还没有反应过来的时候已经不知不觉把书放好了。”

然而，当回到座位上时，她自发地醒来，表现出对整件事情的彻底遗忘，连她刚才做过的解释也不记得了。

我们在这些受试者和其他受试者身上重复了这个程序，不过我们一直等到受试者的目光直对着书的时候才把书拿走，有时也会导致类似的结果：受试者并没有发现书被拿走了，这一点间接揭示了催眠受试者与外部环境的接触是受损的，受试者会倾向于用记忆中的图像来代替现实中的物体，这是催眠状态下行为的典型特征。还有一些情况是，受试者发现了书已经放到了一个新的地方，他们会认为之前放书的地方是自己的幻觉。此外，在某些情况下，当受试者发现书的新位置或者意识到书被移动过时，他们会给出似是而非的误解。例如：“为什么，是谁把这本书留在这把椅子上的？我清楚地记得我在桌上看到过它”或“我担心了一整晚，那本书会从桌上的书堆上面滑下来，你看它还是滑下来了。你介意我把它放在书架上吗”。而且，取决于实验的实际情况，受试者会从椅子上或地板上找到真实的或幻觉中的书，并按照惯例的顺序完成催眠后行为。

在完成这种一般类型的催眠后行为之后，受试者要么出现彻底遗忘，忘了催眠后行为、伴随的状况和受试者添加的行为，要么不太常见地出现夹杂着碎片记忆的失忆。这些碎片记忆往往异常清晰、生动、令人分心，它们可能是对真实情况的记忆，也可能是对催眠后幻觉和妄想中事物的记忆。例如，上面提到的最后一名受试者，当被问到能回忆起什么时，她只记得催眠师有本书、论文、文件夹和日记乱堆乱放的习惯，但她给不出具体的例子。另一名受试者在类似的实验情境中，对金鱼缸里金鱼的一些无关和琐碎的细节有着极其鲜明生动的记忆，然而这个金鱼缸只是催眠后行为所处的外部环境中的一部分，但他坚持认为这些记忆构成了对整个事件的完整描述。然而，几周后，受试者连自己说过金鱼缸的事情都断然否认。

时间对催眠后自发的催眠状态发展的影响

对于受试者在催眠后行为开始时发展出的自发催眠状态，另一个常见的考虑因素是时光流逝的影响。在这方面，在相当多的情况下，催眠师给受试者催眠后暗示，明确指示受试者实施一些简单的行为（行为的性质因受试者而异）。这个简单的行为要"万无一失地在我们下次会面时完成"。在这些受试者中，有些人在接收到催眠后暗示之后的几个月里都没有见到过催眠师。这组所有的人都实施了催眠后行为，并同时发展出自发的催眠状态。还有其他两位受试者过了 3 年之后再次分别见到催眠师，在这 3 年中，催眠师和受试者之间不存在任何形式的接触。然而，当催眠师偶遇他们的时候，他们也都实施了催眠后行为，并发展出一种相伴随的自发催眠状态。

催眠后自发催眠规则的明显例外

然而，在继续讨论自发催眠后催眠状态的各种意义之前，最好先解释一下催眠后暗示的执行有关的自发催眠状态的发展，一些如前所述的明显和绝对的例外情况。

这些例外情况都是受试者在催眠后实施了催眠中暗示他执行的行为，但并没有明显地发展出一种自发的催眠状态，这些例外通常由某些状况所引起，我们现将这些状况概述和说明如下：

（1）受试者并没有对催眠后暗示产生失忆：在这种情况下，受试者实际上的行为表现不属于催眠后行为的表现，因为受试者从一开始就知道行为的潜在动机和原因，所以受试者是在意识层面实施该行为的。因此，受试者这时候的行为表现和正常清醒状态下被要求做某件事的行为表现在性质上是类似的，说它是“催眠后”的，只是一种时间顺序上的判断。

这种情况下，这一行为本质上基本是受试者主观故意的，但是经常还会有另一个因素存在与其并行不悖——受试者显然完全明白自己在做什么，但受试者内心有一种非要完成任务不可的感觉。因此，受试者是有可能记住得到了什么指示，也充分意识到自己会这么做以及为什么会这么做，但内心却仍然会有一种难以招架的强迫感，驱使他们别无选择地去执行该行为。然而，偶尔的，受试者在应对这种强迫感并执行催眠后指令时，也会在执行任务时发展出一种自发的催眠状态。这种催眠状态通常会使受试者对接收到的指令、带着通常令人不快的强迫感等待时间，以及催眠后行为本身，产生或多或少的彻底失忆。这种催眠状态在性质上与普通催眠后的催眠状态类似，只是它可能导致失忆的范围往往更有限。因此，受试者有可能会记得催眠后暗示、等待时间和强迫感，但对他们的实际行为表现却产生了彻底失忆。又或者，他们可能会对催眠后指令产生失忆，但记得自己曾冲动地做过显然毫无道理的行为。然而，在某些情况下，自发的催眠状态是一种抵抗强迫感的防御机制，而不是非典型的催眠后行为表现的一个基本或不可分割的组成部分。最后，受试者发展出的强迫感显著地改变了他整个行为模式的核心本质。

(2) 催眠师在给出催眠后指示时，并没有说清楚该指示只是针对催眠后行为本身，而不是该行为的准备过程。因此，被指示在催眠后执行某项任务的受试者在醒来后，可能会经历一个有意识的心理过程，有时模糊、有时清晰地知道自己将要执行某个特定行为，并会单纯地为执行该行为而做好准备。因此，在执行任务时，受试者不会发展出自发的催眠状态。然而，这并不构成对“自发催眠状态总是伴随着催眠后行为表现”这一说法的否定，因为当我们仔细观察这种情况下的受试者时就会发现，自发催眠状态总是伴随着为行为做好准备的过程。前提是，这种对任务的理解肯定发生在当受试者从给出暗示的催眠中醒来之后，而不会发生在他们正在缓慢地醒来时；如果是后者，那么情况将变得类似于受试者无法产生失忆的例子。

(3) 受试者不愿意实施催眠后行为，除非这是他们故意做出的选择：受试者可能出于某种原因或突发奇想，排斥催眠后行为那种纯粹的反应性，于是想刻意地做出反应。在这种情况下，正如前面的例子，受试者在醒来时会同样地为暗示的任务做好准备，一旦看到适当的信号，受试者就会立即执行催眠后行为，但受试者不会发展出自发的催眠状态。然而，这种为行动做准备的过程再次伴随着一个自发的催眠状态。

（4）受试者无法对催眠产生遗忘：这是最常见的现象，基本上受试者会自发地恢复对催眠中事件和经历的记忆。例如，被要求在醒来后的特定时间执行催眠后行为的受试者，可能在指定的时间到来之前，或多或少地缓慢回忆起自己的各种催眠体验，包括在催眠中听到的催眠后指示。这种回忆的过程并不是在为催眠后行为表现做准备，而是一种记忆恢复的过程，通常是因为受试者受到好奇心的驱使，而不是因为受试者对于实际的催眠后任务有任何的主观意见。从字面上理解，这是一次记忆的突破，因为失忆机制发挥不力。随着受试者恢复对催眠后暗示的记忆，情况就和上文所述的受试者无法对催眠后暗示产生失忆的案例差不多。总体来说，虽然这种现象是最常见的，但要完全理解它也是非常困难的，因为受试者首先对催眠后指令产生了遗忘，然后又恢复了记忆，并且这些记忆，无论最终多么完整，也都是以记忆碎片的方式慢慢恢复的。

因此，即便受试者在开始执行催眠后行为时，也并没有发展出自发的催眠状态（无论是明显的还是确定无疑的），也不一定与我们的观察相矛盾。相反，它意味着受试者的心理状况可能发生了某些变化。这些变化反过来可能会改变或转换催眠后行为本身的特征，从而让受试者对该行为产生了初步的意识，也对行为背后的性质和原因有了一定的理解。因此，说这种行为是催眠后的，仅仅是出于时间顺序的判断。

催眠后自发催眠状态的各种意义

自发催眠状态作为催眠后暗示执行的一个组成部分的意义是多方面的，并且与许多重要的催眠问题有关。尤其与以下问题有关：为催眠状态和条件建立某种客观的标准，训练受试者发展出更深的催眠状态，以及在没有初步催眠引导暗示的情况下直接引发各种催眠现象。此外，催眠后的催眠状态还涉及以下的问题：解离的一般问题、个别催眠现象问题（如融洽关系、失忆、选择性记忆、木僵和解离状态），以及催眠后现象的一般实验和治疗意义。我们将结合我们的调查工作对其中一些考虑因素进行讨论，但读者会注意到，实验结果也有助于说明许多没有直接提到的观点。

催眠后自发催眠状态成为引导催眠的标准

关于为催眠状态建立某种客观标准，我们的经验表明，催眠后自发的催眠状态被证实是构成先前催眠状态有效性的可靠指标，我们的这个观点已经被其他人向我们报告的经验所证实。显然，催眠后催眠状态是一种顺序发生的现象；它在先前催眠状态的基础上，实质上是重新激活了先前催眠状态中的催眠元素。我们的观察让这种推断显得非常有道理，因为仔细观察往往会发现，在自发的催眠后催眠状态中的行为模式，绝对是先前催眠状态中的行为模式的延续。以下实验结果可以说明这一点，这些结果最初是偶然发现的，之后又在其他受试者身上重复过：在单次催眠中，催眠师给了受试者大量互不相关的催眠后暗示，每一项暗示都将作为一项单独的任务来执行，并且分别针对某个单独的线索做出反应。此外，在先前的催眠过程中，受试者与两名观察者之间的融洽关系会因为某些独立于催眠后暗示的暗示而变得各有不同。随后，在执行催眠后暗示时，受试者自发的催眠状态表现出显著的变化，即虽然受试者总是与催眠师保持着融洽关系，但受试者会表现出与其中一个或另一个、两个都是或者两个都不是的不同程度的融洽关系。尽管催眠师当时并不理解这些细节，但随后对记录的检查显示，受试者在每个催眠后自发的催眠状态中所表现出的融洽程度，准确反映了催眠师给出特定催眠后暗示时的融洽程度。除了行为模式的延续问题外，这一发现对融洽关系问题的影响也是显而易见的。

从那时起，调查工作已经揭示，催眠后暗示的恰当措辞可能会（这些行为模式属于催眠后暗示引发的催眠状态）在催眠后的自发催眠状态中是延续还是缺失。

因此，催眠师在给出催眠后暗示时，其措辞暗示情况有可能会改变或变换时，就有可能妨碍原先催眠行为的唤起。然而，同样的暗示，如果措辞既有直接影响，也有深远影响时，通常都会有助于原先催眠行为的延续。举例说明：在针对这个问题的实验中，人们发现催眠后暗示的这种措辞“当我的钥匙串叮当响的时候，你总是会……”通常可以让先前催眠状态的行为模式在之后自发的催眠后催眠状态中得以延续，而“明天或任何时候，当我的钥匙叮当响的时候，你都会……”这样的措辞却无法在同一受试者身上引发先前催眠状态中的行为模式，因为这句话暗示了情况有可能会发生变化。然而，大量研究表明，受试者在延续先前催眠状态中的反应模式时的行为是高度个人化的。有些人几乎总是这样做，有些人很少或从未这样做过，有些人几乎完全这样做，其他人只是在特定的关系中会这么做，任何实验结果都是高度不可预测的，并显然取决于受试者的个性，以及他们当下的理解。因此，极其谨慎地设计暗示的措辞是非常必要的，而且永远不应该假定受试者对指令的理解与催眠师是一致的。也不应该假定同样的措辞一定可以向不同的受试者传达相同的含义。

换言之，赫尔（1933）描述的“标准化技术”，或者说向不同的受试者给出完全等同的暗示，并不像他认为的那样，是一种能够引发相同程度或相同类型反应的受控方法，而仅仅能衡量出这种技术的一般局限性。

对于先前催眠状态有效性的另一类证据是：有些受试者很明显执行了催眠后暗示时，却并没有发展出自发的催眠状态，结果发现这些受试者只是讨好地配合，或者过于急切地相信自己正处在催眠中，或者出于各种原因像模像样地假装催眠状态。与这些受试者形成直接对比的是另一些相对罕见的受试者，他们的确进入了深度催眠状态，但由于某些个人特质，他们似乎就是体会不到这一事实，或者就是没法向自己承认这一点，因此这些受试者会拒绝相信他们正在催眠中或被催眠过。不过，后一类的受试者在执行催眠后暗示时总是会出现自发的催眠状态，这种情况本身往往就是纠正他们心态和误解的有效措施。

此外，在针对检测假装催眠行为的研究中，以催眠后暗示执行后受试者没有发展出催眠状态为标准，能揭示出各种假装的催眠。在这方面，人们培训了一些受试者，并故意不让他们知道他们正在观看的催眠是假装出来的，研究发现再多经验或指导都无法让这些受过训练的受试者识别出假装的催眠，但有很多次这些人宣称：这些催眠后行为看上去"不太对劲""有点毛病"或"从他做事的样子看，老觉得哪里有问题"，但这些受试者说不出任何的道理，因为他们自己的催眠后失忆排除了他们获得完全的意识理解的可能性。

简而言之，在无数场合和各种情况下，人们发现催眠后自发的催眠状态，其特征取决于先前给出催眠后暗示的催眠状态中的个体现象，是区分真实催眠和假装催眠的非常好的衡量标准，尤其当受试者是在通过过度合作来自我欺骗时。同样的，催眠后自发的催眠状态也是一种有效措施——可以帮助那些因个性原因不能接受自己被催眠过而事实上反应性良好的受试者。此外，自发的催眠后催眠状态还可用于有效展示在明显受控条件下可能引发的个性和多样性的反应。

将催眠后自发的催眠状态作为一种特殊的催眠技术

尤其重要的是，人们可以利用自发的催眠后催眠状态，把它当作一种特殊的实验和治疗技术。针对以下密切相关的问题，这种技术可以有多种用途，它可以用来：避免清醒时行为带来的困难、确保受试者进入新的催眠状态、训练受试者进入更深的催眠状态，以及在没有直接或间接暗示的前提下引发特定的催眠现象。

下面的实验记录展示了如何利用催眠后催眠状态：一个从未目睹过催眠的 5 岁儿童，单独见了催眠师。催眠师让她坐在椅子上，她手里还抱着最喜欢的洋娃娃，接着催眠师反复告诉她“睡吧”和“要睡得很香很香喔”。催眠师没有给出进一步的暗示，直到她显然已经睡了一段时间之后。然后，催眠师给了她（作为一个催眠后暗示）：当过两天当听到催眠师问起她的洋娃娃的时候，她就要把洋娃娃放在椅子上，坐在它旁边，等待它入睡。在重复听了几遍这些指示之后，她被告知醒来并继续玩耍。这三重形式的催眠后暗示之所以被采用，是因为对它的服从会逐渐导致受试者处于基本静止的状态。尤其是最后一项行为需要一种无限期的、被动的反应形式，这只有通过持续自发的催眠后催眠状态才能最好地实现。

几天后，催眠师见到她正在玩耍，就随意地问了问她的洋娃娃。她把洋娃娃从摇篮里抱了起来，自豪地展示，然后解释说洋娃娃累了，想睡觉，于是她把洋娃娃放在那张指定的椅子上，并静静地坐在旁边看着。她很快就表现出处在催眠中的样子，但她的眼睛还睁着。当催眠师问她在做什么的时候，她回答说：“我在等着。”当催眠师坚决要求“就像你现在一样待着，继续等待”时，她愉快地点了点头。通过系统性的调查，并排除了任何可能引发受试者对特定但非故意的催眠暗示产生纯粹反应性表现的措施，我们发现了这些各种催眠现象具有普通催眠的典型特征。接下来我们将详细地描述其中一些现象，从而说明我们所采用的步骤和由此获得的结果。

木僵与拘泥字面现象

催眠师问受试者是否愿意看一看催眠师为她准备的新玩具。与日常生活中的兴奋反应相反，她只是点了点头，被动地等待催眠师把新玩具（一个大洋娃娃）从隐蔽处拿出来。当玩具被举到她面前时，她高兴地微笑着，但丝毫没有伸手去拿的意思。当催眠师问她是否愿意拿着洋娃娃时，她愉快地点点头，但仍然丝毫没有伸手去拿的意思。催眠师把洋娃娃被放在她的膝盖上，接着帮她用右臂揽住洋娃娃，但这样一来，她的手臂就处在一个很不舒服的位置上。她同样也丝毫没有想要动一动手臂，只是继续愉快地看着洋娃娃。

正当她正全神贯注的时候，催眠师说她的鞋带松开了，并问能否帮她系上。她再次点了点头，于是催眠师拽着她的鞋带轻轻抬起她的脚，以便更容易地帮她系鞋带。当催眠师放开她的脚的时候，她的脚就一直停留在刚刚被催眠师抬高的位置上。

接下来，催眠师问她是否愿意把洋娃娃放在摇篮里。她唯一的反应是点头表示同意。又等了一会儿，催眠师问她是不是不想立刻这么做。她再次点了点头，但仍在等待下一个具体指示。于是，催眠师让她“去把洋娃娃放摇篮里吧”，同时催眠师拿起一本书装作要看的样子。受试者的反应是屡次徒劳地试图从椅子上站起来，但她的木僵状态仍在持续着，表现为她揽着洋娃娃的手臂仍然停留在很不舒服的位置上，她的腿也仍旧停留在刚才被催眠师抬高的位置上，这让她没法改变姿势并站起来。催眠师问她为什么不把洋娃娃放在摇篮里，她回答说：“我做不到。”催眠师问她是否需要帮助，她点了点头，于是催眠师向前倾，把她的腿推了下去。然后牵着她的左手，轻轻地把她拉到一个站立的姿势上，并将她的手臂展开，当催眠师放开她的手时，它就停留治疗师放手时的位置上。她立即走到摇篮前，但无助地站在那里，显然无法移动任何一只手臂，这时催眠师感觉有必要告诉她把洋娃娃放在摇篮里。听到了这个明确的指示，她手臂的木僵状态消失了，于是她便可以遵从这个指示。

融洽关系与幻觉行为

然后，催眠师要受试者回到原来的座位上，继续被动地盯着椅子上的第一个洋娃娃。这时催眠师的一名助手走进房间，走过去拿起那个洋娃娃，把它移到了另一把椅子上。尽管受试者眼神直勾勾的，注意力全在洋娃娃身上，但她没有对助手的这个举动做出任何反应，而且看起来完全没有发觉眼下的状况有任何变化。过了一会儿，催眠师问她在做什么。她回答说：“我在看着我的洋娃娃。”催眠师问那洋娃娃在干吗，她简单地回答：“在睡觉。”这时，助手直呼受试者的名字，问洋娃娃睡了多久，但没有得到回应。助手又重复问了好几遍，也没有结果，于是助手用肘轻推了一下受试者的手臂。受试者立即短暂地看了看她的手臂，随意地抓了抓，但没有做出其他反应。

接着，助手拿起两个洋娃娃，并把它们放到催眠师的膝盖上。然后，催眠师问受试者是不是觉得两个洋娃娃都想要睡觉了，这个问题使得她将目光从空椅子上转到了催眠师身上。她显然看不见催眠师膝盖上的洋娃娃，但当催眠师拿起洋娃娃并直接看着它们时，她立即觉察到了它们，有些迟疑地瞥了一眼椅子，然后又瞥了一眼摇篮，然后说：“洋娃娃怎么在你手里啊。”表情显得非常困惑。然而，当助手悄悄地把洋娃娃从催眠师手中拿走了，走到房间的另一边时，受试者很明显地继续望着洋娃娃，就好像它们仍然正被催眠师抱着一样。助手试图引起受试者对洋娃娃的注意，但未能引发受试者的任何反应。

然后，受试者的母亲进入房间，试图引起她的注意，但受试者也没有任何反应。然而，受试者可以四处走动，与催眠师交谈，看到催眠师直接引起她注意的任何特定物体或人，但她显然完全无法对任何不属于催眠情境的东西做出反应。

遗　　忘

催眠师将其他人请出房间，将洋娃娃恢复原位，分别放在椅子上和摇篮里，并让受试者回到她的座位上，然后叫她醒来。在表现出醒来的样子后，受试者立即恢复到最初的状态，并以她平常的方式说话："我不觉得洋娃娃想要去睡觉。她醒着。"催眠师随意问了她各种关于洋娃娃的问题，然后催眠师说，也许洋娃娃不想睡在椅子上。受试者立即跳了起来，说她想去把洋娃娃放在摇篮里，但当她试图这样做时，立刻出现明显的困惑表情，因为她发现摇篮里已经有了一个新洋娃娃。她没有认出这个洋娃娃，或者想起自己曾在哪里见过它，也不记得它是送给她的礼物。她表现出发现新玩具时特有的孩子气的兴奋与渴望，问它是谁的，她是否可以拥有它。这时，助手再次走进房间，拿起洋娃娃，这时受试者开始和助手交谈。助手一边回答她的问话，一边走到椅子前，拿起第一个洋娃娃。受试者对此做出了完整和充分的反应，表现出对周围环境完全的觉知，以及对催眠中发生的一切彻底失忆。

我们在不同的情况下，对受试者重复了以上的程序，并得出了相似的结果。同样，我们也将类似的程序应用于不同年龄段的其他缺乏经验或者受过训练的受试者，也取得了相似的结果。

我们发现，这种一般类型的技术在实验和治疗上都特别有用，因为它大大减少了在正常的催眠引导过程中会遇到的困难，而这些困难源于催眠需要受试者的服从，并消除受试者的清醒行为模式。一旦受试者被导入最初的催眠状态中，并被严格限制仅能进行被动的睡眠行为。除此之外我们只需增添一个受试者可接受的催眠后暗示，并让该暗示的执行融入到普通清醒事件的自然过程中，那么就有机会引发伴随着自发催眠状态的催眠后行为表现。进行适当的干预可以使受试者留在催眠状态中，根据催眠后表现的性质，在上述例子中并不需要这类干预。

然而，必须说明的是，为了让受试者留在自发的催眠状态中并保持这种状态，整个催眠情境都必须服务于整体目的，因为受试者任何的不愿意都会导致他们不再反应并觉醒。而一旦情境适宜，受试者会以一种被动、反应迅速的方式，随时完全地进入新的催眠情境。对受试者的反复深入调查显示，在这种延长的催眠状态下，受试者并不知道为什么会进入催眠，对此也没有任何理智的好奇，通常很少或根本没有自发地意识到他们正处于催眠状态。相反，他们似乎只是被动地接受他们的催眠状态，其特征是自动的反应行为，而这也是普通导入的催眠的典型特征。

通过这种一般措施，新的催眠状态可以不受各种因素限制。例如，受试者的心理定势、对于催眠行为有意识的意图、误解及清醒时行为模式的持续性。在一般情况下，服从催眠后指令的受试者是在对他们意识层面并未觉察的暗示做出反应，而且该暗示又来自他们同样没有意识觉察的某种催眠情境。此外，他们在执行催眠行为时变得如此专注，如此自动化，以至于他们对周围环境的反应变得非常有限。因此，他们几乎不可能保持或延续有意识的态度和行为模式，对此他们也没有迫切需求。相反，这是一种与眼前环境的解离，与通常催眠引导过程中通过暗示实现的解离相比，更充分，也更完整。因此，这种执行在性质上极其受限，它发生在异于普通清醒意识的觉知水平上，并且源自一个过往的催眠情境。简而言之，它是一种有着时间顺序的催眠现象，它基于另一个催眠情境的催眠元素的重现，因此仅限于催眠行为。

显而易见，对于训练受试者发展出更深的催眠状态，上述讨论显而易见具备适用性。此外，人们也普遍认识到反复进行催眠引导对确保更深的催眠状态的价值，而通过利用催眠后行为表现及其伴随的催眠状态，可以更令人满意、更容易地实现同样的目的。尤其在于，执行催眠后行为提供了一个快速、意料之外地进入催眠状态的机会，而让受试者没有任何机会为进入催眠状态做好准备或做出任何特殊和不必要的调整。相反，受试者会突然发现自己处于催眠状态下，并且只能呈现属于该状态的反应和行为模式。因此，如果受试者基本上同意放弃作为某些常规训练程序的被动参与，那么不需要辛苦地暗示受试者脱离清醒时的行为模式就可以完成催眠训练。

上述的实验描述记录得到了说明，不借助暗示就能直接唤起特定的催眠现象。虽然普通催眠引导也能引发催眠现象，但经常有人提出看起来理由充分的批评，很多时候普通催眠所引发的催眠行为是受试者对在催眠引导过程中听到的暗示进行的有意识或无意识的直接回应，或是受试者根据对暗示的出乎意料的理解而引发的直接反应。在这种情况下，引发的行为只能代表在催眠中受试者有自动服从的倾向，并不能直接反映催眠状态本身。上述的实验记录表明，利用自发的催眠后催眠状态可以直接唤起特定的催眠现象，而不会被人质疑是催眠引导过程的暗示所带来的效果。

在治疗情境中，利用自发的催眠后催眠状态对催眠心理治疗具有特殊价值，因为它阻止了阻抗的进一步发展，并使患者特别容易受到治疗暗示的影响。而且，这种自发催眠状态下的失忆，也不太容易被患者想要记得听到了什么暗示所打破，这种失忆被打破的情况在催眠导入过程中会经常出现。因此，患者对所给予的心理治疗提出异议的可能性较小。此外，催眠后自发的催眠状态可以很容易地将清醒时的治疗与催眠时的治疗相结合，这通常是治疗成功绝对的必要条件。然而，至于如何将清醒时的心理治疗与催眠时的心理治疗相结合，或者更概括地说，如何将催眠和催眠后行为与意识活动流相整合，并不在本文的范围之内。

催眠后自发的催眠状态与解离现象

关于自发的催眠后催眠状态对于先前的催眠和作为解离现象的催眠后行为表现的重要性，目前几乎没有什么确切的说法，因为需要做大量的受控实验才能明确这一点以及这个概念本身。然而，仔细的观察始终表明，催眠后行为会中断或者打破意识活动流，而且不会成为意识流活动的一个组成部分，除非让受试者进行回顾性的补充。下面的例子也许可以最好地说明催眠和催眠后行为的这种解离特征：当受试者正在和房间里的其他人闲谈时，他突然中断说到了一半的话，因为出现了一个事先定好的线索，让他去执行一个催眠后行为，即要求他短暂地离开房间。受试者一听到这个线索，就立即停止他正在说的话，表现出典型的催眠后行为，并执行这个动作，然后受试者回到椅子上，重新调整到原来的位置，似乎经历了一个醒来的过程，然后重拾话题，非常精确地从刚才中断的地方继续往下说。另一位受试者，被指示以某个尖锐的听觉刺激作为催眠行为的线索，一旦听到这线索就要立即行动；当他正在和其他人随意交谈时，在一个长单词的发音中间被打断。接着，催眠师对他的催眠后行为进行干扰，利用 15～20 分钟向观察者展示了各种催眠现象，随后告诉受试者“继续”。出于对这个模糊暗示的服从，受试者继续完成催眠后行为，回到原来的位置，重新调整自己后醒来，发出刚才被打断的那个单词后半部分的发音，并接着刚才的话题往下讲，显然完全没有意识到这当中有一个长时间的中断。

类似的情况是，一个受试者在快速打字过程中被催眠师打断，催眠师利用他演示各种催眠现象，当受试者回到打字机前刚才的位置时，他醒了过来，并毫不犹豫地继续他的打字任务，没有任何明显迹象显示他有从视觉上进行重新定位的必要。显然，他完全搁置了打字的任务定向，以便随时可以回到这种定向中去。同一类型的程序加上各种控制措施已重复多次，结果相似且一致。

然而，受试者在完成催眠后行为后，并不总能如此精确地回到最初醒着时的思路。有时，受试者会根据思路的自然发展过程重拾思路。例如，某个受试者在背诵一首诗的第一部分时，被催眠后行为打断，受试者在醒来时继续背诵这首诗的后半部分。在被提问时，受试者坚信已经背诵过这首诗的中间部分。然而，有些受试者会表现出明显的困惑，举例而言，有个受试者宣称"我忘了我刚才在说什么了"，并要求别人提醒他刚才说到哪儿了，但被提问时，受试者坚信他在这个话题上说的比事实上的要多。还有一些情况，受试者对催眠后行为表现出朦胧的意识，并短暂地偏离话题，谈论一些似乎刚刚发现的不寻常情况，仿佛在寻求某个解释——对他们刚刚意识到的情况的特殊变化。但总体来说，当受试者可以自行重新调整他们的行为（被某个催眠后行为打断的）且没有任何外在观察者的干预时，他们往往会对催眠状态及其催眠时发生了什么彻底失忆，并大致回到刚才的情形中，看上去并未察觉该情形有过任何的变化。

通过这些从无数例子中挑选出来的典型案例可以看出，也可以很有根据地认为，催眠后行为及其自发形成的催眠后催眠状态属于解离现象的形式之一。因此，它们为解离问题的实验研究提供了可能性。同样具有启发性的是，在催眠状态下，清醒时的思维序列明显是连续的和独立的，并不会受制于上述案例中打断它们的催眠后行为。

在讨论如何进行直接的实验之前，对在正常条件下即某些一般的社交聚会中的观察，我们想表达一些看法，在这种场合既可以讨论催眠也有可能演示催眠。但是，受试者无法得知本书作者及其助手有什么特别和具体的实验意图。我们可以操纵对话，让受试者背诵一首诗，或说出某些著名的语录，或进行猜谜游戏，这样就可以展示出最初清醒时的思路的持续性，但催眠后行为可能会有各种各样的打断。我们在这些非正式环境中的一般目的是避免当受试者意识到他们的行为正在受到审查，因为这会局限或限制其反应模式。根据我们的经验，在催眠中避免让人一眼就看破研究意图的必要性，无论怎样强调它都不为过。因为这样才能观察自然的行为过程，相比在严格的实验室环境中观察有限和正式的行为模式，这样的观察所获取的信息要多得多。

催眠后自发的催眠状态在解离实验中的应用

催眠后行为与意识活动流之间是彼此分离和互相独立的，催眠所驱动的行为也无法整合到正常的行为当中去，任何针对清醒时行为和催眠后行为的实验工作中都必须充分思考这两个重要因素。因此，在针对同时执行多任务能力的研究中，如让受试者在清醒状态下大声朗读，同时执行催眠后任务进行心算加法，研究者必须确保这两项任务彼此独立，互不依赖。虽然催眠后活动相对容易安排，但研究者必须格外小心地确保清醒时的行为完全来自清醒时的情境和清醒时的状态，并且确保自发的催眠后催眠状态的发展不会显著干扰清醒时的行为。在前文提到的梅塞施密特的实验，这些预防工作都是缺失的，这解释了为什么她的发现并不令人满意，并且得不出明确的结论。

人们只需在梅塞施密特所设计的实验情境中批判性地观察一位受试者，就可以注意到从一种意识状态到另一种更有限的意识状态的持续、快速的波动。在这种情况下得不到满意的结果并不代表受试者缺乏能力，而是表明催眠后催眠状态发展所带来的妨碍影响，以及这两项任务间存在相互依赖性。因此，要找到针对解离问题的实验方法，关键是要设计出一种技术来维持任务之间的独立性，但任务是同时执行的。

简而言之，一项足够好的技术应该将催眠后行为限制在整个任务的一个方面，其中催眠后行为仅代表无意识执行活动的开始或渐增，而有意识执行的任务则完全来自清醒状态下受试者做事的正常过程。

为了说明这种技术，可以引用以下例子：一名受试者，是农家男孩，在催眠状态下被指示，在此后 1 周内，当他每次抽水来填满一个从水泵处看不见、听不到的水槽时，他知道需要按压水泵的手柄 250 次才能填满水槽，而他需要在水槽装满的那一刻转身向水槽走去。因此，这里的催眠后行为是一个大型暗示任务中的极为有限的一部分，任何催眠后行为表现都必须局限在特定的催眠后行为中。

几天后，催眠师在他正常的清醒状态下跟他达成了一项协议，如果受试者能够正确拼写催眠师给他的大部分单词，这些词是从他自己学校的拼写手册中挑选出来的，那么他将得以免除一项他非常不喜欢的繁重任务。对于这一点，受试者马上就同意了。当拼写测验开始时，按照秘密的安排，男孩父亲出现并要求男孩立即注满水槽。因此，拼写测试是在水泵处进行的，受试者在抽水的时候，催眠师飞速报出一个又一个单词，男孩刚拼写完就听到下一个单词。突然，受试者中断了他的拼写，停止了抽水，并转身走向水槽，他的行为具有催眠后催眠状态的典型特征。他发现水槽已经满了。重复实验得到了相同的结果。此外，有人对这个男孩按压手柄的次数进行了单独的计数，结果表明尽管需要拼写单词，受试者仍能保持对按压次数的精确计数。然而，在反复进行的实验中，当催眠后任务是让受试者无声地数着按压的次数，而清醒时的任务是让受试者大声拼写单词时，结果往往差强人意，尤其是出现了拼写与计数的混淆。他行为表现中的这种张冠李戴让他大为困惑，因为他对催眠后暗示是失忆的，所以他怎么也理解不了自己在拼写单词时为什么经常用数字代替字母。

当我们试图让这名受试者在清醒状态下一边计算按压的次数，一边进行单词拼写时，我们发现他完全无法做到，除非他刻意、有目的地暂停一下，并很明显地进行了任务的切换。在这方面努力良久后，受试者自发地建议："如果我不是一边拼写单词，一边计数的话，我可以更好地猜中按压的次数。"根据他的说法进行的测试显示，受试者准确地"猜中"，但当他在催眠状态下接受询问时，他解释说，"猜"只是他给出的意识信念或者解释，他实际上跟最初的实验测试一样在数着按压的次数。

在一个类似的实验中，一名速记员在催眠状态下被告知，在接下来的 1 周里，在听写速记时她要在听到第 320 个单词、第 550 个单词和第 725 个单词时更换铅笔。这些指示将催眠后行为限制在整个任务的一个非常小的方面。在此期间，她速记了三位精神科医生的口述，每个人都记录了她在听到哪个单词的时候更换了铅笔。尽管她使用了许多速记组合符号（组合两个或两个以上单词的速记符号），但计数后发现，她与正确的数字非常接近，误差从未超过 10，平均误差为 3 个单词。

另一个重要的事实是，每次她听到指定的字数并更换铅笔时，受试者都会感到困惑，短暂地表现出自发的催眠后催眠状态，并且不得不让口述者重复某些听写的内容。然而，有时候，在没有听到指定的单词的时候，她也会有必要更换铅笔，并且不会打断她的速记。此外，除了上面提到的短暂干扰外，她的一般行为在三位精神科医生眼中没有任何异常，他们虽然不了解实验情况，但都被指示仔细观察她的行为，并以惯常的语速让其听写，语速在每分钟 100～120 字。同样，当催眠师自己以经过精心计算的语速让她听写时，除了与指定的单词直接相关的短暂干扰外，也没有发现任何异常行为。

然而，当催眠师给同一受试者的催眠后任务是一边速记一边数着单词的数量时，受试者在数数和速记这两项任务上都遭遇了彻底的失败。除了催眠后催眠状态的影响之外，催眠师还充分考虑了习惯化、学习过程和注意力等因素，那么应该可以预测到这样的结果。

我们试了让她在同一个清醒状态下执行这两项任务，但发现她无法将注意力充分地分配好，把字数数错了不说，速记也很难专心。然而，当我们建议她只关注速记，同时仅仅去猜是否已经到了指定的字数时，发现她可以大致猜出正确的字数。在随后的催眠状态中，她解释说，允许她去"猜"让她的"意识的头脑"摆脱了计数的任务，这样她就"可以下意识地这么做"。

作为上述实验的控制措施，未接受催眠的受试者和从未参与此类实验的催眠受试者被要求在类似的实验情境中进行“猜测”。在所有的案例中，他们的回答都精心思考过，并不准确的近似值是参考各种一般因素如时间流逝或翻了几页，他们没有试图去真的数数。

对于在不同意识层面上同时完成数项任务的问题，一种稍微不同的做法是利用催眠后暗示来启动某种行为，然后让该行为变得自动化地继续进行，从而不影响受试者的意识觉知。

举例说明：另一名速记员在深度催眠状态中被指示，当催眠师出现在她的办公室时，一见到这个催眠后行为的线索，她的左手就要开始自动书写，对此她将毫无意识的觉察，而一旦催眠师离开，她就要立即中止自动书写。因此，给她的这个催眠后暗示，将直接被用来启动和终止某种形式的行为。此后，每当催眠师走进她的办公室的时候，她都会短暂地表现出催眠后催眠状态，并且明显地放下手头的事情，尤其是当她在打字的时候。在这种情况下，催眠后催眠状态将持续下去，直到她被免除这两项任务中的一项或另一项。经过仔细的谋划，往往催眠师进入她办公室的时间正是当她坐在桌前忙着给催眠师的某位同事速记时。在这种情况下，她会表现出短暂的自发催眠后催眠状态，这会打断她手头的事情，随后她会重新回到刚才正常的速记行为中，同时用左手不断地进行自动书写，她会在桌面上、桌上的吸墨纸上或任何随手拿到的纸上自动书写。哪怕找不到笔，她的左手也会做出自动书写的动作。一旦催眠师离开办公室，她会再次出现短暂的自发催眠后催眠状态，并导致她中断正常的速记行为，并停止自动书写。

在不止一次的情况下，一名习惯于背对着她坐着进行口述的精神科医生，会对她自发的催眠状态和她随后要求重复口述内容而引起的中断做出回应，以为这是他说了某个陌生的医学术语或者发音不清造成的，他没有意识到受试者额外的催眠后行为。虽然受试者在自动书写中经常会写出速记时听到的词组，以及与其他事项有关的句子和词组，但是看上去自动书写并没有干扰受试者在清醒意识状态下的任务表现。

催眠师也有可能在日常例行的正常工作过程来口述给这位受试者进行速记。但是，当他为此进入她的办公室时，与催眠师的到来仅仅打断了受试者在给其他精神科医生速记时相比，受试者自发的催眠后催眠状态往往会更持久。

然而，当我们让这位受试者意识到她的左手正在进行自动书写后，再试图让她进行听写速记时，我们发现她无法成功地进行听写速记，也无法进行自动书写，除非她刻意地在两项任务之间进行切换。当有充分的证据表明她过去曾同时执行过这两项任务时，她解释说，如果在听写速记时不要求她意识到自己在自动书写，她就有可能做到；如果允许她“忘记自动书写这回事”，她就可以充分地听写速记。

在这三个例子中，自发的催眠后催眠仅限于受暗示的更大的催眠后任务中的一个很小方面，因此从性质来看，它对同时进行的意识活动的干扰是非常短暂的。此外，在每个例子里，同时进行着的两项任务都不会互相依赖。清醒状态下的任务完全是从日常的清醒状态下的事务中衍生出来的，与受试者听到催眠后暗示时所在的催眠状态之间不存在哪怕再细微的任何联系。在所有例子中，受试者都可以完全自由地同时进行两项完全独立的活动，而无需额外花力气来协调它们。

显然，如果要给受试者布置两项彼此独立且不同但要同时执行的任务，不但每项任务都要在不同的意识层面完成，而且同时完成两项任务在某个单一的意识层面通常是不可能的，那么必须考虑的核心技术因素包括提供某种形式的动机，足以让受试者将一系列学习活动付诸行动，并可以在一个意识层面上无限期地继续下去，但在另外一个意识层面正在启动或继续另一系列的活动。

结　论

(1) 一项文献调查显示，尽管人们经常认识到这一事实，催眠后暗示会导致催眠受试者产生一种特殊的心理状态的发展，但尚未对这种特殊的心理状态进行直接研究。对于这个状态的存在，人们也没有准备好来好好思考这种心理状态是什么，以及它会对催眠后暗示的结果产生怎样的重大影响。

(2) 通过大量的观察和实验，人们发现了与催眠后行为表现直接相关的受试者心理状态的显著变化，这种变化代表受试者发展出了一种自发的、自我限制的催眠后催眠状态，这种催眠状态是催眠后命令的反应和执行过程中的一个组成部分。

(3) 这种自发的催眠后催眠状态，可能是单一的，也可能是多个、短暂的或延长的。但总体而言，它只会在催眠后行为开始实施时出现片刻，因此很容易被忽视。它的具体表现形式和残余效应形成了一个基本不变的模式，但催眠后行为项目的持续时间会因服务的目的和受试者的个性不同而不同。

(4) 如果想要演示和测试自发的催眠后催眠状态，最好的办法通常是在受试者开始实施催眠后行为时进行干预，既可以干扰受试者，也可以干扰被暗示的催眠后行为。只要干预得当，干预经常会导致受试者立即停止催眠后行为，并延长自发的催眠后催眠状态，从而允许直接唤起普通导入的催眠状态下的一些典型催眠现象。偶尔，不恰当的干预可能会引发特殊类型的催眠行为或导致催眠后表现的显著改变。

(5) 从给出催眠后暗示到执行暗示的机会出现之间，哪怕有着再长的不确定时间间隔，也不会影响受试者发展出自发的催眠后催眠状态，这是催眠后表现的一个组成部分。

(6) 经发现，作为催眠后表现的一个组成部分，自发的催眠后催眠状态的发展有明显的例外，当事先设定的催眠后情境发生重大改变，从而产生了性质的变化和转换时，就会导致这种例外情况。

(7) 自发的催眠后催眠状态本质上是一种序列现象，因为它构成了先前给出催眠后暗示的催眠状态中催眠元素的重新激活。因此，催眠后自发的催眠状态的发展是先前催眠状态的有效性的标准。

(8) 催眠后自发的催眠状态可以作为一种特殊的实验和临床治疗技术，因为它避开了正常催眠引导方法所固有的各种困难。

(9) 催眠后行为表现及其相关的自发催眠状态构成了解离现象，因为它们插入并打破了正常生活的意识流活动，并且因为它们并未与正常生活的意识流活动整合在一起。

(10) 如果对催眠后行为的性质和特征做好充分的界定，催眠后的暗示可以被有效地用于研究，受试者同时执行两项截然不同任务的能力，每项任务在不同的意识层面执行。

第四篇

治疗性催眠和暗示活动依赖方法的神经科学的更新

我花了大约 25 年的时间，才彻底意识到艾瑞克森的催眠引导和暗示的活动依赖模式是如何唤起神经科学家现在所说的“活动依赖性基因表达”和“活动依赖性（或经验依赖性）大脑可塑性”的，正如本篇论文所述。第十五章“治疗性催眠和心理治疗的社会心理基因组学”是一次很大程度上基于推测性的尝试，我（罗西）想说明的是：将来该如何从心灵到基因的各个层面上来解释和教授这种新型的活动依赖方法。为了展示我的想法，我简单描述了在艾瑞克森基金会的培训研讨班上，给出一位观众志愿者做催眠演示的录像带里的几个场景概述，目前学生和专业人员都可以看到这个录像带。《艾瑞克森催眠治疗大典》第 7 卷收录了许多论文，概述了目前需要进行实验研究的分子基因组和大脑可塑性层面的研究类型。

第十六章介绍的同样是一次很大程度上基于猜测的尝试，我想把认为催眠是一种期待效应的认知行为学观点与新的神经科学观点结合起来，即催眠是新奇、意外和惊讶，它产生了活动依赖性的基因表达和大脑可塑性，这是所有记忆、学习及治疗性催眠疗效的分子基础。然而，这个纯理论章节也可能并没有说错，它仅仅反映了随着我们对基因和表观遗传学本质的深入了解，当前神经科学和分子基因组学的意义也在迅速变化。本章不会讨论如基因转录因子在促进活动依赖性基因表达和大脑可塑性介导心身差距方面的可能作用等议题。这将需要新一代的先驱研究人员从最新的神经科学观点的视角来探索治疗性催眠的深层社会心理基因组学。

第十五章

治疗性催眠和心理治疗的社会心理基因组学

欧内斯特·罗西

引自 Rossi E.L. The Psychosocial Genomics of Therapeutic Hypnosis and Psychotherapy. Sleep and Hypnosis: An International of Sleep, Dream, and Hypnosis, 2002, 4(1), 26-38。

社会心理基因组学是一门新兴学科，它研究人类日常生活中的心理和社会环境是如何与基因表达相互作用，以及文化艺术、科学和治疗方面的人类经验的创造动力学。本章概述了社会心理基因组学在治疗性催眠、心理治疗和整体治疗艺术的理论、研究和临床应用。社会心理基因组学的核心概念是，在清醒、睡眠和做梦过程中，多种形式的心理生物唤醒可以唤起即刻早期基因(IEG)、行为状态相关基因表达(BSGE)和活动依赖性基因表达(ADGE)，从而优化蛋白质的合成，来促进四阶段创造性周期中的神经发生、问题解决和治愈。通过治疗性催眠演示的录像带，本章总结了四阶段创造性周期，即在问题解决和症状解除方面重演了达尔文的自然变异和意识选择。

关键词： 社会心理基因组学、治疗性催眠、心理治疗、即刻早期基因、行为状态相关基因、活动依赖性基因表达、回放、创造性周期。

经典孟德尔遗传学把基因作为生物遗传的单位，基因通过某种形式的复制从一代传给另一代。此外，如今我们知道，许多类别的基因会在日常生活中的每时每刻被表达(激活、打开或关闭)，从而执行其内稳态、适应、学习和治愈等重要的功能。社会心理基因组学是一个新兴领域，它研究心理与社会信号如何在日常生活的正常适应过程中引起基因表达，以及研究在文化艺术、科学和心理治疗实践中的创造动力学(Rossi, 2002a)。在以创造性为导向的治疗性催眠、心理治疗和治愈艺术中，人类体验的无限多样性将永远无法简单总结。然而，在本论文中，我们提供了一个实用的纲要，来帮助治疗师从基因表达和神经发生到问题解决和治愈的社会心理动力学的各个层面，对治疗性催眠的深层心理生物学进行概念化。

阶段一

准备期：催眠引导中的即刻早期基因表达

1. 理论和研究 如图15－1所示，日常生活中许多心理生物学状态的唤醒与即刻早期基因表达的启动有关（Rossi，1996，2002b）。即刻早期基因表达在次昼夜时间范围（90～120分钟）内，与觉醒、清醒、睡眠、做梦（快速眼动睡眠）这些行为状态相关的最基本的实验证据来自在睡眠-觉醒周期这一正常昼夜节律（译者注：昼夜节律是指生命活动以24小时左右为周期的变动）重复期间对边缘-下丘脑-垂体振荡的观察（Kelner & Bloom，2000；Lioyd & Rossi，1992）。图15－1强调了有多少心理生物唤起的过程。例如，疼痛、压力、新奇感、基本静息-活动昼夜节律（BRAC）、做梦（快速眼动睡眠）和创造性瞬间——可以启动即刻早期基因表达（IEG），进而导致特定目标基因的表达，并编码新的蛋白质合成，这是状态依赖性记忆、学习和行为（SDMLB）的分子基础。如前所述（Rossi，1999a，2000a），有许多即刻早期基因，如 *c－fos* 和 *c－jun*，会在1～2分钟被任何强有力的心理生物学刺激激活，从而激活与睡眠-觉醒周期相关的目标基因（Bentivoglio & Grassi-Zucconi，1999；Rossi，2000a，2000b），其中包括与母性行为

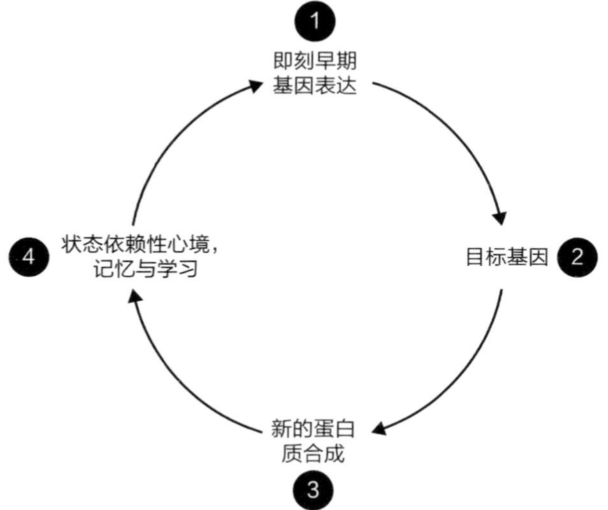

图15－1 针对治疗性催眠、心理治疗和整体治疗艺术基本动力学的心理基因组学观点

通过心理生物唤醒的心身沟通可以启动即刻早期基因表达（IEG），进而导致特定目标基因的表达，这会编码新的蛋白质合成，并构成了以下活动的分子基础在人类意识和经验的创造和再创造过程中，在意识和无意识的层面回放的状态依赖性记忆、学习和行为（SDMLB）

(Schanberg, 1995),记忆和学习的构建和重建(Kempermann & Gage, 1999)、压力和情绪(Autelitano, 1998)、睡眠和梦(Ribeiro et al., 1999; Toppila et al., 1995)、疼痛和奖励(Tölle et al., 1995)、心身障碍(Senba & Ueyama, 1997)、成瘾(Azar, 1999)、精神病(O'Neill et al., 1998)等相关的目标基因,许多转录和翻译成蛋白质的目标基因产生神经递质和信使分子(如激素、细胞因子),用于心身调节和愈合(Rossi, 1986/1993, 2002; Rossi & Cheek, 1988),见图 15 - 1。

2. **治疗实践** 罗西描述了即刻早期基因的表达是如何从不同程度的情绪唤起开始的,这通常发生在心理治疗过程的任一阶段,比如在治疗初期当治疗师采集患者病史的时候(Rossi, 2002a)。从社会心理基因组学的深层视角来看,任何形式的治疗性催眠或心理治疗都不仅仅关乎于语言和谈话。例如,在最开始的访谈中,患者典型的流泪和痛苦的表现,意味着患者正在提取并重演状态依赖性记忆和情绪动态,这是患者正在开启潜在的治愈冒险的信号。在这个初始阶段,患者的任务就是带着勇气和同情来接纳与他们心理问题相关联的状态依赖性记忆、情绪和经验。这时治疗师的任务是识别并促进患者已经开始的基因表达、神经发生和治愈的自然次昼夜创造性循环。内隐性加工式(即治疗师给患者开放式的治疗暗示来促使患者创造自己的反应,而不是给患者权威式的暗示,试图像计算机编程那样精确地指导患者)可以被用来优化整个心理基因组过程(Rossi, 2002a)。心理治疗过程可以从患者当前的症状体验、情绪或态度的症状量表开始。治疗师可以使用 1～10 分的主观量表(其中 10 分是对问题最糟糕的体验,5 分是平均值,0 分是患者完全满意的状态)来评估患者在心理治疗过程之前、期间和之后的体验状态,从而评估和确认这个分数量表。

图 15 - 2 展示的是在一次艾瑞克森催眠治疗大会上进行的治疗性催眠创造性周期的第一阶段(Rossi, 1992),志愿者是一名年轻女性,她手部患有严重类风湿关节炎。治疗师在自己膝盖上方几英寸处示范一种微妙平衡和对称的手部姿势,以启动一种活动依赖性的方式把受试者导入治疗性催眠和创造性周期(Rossi, 1996, 2002b)。图片中思考的泡泡记录了治疗师在第一阶段心理基因组学的关注。治疗师很有兴趣知道刚开始时患者正处在基本静息-活动昼夜节律的哪个阶段,以便在适当的方向上促进患者进一步的进展(Rossi & Kleitman, 1992)。治疗师也很想知道 *CYP17*——与唤起和性激素合成有关的"社会基因",其自然表现为心理治疗中的移情,是否正在开启。雷德利很好地描述了 *CYP17* 基因表达的社会心理基因组学:

基本静息–活动昼夜节律
的哪个阶段？CYP17社
会基因是否正在开启，
c–fos和c–jun等即刻早
期基因将在多大程度上
激发目标基因

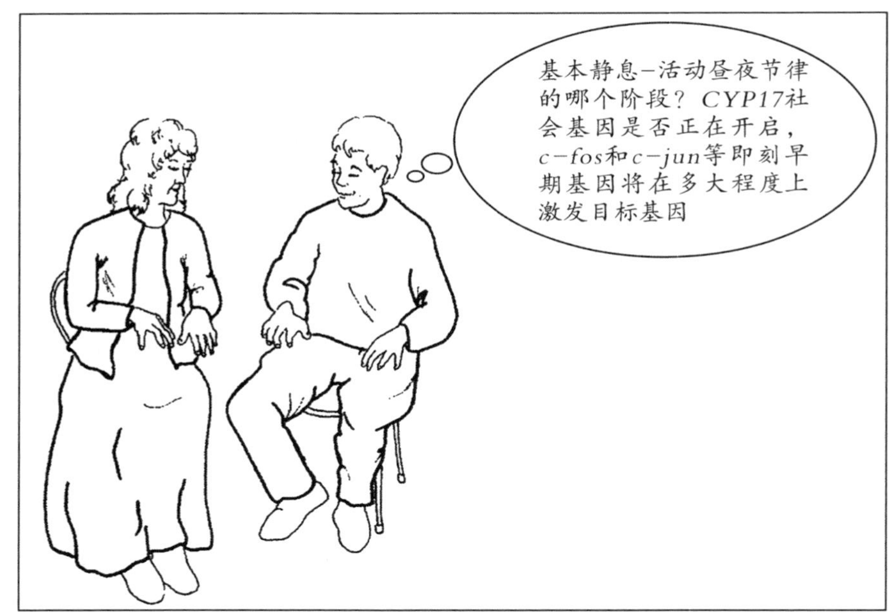

图 15 - 2 基本静息-活动昼夜节律的第一阶段

治疗师正在示范一种微妙平衡对称的手部位置，就在大腿上几英寸的地方，这有助于治疗师从手臂悬浮开始将受试者导入治疗性催眠。治疗师很想知道：患者正体验着基本静息-活动昼夜节律中的哪个阶段，患者的 *CYP17* 社会基因，其自然表现为心理治疗中的移情是否已经启动，以及患者的 *c - fos* 和 *c - jun* 等即刻早期基因，与心理生物唤起、问题解决和治愈等创造性状态有关，正在以多大的程度参与进来

“大脑、身体和基因组是一场舞蹈中紧紧钩住彼此的舞伴。基因组受到大脑和身体控制的程度与大脑和身体被基因组控制的程度旗鼓相当。这就是为什么说基因决定论是一种荒诞的部分原因。人类基因的开启和关闭可以受到有意识或无意识的外部行为的影响(p. 148)……基因需要被开启，而外部事件(或自由意志驱动的行为)可以开启基因(p. 153)……社会对行为的影响是通过开启和关闭基因来发挥作用的(p. 172)……心理先于生理。大脑驱动身体，身体驱动基因组(1999，p. 157)。”

治疗师很想知道，与心理生物学唤醒、问题解决和治愈的创造性状态相关的 *c - fos* 和 *c - jun* 等即刻早期基因(*IEG*)将在多大程度上激发唤起目标基因，这些基因对优化蛋白质合成和状态依赖性记忆、学习和行为的治疗性转变(这些将在第二阶段里进行回顾与重现)至关重要。

阶段二

孵化期：催眠中的行为状态相关基因表达

1. **理论和研究**　对于基因表达的研究及对清醒、睡眠和做梦的分子生物学研究取得了重大进展，这些进展给治疗性催眠在心理生物学层面上的深层动力学的新观点带来了深远的意义（Rossi, 1999, 2000a）。行为状态相关基因表达（BSGE）指的是研究表明人类范围广泛的行为状态，如睡眠、休息、做梦、意识、警醒、压力、情绪唤起和抑郁等，是如何与不同的基因表达模式相关联的（Bentivoglio & Grassi-Zucconi, 1999; Lydic, 1998; Lydic & Baghdoyan, 1999）。这些林林总总的状态涉及了行为状态相关的基因表达，它们之间的关联解开了催眠历史上一个明显的谜团：为什么治疗性催眠中所谓的“奇迹般的治愈”可以通过显然完全相反的行为状态来达成，比如休息和放松的行为状态对比活动和兴奋的行为状态（Erickson, 1958/1980, 1959/1980; Janet, 1925/1976）？对此我们的回答是：因为行为状态相关的基因表达可以调节从静息到高度激活的全范围的心理生物学状态（Lloyd & Rossi, 1992, 1993）。我们进一步预测，行为状态相关基因表达未来在界定“催眠状态”的社会心理基因组学的实验研究中会扮演重要的角色（Rossi, 2000a, 2000b, 2002）。行为状态相关基因表达是心理学和生物学之间的基本联系，也是无意识和意识之间关系的核心本质。

2. **治疗实践**　图 15－3 展示了当治疗师指出心理生理学唤起的证据，以及（通过言外之意的暗示，行为状态相关基因表达）当患者开始感觉到手和手指不由自主地细微振动时，处在创造性周期第二阶段的患者是如何体验到一种轻微的混乱状态。她对这些手部动作感到惊讶，并自发地评论说，她的“右手正在做着什么”（并非出于治疗师暗示的不寻常感觉和不自主运动）。出乎意料的是，她的双手还变得很热。这些都是创造性周期第二阶段心理生物唤起的典型表现，我们希望将这些表现纳入由患者明显自觉参与和自我治愈的治疗过程中（Rossi & Cheek, 1988; Rossi, 1986/1993）。

治疗师现在很想知道该如何利用好免疫变量的心理基因组动力学，如白细胞介素－1和白细胞介素－2，它们是免疫系统的信使分子，可以促进治愈。他还想知道与 Cox2 相关的白细胞介素－1β 活性，Cox2 与类风湿关节炎（患者主诉的症状）有关。针对基因表达导致这些分子的形成，虽然存在着一些临床测试，而且这些分子层面上的测量对于任何真正的治疗方法都至关重要，但是目前从事治疗性催眠的临床医生还没有办法进行这类测试(Rossi, 2000b)。这实在是可惜！这意味着截至目前，治疗师和患者对于治疗工作的实时进展在基因组层面上到底发生了什么，基本上一无所知。除非我们能开发出某些切实可行的办法来评估催眠治疗过程中的基因表达、蛋白质合成、神经发生和愈合，否则我们能做的就只能局限于从认知-行为层面进行某些表型观察，具体如下。

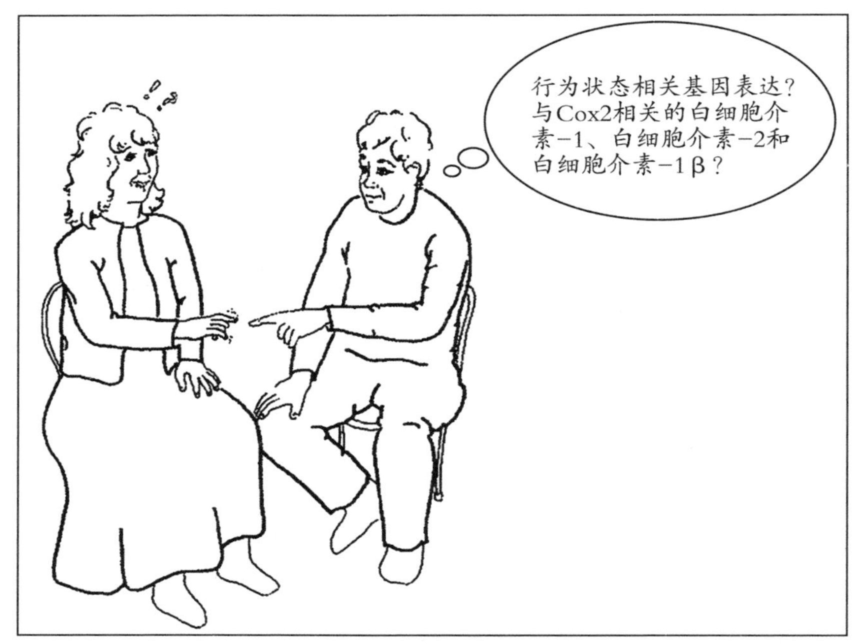

图 15-3 第二阶段：行为状态相关基因表达

患者体验到了心理生物学的唤起(与行为状态相关基因表达相关联)。对于这种并非来自治疗师暗示的不寻常感觉和不自主运动，她表现出惊讶和困惑。治疗师很想知道如何促进免疫变量的心理基因组学，如与 Cox2 相关的白细胞介素-1、白细胞介素-2 和白细胞介素-1β，它们与患者的主诉症状类风湿关节炎有关

创造性周期的第二阶段，在表型水平上给患者带来的体验可能是：某种孵化期、冥想期或寻找问题根源的内心搜索期。这时患者通常会遭遇抑郁、愤怒、眼泪，以及死亡阴影笼罩的山谷(“灵魂的黑夜”“黎明前的风暴”)(译者注：来自《圣经》中著名的经文之一。它通常用于葬礼或接近死亡的人。诗篇 23:4，我即使走入死亡阴影笼罩的山谷，也绝不畏惧任何灾祸，只因有你与我同在)，在全世界的各种文化中都会有大量的诗歌、歌曲和仪式舞蹈来描绘这种重要的社会心理转型期。所有这些仪式包括治疗性催眠、心理治疗和几乎所有的治疗艺术，都开启了行为状态相关基因表达、神经发生，以及问题解决和治愈的可能性。当患者回顾自己问题的起源和历史时，他们体验到了达尔文变异的自然动

力学在深层次的心理生物学层面上的体现：当他们试着回忆自己创伤经历的细节时，几乎毫无察觉的是，他们在重新回放自己的过去经历时产生了新的达尔文变异。正如赫拉克利特所说，"人不能两次踏入同一条河。"在第二阶段，患者的主要任务是单纯地接受和领会他们问题的自发呈现，类似于弗洛伊德式的自由联想。而治疗师在第二阶段的任务则是：①提出开放的治疗问题，这些问题可能作为内隐性加工式（即开放式提问）来访问和回放编码患者症状的状态依赖性记忆和行为；②给予患者足够的支持来帮助他们度过有时有些痛苦的自然次昼夜创造性周期，让患者鼓起勇气来回忆过往的问题。在这阶段，少即是多，治疗师要更多地带着尊重倾听，而非一味地给出建议。

那么，在创造性周期的第二阶段，当患者回忆和回放自己过往的问题经历时，在基因表达层面上究竟发生了什么呢？纳德等（2000a，2000b）最近的研究表明，回忆和记忆的是如何引发社会心理基因组学动力从而支持心理治疗的成长范式（Rossi，1967，1968，2000a，2000b，2000c，2002）。

纳德等证明了储存在大脑杏仁核中的恐惧记忆，在特殊的实验条件下被重新激活时是如何被扰乱和最终消失的。他们的研究表明已经巩固了的恐惧记忆在回忆过程中如何回到可以受影响的状态，从而使基因表达和蛋白质合成周期重新激活，并以全新的方式重新合成记忆！当大鼠大脑在重新激活长期巩固的记忆后不久（在设置条件后1～14天）被注入异烟肼（一种蛋白质合成的抑制剂），该记忆就会消失。同样在鼠脑中注入异烟肼，但不重新激活已经巩固的记忆，则该记忆就完好无缺。这意味着，当重要的情感记忆被回忆和回放的时候，基因表达和蛋白质合成周期被重新激活了。

纳德等（Nader et al.，2000a）如此描述了他们的研究，"我们的数据表明，固化的恐惧记忆，一旦被重新激活，会回到一种易受影响的状态，需要基因表达和蛋白质合成来重新巩固。传统的记忆巩固理论无法预测这些发现"（p.723）。虽然纳德等的研究是在动物模型上进行的，但它确实暗示着类似的创造力与意识转变的分子机制也发生在人类身上（治疗师曾试图描述过，他们说"每一次回想都是一次重塑"）。也就是说，每一次记忆的回想，都会自动地回放、重新合成，并以某种方式改变它。

对这个回忆—回放—再合成原理的进一步支持来自最近对比新奇事物的学习和记忆与熟悉线索的再学习之间的分子-基因动力学的研究。伯曼与杜代这样描述他们的研究（Berman & Dudai，2001）。

"实验性消退是指撤销强化物后条件反射的频率或强度下降。它反映的不是由于原始记忆痕迹的消除而导致的遗忘，而是反映了一种'再学习'的过程，在这种情况下，条件刺激与原始强化物的缺失之间由新的关联来控制行为……符合这样的说法：大脑皮质中含有分子意义上的'新奇'开关，只有在第一次遇到高度突出（神圣的）的刺激时才会打开……这意味着，别的不说，大脑皮质在分子层面懂得更新的学习和学习新事物之间的区别。"（p. 2417 - 2419）

我们认为，纳德等（2000a，2000b）和伯曼与杜代（2001）的研究描述了治疗性催眠、认知行为疗法和整体治疗艺术背后的社会心理基因组学的基本机制。对创伤和问题记忆的回忆和回放，为在基因表达、蛋白质合成、神经发生和愈合的层面上重建和重新合成这些记忆提供了可能（Rossi，2001，2002）。

对于上述看法，怀疑者大可以提出以下问题来挑战：照你这么说，那为什么创伤后压力综合征患者在日常生活中不由自主地重现他们的创伤和痛苦记忆时，却无法起到治愈自己的效果呢？是的，这是人类生命中的一个基本悲剧。大多数人都不知道如何在创造性周期的第二阶段利用回忆和回放创伤记忆来进入创造性周期的第三阶段，在第三阶段他们可以获得对于问题的全新洞见并找出满意的问题解决方案。相反，当人们在日常生活中正常的生理唤起状态下自发地回忆他们的创伤记忆时，他们会很快试图压抑自己的痛苦记忆。这种自我压抑阻碍了他们初期的创造过程；患者感觉被卡住了，不知道如何自救。他们认为遇到了一个自己不知道如何应对的问题。他们没有意识到，创伤性记忆表面上的自主涌现，实际上意味着他们已经处在创造性周期的第二阶段了。这正是他们需要心理治疗师支持他们度过"灵魂的黑暗之夜"的原因。治疗师鼓励患者自发地回忆，鼓励他们有勇气让痛苦的记忆在安全的治疗环境中再"持续一阵子"。这种记忆的回放一直持续到达尔文变异的完全自然过程迭代出新的可能性，使患者的相关联想动力越来越接近问题解决和治愈的合适选择。当患者意识到令人感兴趣的选择和可能性，并用新的洞见来重新定义他们的过往经历时，他们的内心催生了创造性周期第三阶段中对于记忆、意义和个人身份的治疗式重建，于是他们最终被治愈了。

阶段三
启发期：活动依赖性基因表达和对于新奇和未知的有意选择

1. **理论和研究**　神经科学的基本工作假设是，心智、记忆、情绪、学习和行为等的心理体验被编码在大脑的神经网络中(Gould et al., 1999; Van Praag et al., 1999, 2000)。诺贝尔奖获得者埃里克·坎德尔与其他同代的研究者发现,信使分子可以促进发生在大脑神经元内的记忆、学习和行为的分子遗传学基础(Eric Kandel, 2001)。实验室研究人员确定了人们的心理体验作用于神经发生和大脑生长的三个因素:

(1) 新奇感(Eriksson et al., 1998; Kempermann & Gage, 1999)。

(2) 环境的丰富程度(Kempermann et al., 1997; Van Praag et al., 2000)。

(3) 体育锻炼(Van Praag et al., 1999)。

例如,人们发现,对新奇感和运动做出反应的活动依赖性基因表达可以使海马中产生的神经元数量和神经元之间的连接增加 1 倍,从而构建新的记忆、学习和行为(Gould et al., 1999)。在一系列引人注目的图示中,吕歇尔等(Lüscher et al., 2000)展示了在 60 分钟的生长过程中突触的数量是如何翻倍的,如图 15-4 所示。这正是治疗性催眠和大多数形式的心理治疗的时间框架。

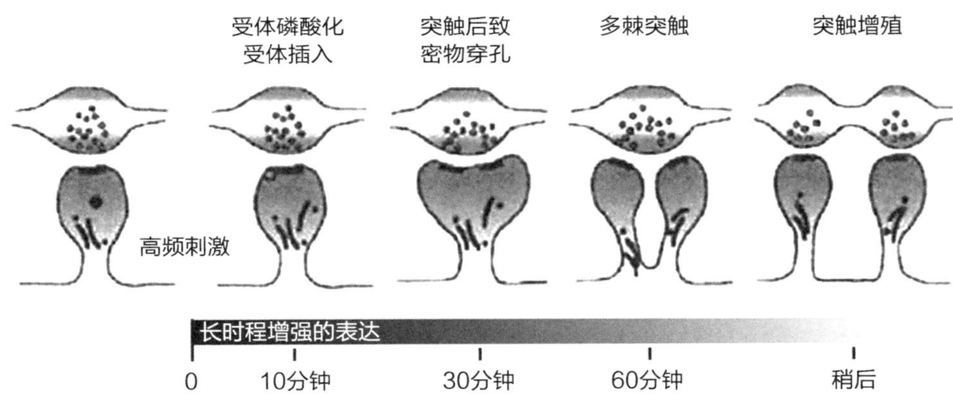

图 15-4 2000 年,吕谢尔等提出的活动依赖性记忆、学习和行为改变的次昼夜周期(时间)动力学

在最初的 10 分钟内,经由神经递质参与突触通讯的神经细胞受体的基因表达、激活(磷酸化)和生长都发生了可测量的变化。在 30 分钟内,突触棘的大小增加,受体移向突触后膜,这导致突触后的大小增加。在 1 小时内,一些突触后分裂成两个。这反过来又导致突触前增殖和重塑的进一步增长,并最终创造出用来编码记忆、学习和行为变化的新神经网络,这是心理治疗的基础,也是在艺术和科学等创造性人类体验背后的基因表达、蛋白质合成和神经发生的活动依赖性过程的基础

在一系列开创性的论文中,坎德尔提出了这些分子遗传机制如何解释记忆和学习的许多经典现象,以及慢性焦虑症、神经症和精神分裂症等精神病理学的临床现象(Kandel, 1983, 1989, 2000, 2001)。坎德尔的理论和实验最清楚地表达了活动依赖性基因表达作为心身医学、心理治疗和治疗艺术的分子基础的可能性。从儿时开始,活动

依赖性的基因表达和神经发生在我们用语言表达自己的方式(以“观念密度”和语法复杂性为衡量标准)中所起到的作用是显而易见的,主要体现在人类体验的质量,以及阿尔茨海默病等器质性脑功能障碍中。2001 年斯诺登在对患有阿尔茨海默病的修女进行研究时的一项主要发现是,通过锻炼自己任何一方面的心智能力来积极激发智力活动和情绪,都能在一定程度上防止与年龄相关的心智衰退。

2. 治疗实践 在最好的情况下,患者在第三阶段的体验,可以被描述为众所周知的“原来如此”或“我想到了”(因找到某物,尤指问题的答案而高兴)的赞叹声,在古代和当代的文献中,这种赞叹声一直被用来描述艺术和科学中的创作过程(Sternberg, 2000, 2001; Sternberg & Davidson, 1995)。当人们找到创造灵感时,往往会感到惊讶。许多人会自动地将自己的创意贬得一无是处,因为在他们的童年经历中,创意行为从来没有得到过强化。患者的任务是有意识地认识到第三阶段出现的新事物的潜在价值。同样,治疗师的任务是帮助患者认识和欣赏新奇感和神秘感的价值,这些感受通常会在第二阶段的内心挣扎之后自发出现,并往往未被注意到。通常情况下,患者在这一阶段很可能已经想到能够达成问题的解决方法的选项,但由于这些想法从来没有被验证过,因此他们很快打消了这些念头。

图 15-5 展示了患者和治疗师在创造性周期第三阶段的创意时刻。患者在创造性周期第二阶段回顾了她的类风湿关节炎病史后,在第三阶段得到了一个新的洞见,关于她与雇主及与男友的关系,充满压抑感的生活经历背后的情绪动力。在治疗师的支持下,她将自己体验到的反应性愤怒引导到某种带着玩乐心态的空拳击打中。我们可以将这种好玩的空拳击打解读为一种活动依赖性的运动,可以产生活动依赖性的基因表达、蛋白质合成和愈合。在第三阶段玩这个好玩的空拳击打时,患者体验到一次创造性的突破,突破了通常会因类风湿关节炎而受限的手和手指的典型运动模式。她报告的确说,刚开始手和手指的灵活运动时会有些疼痛,但她显然很兴奋,因为她现在可以很好地运用它们来做出握紧拳头的姿势。

在这个高点上,治疗师很想知道,活动依赖性的基因表达,比如与新的记忆和学习相关的 *CREB* 基因,以及 *ODC* 基因(与身体发育相关),以及与神经发生和身体生长相关的 *BDNF*(脑源性神经营养因子)是否实际上已经开启(Schanberg, 1995; Rossi, 2002)。将来,需要进行进一步的研究来评估治疗性催眠和心理治疗期间的基因表达-蛋白质合成周期的分子动力学,是否确实如基因组神经科学方法所述(Chin & Moldin, 2001)。

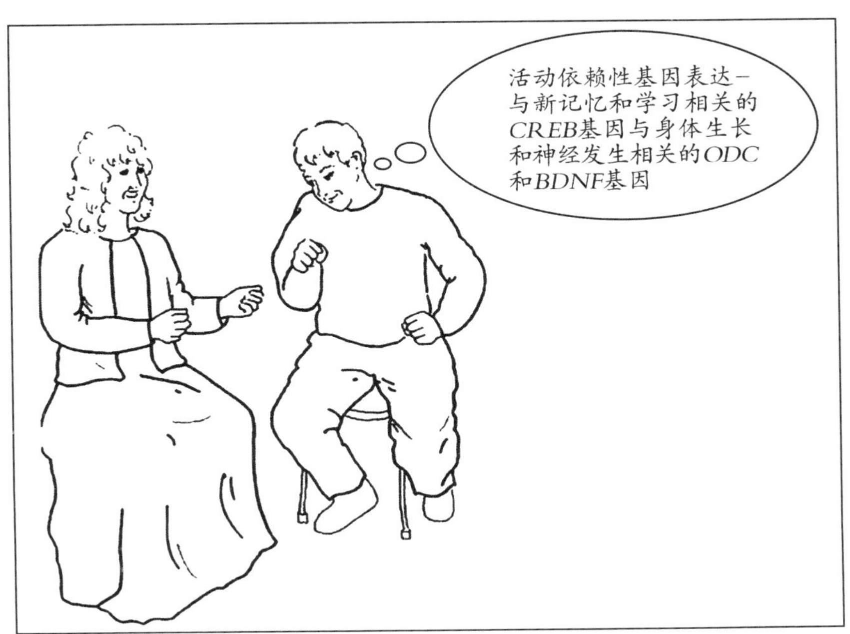

图 15 - 5 创造性周期的第三阶段

患者经历了一次有趣的、活动依赖性的空拳击打练习，这是对她因为类风湿关节炎而产生的典型手和手指受限动作的创造性突破。未来的研究将需要明确活动依赖性基因表达，如与新记忆和学习相关的 *CREB* 基因，以及与身体生长和神经发生相关的 *ODC* 和 *BDNF* 基因是否真的在这种创造性时刻被启动了

阶段四

验证期：巩固目标基因表达、神经发生、问题解决和治愈

1. 理论和研究 在日常生活中当人们回忆一段往事的时候，无一例外地会将过去经历的旧表征与当下生活的新认知混同在一起。在日常回忆中的这种过去和现在的混合产生了新的联想，并导致了一个自然的达尔文式演化过程，即随着时间的推移，每次回忆时发生的记忆突变和大脑有意识的选择都会改变和转换记忆的内容。目前的研究记录了巴甫洛夫刺激反应条件反射的经典过程如何要求在条件反射消失之前激活它(Dudai, 2000)。如上所述，为了消除、重新赋意或重新合成某个记忆而再次激活该记忆的过程，对心理治疗实践及许多治疗艺术都具有深远的重要意义。

然而，创造性周期第四阶段的问题是，第三阶段中患者体会到的新的治疗见解和症状解决方案本身是脆弱的。有时患者只是在治疗情境下短暂体会到它们，当患者走出家门，回到习惯的日常生活中时，往往会重新唤起他们以前的创伤、症状和问题，于是这些创意就变得荡然无存。我们该如何巩固这个新生的治疗过程，使其不会立即消失？

对于这个难题，艾瑞克森的办法是通过运用催眠后暗示来支持治疗的进展(Erickson & Erickson, 1941)，并用催眠后失忆来以保护脆弱的新记忆重建过程，以免受到患者自身心理动力学及社会心理环境的负面影响(Erickson & Rossi, 1974)。当前的神经科学研究表明，通过对过去生活经历的多次回忆和回放来重建记忆，可以促进巩固的过程。

例如，2000 年，清水等的研究阐明了海马中一个名为"CA1"的特定区域对于将新记忆转化为长时记忆的重要性。在最初的学习和记忆事件之后，这种心理生物学过程可能会持续数周。他们发现，为了重建、重新合成和巩固记忆，需要多次回忆和回放过去的生活经历。

"我们的研究结果表明，记忆巩固可能需要多轮位点特异性的突触修饰，其目的可能是增强学习过程中所启动的可塑性变化，从而使记忆痕迹更强、更稳定。最近的研究报道称，CA1 神经元之间的由学习所引导的相关状态在学习后阶段会自发地重新激活。这种神经元的协同激活可能表明在记忆巩固过程中，海马内存在一种反复出现突触强化的自然状态。

我们假设这种突触再入强化(SRR)的过程也可以用来解释海马如何将新产生的记忆转移到皮质进行永久存储。当海马在记忆巩固过程中重新激活时，它可能扮演一个协同激活的再生器的角色，来激活皮质区域，如联合皮质的神经元。这会使得之前对应于不同感觉模式的皮质神经元一起被重新激活，从而通过再入强化过程来加强它们之间的联系。事实上，最近已经观察到学习后海马皮质神经元的这种协同再激活。一旦这些皮质连接得到充分巩固和稳定，海马本身对'旧记忆'的提取就变得可有可无了。因此，我们假设作为重合再生器，海马可能会在记忆巩固期间引导皮质内突触连接的加强，作为将短时记忆转化为长时记忆的细胞手段。"(p. 1172 – 1178)

本文概述了一种神经科学方法，用来解开众多谜团，那就是该如何巩固在创造性周期第三阶段自发涌现的新洞见、问题解决方案和症状消除的办法。

2. 治疗实践 如前所述，第四阶段患者和治疗师的主要任务是巩固第三阶段的治疗工作。作为巩固过程的第一步，当患者显然已经顺利度过了第三阶段，并且开始在呼吸、面部姿态、身体姿势和最小(细微)运动方面发生自发的改变(表明他们已经经历了治疗性催眠的自然终结)，治疗师可以提供催眠后暗示来促进这一步。催眠后暗示支持患者在这一点上的行为，并在其日常生活中的自然次昼夜周期的内稳态和适应过程中继续和巩固治疗工作，具体如下。

当你的无意识头脑知道它可以在完全合适的时候(停顿)自行继续这项治疗工作(停顿)时，并且当你的意识头脑知道它可以通过帮你意识到一天中的那些休息时刻来配合无意识时(停顿)，你会不会发现自己醒了过来，神清气爽，机敏异常，并且很想了解今天这段经历的意义?

通过这种以开放式问题形式呈现的内隐性加工，治疗性催眠的唤醒是以内在、关联、无意识层面继续治愈过程为条件。同时，意识的头脑将专注于配合，学习识别那些可以用来打破压力循环，促进自然“次昼夜愈合反应”的次昼夜心身线索(Rossi, 1986, 1993, 1996, 2002; Rossi & Nimmons, 1991)。在临床实践中，这种类型的催眠后内隐性加工式的许多变化与各种问题和症状的动力学已经被详细描述(Rossi, 2002; Rossi et al., 1994, 1995)。从我们目前社会心理基因组学的观点来看，以这种方式获取和利用患者日常生活中自然的次昼夜适应和愈合节奏可能有助于促进活动依赖和行为状态相关基因表达、蛋白质合成、神经发生和愈合的分子机制。

患者被唤醒后，治疗师可以通过带着惊奇和赞赏回顾和讨论患者获得的洞见和症状解决方案来促进治疗进展的巩固过程——这是对新事物的积极强化! 有时，患者会思考现在他们该如何主动改变自己的思维、感觉和行为，从而在日常生活中保持进步，这就是他们确认了治疗引发的改变的方式。如果患者没有这么做，治疗师可以通过提供以下的内隐性加工式来促进巩固这个过程:

- **今天在这里你有了如此美好的体验——你在日常生活中的行为会发生怎样的变化?**
- **你认为你现在可以做些什么来支持你今天取得的进步?**
- **为了今天你继续在这里开始的治疗工作，在日常生活中你会对自己和他人说些什么?**

在思考该如何回答这些问题时，患者实际上会给自己一个认知-行为的处方，他们会用自己的方式利用自己的资源，从而在他们新的治疗进展和他们现在和未来生活的真实日常环境之间合成一座社会心理基因组桥梁。如图 15-6 所示，在观众中的治疗团体起立欢呼鼓掌的支持下，患者体验到了令人满意的自我赋能。治疗师希望患者在治疗演示的体验剧场的这次经历足够神圣，能够激活她今晚快速眼动梦中的 *zif*－268 基因表达，从而优化她大脑和记忆的治疗性重组和重建，并符合当前神经科学研究的心理生物学动力学。最近的研究（Ribeiro，et al.，1999）记录了一天丰富难忘的经历如何在做梦（快速眼动睡眠）过程中创造性地再现基因表达、蛋白质合成和神经发生（事实上就是大脑生长）。

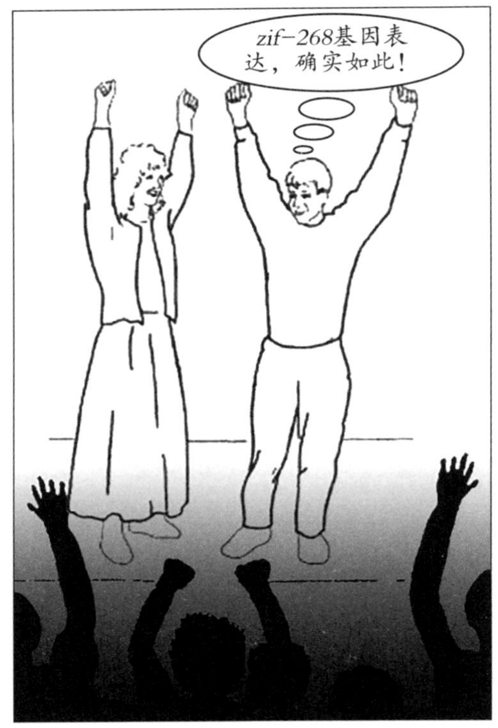

图 15－6 创造性周期的第四阶段

患者的表现得到了观众起立欢呼鼓掌。治疗师推测 *zif*－268 基因肯定会在她今晚的快速眼动梦中表达，以编码她全新的、带有这种异常强烈社会心理支持的治疗体验

大多数人都不知道该如何在日常生活和心理治疗中促进和巩固基因表达、神经发生、问题解决和治愈。创造性周期的第四阶段需要目标基因表达的内隐、无意识动力（参与记忆、学习和愈合的特定基因）与外显、意识的动力（确认新事物的真实性的认可）之间的合作。患者参与了这一合作过程，但他们并不主导这一过程。这是患者和治疗师对创造性过程产生误解的最大原因：患者和治疗师是共同创造者，而不是基因表达、神经发生和治愈的自然动力学的主导者。患者的共同创造任务是认识和重视第三阶段出现的新事物，然后在第四阶段计划如何在现实生活中实践新事物。在第四阶段，治疗师的共同创造任务是：①促进患者的创造性体验，从而验证心理治疗过程的价值；②帮助将症状重

新赋意和重新合成为信号，将心理问题转化为内在资源（Rossi，1986，1993，1996，2002）。症状量表可用于验证治疗体验以及在之后的治疗会面中治疗师该进一步做什么。

总　　结

神经科学的前沿，正是从社会心理到细胞遗传学的各个层面上追踪心身沟通、神经发生和治疗的路径，从而使治疗性催眠、心理治疗和治疗艺术的真正科学和实践成为可能。催眠史中的许多问题和悖论，都可以通过深入理解社会心理基因组学新兴领域中的心身沟通和治疗的深层心理生物学参数来解决。我们提出，治疗性催眠和心理治疗的社会心理基因组学可以建模为一个四阶段的创造性周期，以一种适应性的方式促进有问题的记忆、学习和行为的重演和重新合成。虽然目前关于记忆和学习的基因组神经科学的大部分研究仍在实验室用动物模型进行，但在分子层面上评估基因表达、神经发生和愈合的新方法，很可能将成为未来指导临床实践的可用方法。

第十六章

关于期待和惊讶（出其不意）的社会心理基因组学概念性回顾：对治疗性催眠的深层心理生物学的神经科学观点

欧内斯特·罗西

这篇概念性回顾探讨了在压力状态和治疗性催眠期间，期待和惊讶（出其不意）的神经科学关联的一些推测。当前的神经科学正在探索有机体与环境之间的新颖交互如何开启级联的基因表达、蛋白质合成、神经发生和治愈，这些反应经由达尔文变异和自然选择原理在从分子基因组到主观意识状态的各个层面上进行着。从神经科学的角度来看，在治疗性催眠中，意识中的新奇和惊讶体验与期待一样对记忆、学习和行为改变起着同等重要的作用。这篇论文探讨如何将社会心理基因组学中的期待和惊讶整合到治疗性催眠中，形成一套复杂的创造性适应系统，从而实现人类从思维到基因表达的各个层面上的创造性适应。

关键词：适应、创造、期待、基因表达、启动效应、社会心理基因组学、压力、惊讶（出其不意）、治疗性催眠。

科学中的概念性回顾

“概念性回顾”是布拉戈斯克隆尼和帕迪最近提出的一种新的科学论述形式，内容如下（Blagosklonny & Pardee，2002b）。

“概念性回顾应该作为科学研究的一个重要组成部分而占有一席之地。适逢概念生物学正在诞生的年代。数以百万计易于检索的事实正在数据库中积累，这些事实来自看似不相关领域的各种来源，以及成千上万的期刊。通过以概念来驱动的方式‘研究’这些积累的结果，将它们连接成可测试的链条和网络，从而产生新的知识……将彼此独立的事实连接并形成新的概念，就好比将 26 个字母组合成语言。人们不需要发明新的字母就能组合出无穷多的语言。这些概念(词汇)又能进一步拼接为更复杂的概念(句子、段落、章节、书籍)。我们把这个过程称为'概念'研究,以区别于自动化的数据挖掘和传统的理论生物学……回顾概念就能带来新的知识吗?一篇概念性回顾可以对该领域的数据进行全面的总结——这种写作方式可以教人们知识,但不会直接产生新的知识。但另一方面,'概念'回顾可以通过揭示该领域内在'隐性'数据和通过已发表的实验检验假设来产生知识……概念性回顾可以不受限制地包含众多领域。与基于劳动的研究相比,概念性回顾的性价比更高;事实上,利用现有数据验证一个假设可以超越只有资源丰富的领域或国家的科学家才能进行研究的限制。以假设来驱动的实验研究将继续成为生物学的基石,但它可以与理论和概念性回顾的基本组成部分相辅相成。"(p.373-374)

虽然概念性回顾是在生物学背景下发展起来的,但它作为一种新方法,也可以被用来将当前神经科学的重要研究发展与治疗性催眠结合起来。首先,我们必须强调概念性回顾的一些重要注意事项和限制。概念性回顾涉及的大多数神经科学研究都是用模型生物来完成的,从蜗牛、苍蝇、大鼠到类人灵长类动物。这样做的理由是,生物学和神经科学的基本机制是"守恒的"。这种生物学上的守恒意味着在分子、细胞和神经机制的基本层面上,生命的基本过程在系统发育的所有生物中是相似的。一些读者可能会质疑这种所谓的"生物学守恒"是否真的可以应用到治疗性催眠的认知行为水平上。虽然我们暂时无法回应这样的争议,但出于概念性回顾的目的,我们将采纳一些著名神经科学家的假设和数据,如坎德尔(1983, 1989, 1998, 2000),考夫、弗里德曼、塞德曼和索雷克(1998),以及梅索雷尔等(2002),他们的研究显然在分子-基因组、激素和认知-行为之间架起了桥梁。例如,坎德尔(1998)认为:

"假如心理治疗或心理咨询的确产生了效果,并引发了长期的行为变化,那么它很可能是通过学习,即通过产生改变突触连接强度的基因表达和改变大脑神经细胞之间相互连接的解剖学模式的结构变化来实现的……简单地说,社会因素对基因表达的调控使所有的身体功能,包括大脑的所有功能,都容易受到社会影响。"(p.460)

我们针对"社会因素对基因表达的调控"的证据和影响建立了社会心理基因组学这门新学科,并提议将这门学科作为治疗性催眠的心理生物学方法(Rossi, 1999, 2000a, 2000b, 2000c, 2002)。

概念性回顾的第二项主要局限是语义。当神经科学家将"压力"和"适应"等术语应用于基因组和细胞机制时，与治疗师针对人类经验在认知-行为层面上使用类似的术语是不是在说同一件事，这一直以来都不明晰。例如，在创伤经历中对分子、基因组和神经机制有害的“氧化压力”（举例而言，通过将氧分子附着在蛋白质上，使其失去功能）是否真的可以等同于人类在日常生活遭遇困境时所体验的认知和情绪压力呢？我们将通过回顾急性应激和创伤后应激如何与动物和人类的基因表达有关的研究来探讨这个争议问题。例如，考夫等通过强迫大鼠游泳发现并记录了“急性应激如何促进胆碱能基因表达的持久变化”（Kaufer et al.，1998）。梅索雷尔等讨论了至少 3 种已知的分子机制，即压力可以调节患有创伤后应激障碍（PTSD）个体的基因表达（Meshorer et al.，2002）。

概念性回顾的第三个局限是，它并非任何意义上对科学文献的全面研究。相反，它是对现有研究高度选择和聚焦的解释，从而产生需要通过进一步研究和临床实践评估的新假设。在本论文中，我（罗西）探讨了期待和惊讶（出其不意）的心理体验如果作为一种互补机制，分别作用在突触神经传递和基因表达水平上。接下来，我推测这些心理生物学机制如何体现在艾瑞克森的催眠引导逐字记录中对于期待和惊讶（出其不意）的使用上。我的这些推测指向了目前所需要进行的研究类型，以确定我所假设的治疗性催眠中在生物层面（基因表达和突触神经传递）与心理层面（惊讶和期待）之间的关联，到底仅仅是一种隐喻式的直觉想象，还是确实代表了某种心身沟通和治愈可能的深层心理生物学机制。

动机、记忆与学习中的期望与惊讶（出其不意）

2001 年，韦尔蒂、狄更森和舒尔茨发表的一篇论文报道了关于动机、记忆和学习中期待和惊讶的心理生物学机制的新发现，这些发现可能对当前的治疗性催眠理论有重要的影响。他们注意到当前的理论假设，只要某个刺激与奖励或惩罚配对，就会引发预测性的学习，于是他们通过研究比较了期待和惊讶在记忆、学习和行为中的相对优势。然而，他们的研究表明，刺激物和强化物之间在时间上的相邻性并不足以引发学习，具体如下。

“学习还需要预测中的与刺激配对的强化物和现实中的强化物之间存在差异才行。这种差异可以被描述为‘预测性错误’。当令人惊讶和意料之外的强化物出现时，会产生积极的预测错误，从而支持学习……符合预测的强化物不会产生预测错误，因此不能支持进一步的学习，即使在刺激物与强化物持续配对的情况下也是如此……编码预测错误的神经元信息可以作为明确的教学信号，用于修改联想学习的突触连接。”（p.43）

真是一项震撼性的发现，真的！关于记忆、学习和行为改变的经典理论是基于巴甫洛夫的理论、行为理论，尤其是赫布关于神经元之间如何形成连接的活动依赖理论等理论（Hebb，1949）所描述的刺激、反应和奖励之间的逻辑关联（Rossi，2002）。这些经典的学习理论中没有提到过惊讶（出其不意），也没有提到过催眠历史中的早期治疗理论所说的创造性体验中着迷和神秘的核心作用（Braid，1855，1970）。韦尔蒂等（2001）就这样发现了惊讶（出其不意）感作为联想学习教学信号的分子动力学。

"在最初的学习中，当不符合预测的奖励发生时，多巴胺神经元会被奖励所激活。当奖励变得越来越可预测时，多巴胺神经元逐渐失去了反应……多巴胺神经元也会对新奇的、引起注意的和激励性的刺激作出反应，这表明人类的注意机制对此也有所贡献。"（p.48）

分子动力学之间的关系，这种关系被描述为"新颖-对神往的情感交织-神经生成效应"（Rossi，2002）。如此看来，意料之中和容易预测创造性艺术、人文和文化（专业）的学生们，早已对有关人类记忆和动机的经典心理学理论感到厌烦了。例如，泽基描述了一切形式的艺术创造力是怎样经由达尔文变异和选择动力下有着神经生物学根源的主观意识和经验状态表达出来的（Zeki，1999，2001）。然而经典的学习理论中，几乎没有内容可以用来解释人类经验中的惊讶（出其不意）、着迷和好奇的感觉，而这些感觉又如此激发着人类的各种体验。这些理论也无法令人满意地理解人类的冒险、探索、精神奋斗（神圣庄严体会）的感觉，以及长期以来与催眠有关的灵性敬仰（Otto，1926，1950）——着迷、神秘和恢宏的感觉。然而，韦尔蒂及其同事的研究为我们打开了一扇新的世界观之窗，让我们认识到意识中最有趣和最富激励性的体验与记忆和学习的事情并不能驱动人类去努力探索各种事物，而恰恰相反。那些令人惊讶的、未知的和不可预测的事情才会引起我们的注意，并使我们在社会心理基因组学的新学科所探索的新颖-对神往的情感交织-神经生成效应的心身交流和治疗动态中寻求问题的解决和创造性的冒险。在下文中，我们将重点介绍最近关于期待和惊讶的社会心理基因组学研究，这些研究需要在将来关于治疗性催眠深层心理生物学的研究中进一步地调查。

期待和惊讶（出其不意）的社会心理基因组学

社会心理基因组学被描述为研究心理、社会和文化信号如何在健康、创伤、压力和疾病，以及治疗艺术中调节基因表达，反之亦然的新兴科学（Rossi, 1999, 2000a, 2000b, 2000c, 2002）。我们打算在分子层面的社会心理基因组学和心理层面的期待和惊讶体验之间建立一座概念化的桥梁。催眠的"反应期望理论"依据的是积极和消极期待的心理体验如何能够调节"大脑状态"及其"生理基质"，如"血压、脉搏等"的证据（Kirsch, 2000; Kirsch & Lynn, 1997）。社会心理基因组学将反应期望理论的范围扩展到大脑状态及其生理底物在基因表达（基因转录和翻译）层面上的分子动态。基因表达对从社会心理到分子等的信号（比如，神经内分泌、自主神经和免疫系统的激素等）作出反应，产生蛋白质（生命的分子机器），从而达成适应性内稳态、神经生成、性能优化及通过治疗性催眠中的治愈（Rossi, 1990, 1994, 1996, 2000a, 2000b, 2000c, 2001, 2002）。

期待和启动效应的突触动力学

10 年来的研究已将催眠的社会心理学和期望理论与心理层面上的积极和消极启动现象联系在了一起（Barnier, Bryant & Riscoe, 2001; David, King & Borkhardt, 2001; David & Brown, 2002; Dorfman & Kihlstrom, 1994; Zeig, 1990, 1999）。从催眠的角度，基尔斯特罗姆（1998）将启动效应定义：

"通过之前呈现的刺激（称为启动刺激），能促进对刺激（称为目标刺激）的知觉-认知处理。在重复启动中，启动刺激和目标刺激是相同的（如水-水）；在语义启动中，启动刺激和目标刺激在意义上是相关的（如海洋-水）。"（p.467）

然而，大脑状态的神经-分子动态和启动效应的生理基底（在治疗性催眠中潜在功效的基础）是什么？

在近期一系列关于"启动可塑性"的分子神经生物学论文中，研究人员是这样总结心理体验和期待的神经性源头的：

"神经细胞是通过化学信使来交流的，这些化学信使在一个'启动'步骤后，从神经元中释放出来。看来，启动可能是控制化学传输强度的关键。认知、行为、学习和记忆的神经性根源在于大脑中错综复杂的神经细胞网络及其专门的接触点——突触。突触可以将电脉冲转化为化学信号，然后再将化学信号转回为电脉冲，还可以调节传输信号的强度。这种修改传输强度的能力被称为突触可塑性，被认为是大脑计算、学习和记忆能力的细胞基础。许多神经生物学家的研究目标是了解突触可塑性的分子基础。"(Dobrunz & Garner, 2002, p.277-278)

肖克等(2002)和卡斯蒂略、肖克、施密茨、苏霍夫和马林卡(2002)在一系列的论文中确定，一种叫 RIM 的突触蛋白参与了突触可塑性的一个关键调节步骤，该步骤是由神经元之间的突触小泡释放神经递质来启动的。由启动效应引发的突触强度变化，对于短期可塑性来说可以在几毫秒到几分钟，它们也可以持续几小时、几天或几个月(长期可塑性)。这项研究表明，对于神经递质释放的启动步骤的调节，对记忆、学习、问题解决在突触层面的变化有重要影响。现在需要进一步的研究来确定，启动效应在日常生活的社会心理体验中，特别是在治疗性催眠中，是如何调节神经递质释放的。有人假设，考虑到启动效应(短期可塑性为几毫秒到几分钟，长期可塑性为几小时、几天或几个月)所导致的突触强度的相似性，这可能解答了催眠暗示的治疗效果为什么有类似时间范畴的问题(Rossi, 1996, 2002)。目前的研究(Castillo et al., 2002; Dobrunz & Garner, 2002; Schoch et al., 2002)支持这样的观点：社会心理期望在图 16-1 中的位点一和二的"囊泡启动"的突触水平上促进突触神经传递。随着我们对图 16-1 所示的在记忆和学习的短期和长期突触可塑性中促进基因表达和蛋白质合成的启动效应之分子基因组动态的了解，启动效应可以为开发利用社会心理期望促进治疗性暗示的持续时间的更可靠方法提供心理生物学基础。

惊讶(出其不意)及压力与治愈的分子基因组动力学

鉴于上述证据表明期待、突触囊泡启动和神经传递之间存在着关联，我们如何理解韦尔蒂等所提出的大胆结论(Waelti et al., 2001)："令人惊讶或意外的强化物的出现能够……支持学习，而……意料之中的强化物却无法支持进一步的学习，哪怕刺激始终与强化物配对"(p.48)。

对图 16-1 的仔细研究表明，当我们意识到不同研究者所针对的是记忆、学习和行为的分子神经生物学中不同的水平或位点时，这个明显的悖论就变得迎刃而解。韦尔蒂等(2001)强调，新的记忆和学习如何需要"令人惊讶(出其不意)或意料之外的强化物"，以唤起基因表达和蛋白质合成的基本过程，这是图 16-1 中位点 3 心理体验(记忆、学习等)的有机基底。另一方面，多布朗兹和加纳总结的关于期待如何在"囊泡启动"层面上

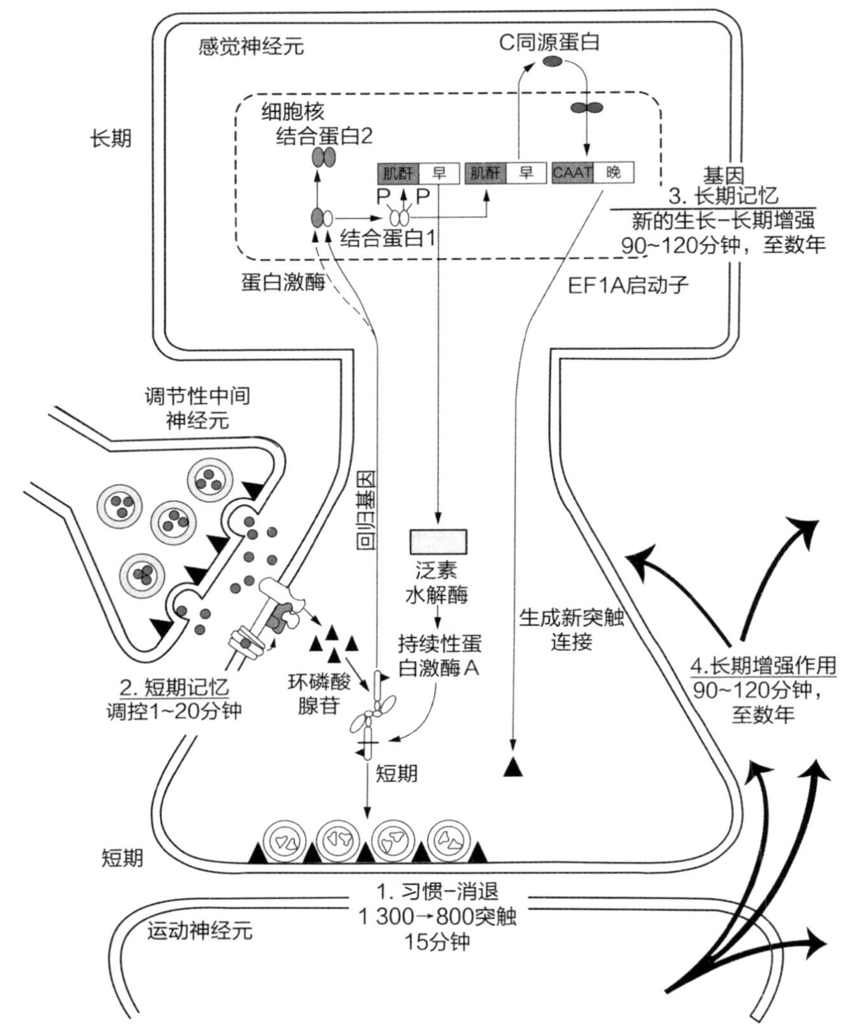

图 16－1 短期和长期记忆、学习和行为变化的社会心理基因组学和时间参数

据推测，社会心理预期是通过神经元之间突触小泡的神经传递层面来运作的。惊讶、压力和创伤被认为是在细胞核中的基因转录和细胞质中的核糖体内的基因翻译（制造蛋白质）的层面上运作的（Rossi，2002）

促进突触神经传递的研究，描述了图 16－1 中位点 1 和 2 的记忆、学习和行为事件（Dobrunz & Garner，2002）。

这让我提出了一个假设，即期待和惊讶的互补过程都是人类经验中的复杂适应系统的组成部分（Rossi，1996，2002）。在非线性、复杂过程（比如治疗性催眠）的循环动力学中，试图确定哪一个先出现通常没有什么意义。然而，艾瑞克森和罗西（1976）在早期出于教学目的试图概述催眠和暗示的微动力学时，首先提出正是震惊和惊讶的体验引发了期待的态度，进而导致催眠反应。我们稍后将用催眠逐字稿展示艾瑞克森式的神经-心理-生理学方法如何促进催眠体验时，解释这一切背后的动力学。

当前的研究发现环境因素[如创伤、压力（应激）和惊讶（出其不意）]至少可以通过三种不同的机制来与图 16-1 中的基因组水平位点 3 相互作用。

（1）基因表达的调控。

（2）基因的替代拼接以产生不同的蛋白质。

（3）在长期的神经元超敏过程中，神经元信使 RNA 的转位。

由于这三种心理基因组机制在健康、压力（应激）和治愈过程中是整合心理-基因交流（信息传递）的基础（Rossi，1990，1994，2002），我们将依次予以总结。

1. 惊讶（出其不意）、压力和治愈对基因表达调控 考夫等（1998）提出了急性应激如何在两个层面上促进小鼠模型中胆碱能基因表达的持久变化的证据。

在强迫游泳压力的行为层面上，以及在切除的大脑部分的基因表达的酶-基因组层面上，如下：

"……受到强迫游泳应激或乙酰胆碱水解酶乙酰胆碱酯酶（AChE）抑制剂的小鼠大脑中编码早期即刻转录因子 c-Fos 的信使 RNA 水平显著增加。在体外，暴露于乙酰胆碱酯酶抑制剂的矢状位皮质-海马脑切片显示，在 10 分钟内，神经元兴奋性增强，皮质 *c-fos* 基因表达类似增加。由于受调节的基因表达在体外发生，独立于垂体-肾上腺皮质轴，中枢神经系统的局部机制显然足以介导这种反应。"（p. 373-374）

他们引用了各种支持性的实验证据，将他们针对人类创伤后应激障碍体验的发现总结如下：

"急性创伤应激可能导致创伤后应激障碍（PTSD），其特点是延迟的神经精神症状，包括抑郁、易怒和认知能力受损……在这里，我们报告，在压力和乙酰胆碱酯酶受阻后，调节乙酰胆碱可用性的基因具有双向调节作用。我们的研究结果提出了一个模型，其中强大的胆碱能刺激触发编码转录因子 c-Fos 的基因的快速引导。然后，这种蛋白质对参与乙酰胆碱代谢的基因的长期活动起着选择性的调控作用。我们预期将创伤性生活经历转化为长期神经心理学后遗症的分子机制将涉及基因调节的复杂变化。"（p. 373）

图 16－2 说明了压力后乙酰胆碱酯酶活性长期变化的有趣的次昼夜(不到 20 小时)和昼夜(大约 1 天)时间参数。只要治疗性催眠可以在图 16－2 的时间参数内用于促进创伤后应激障碍的恢复，我们可以假设，在适当的情况下，催眠可以调节基因表达的社会心理基因组学。

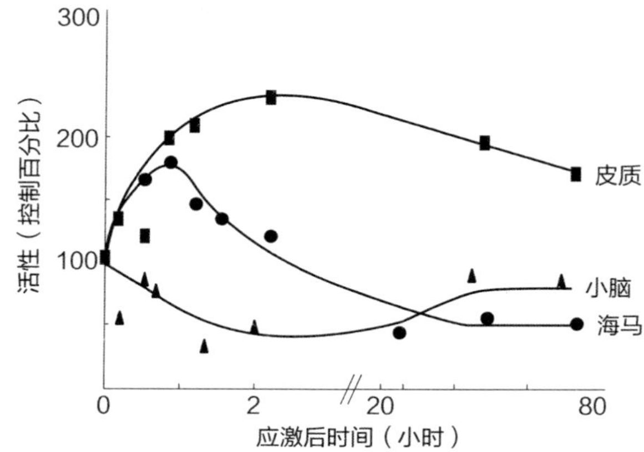

图 16－2 次昼夜和昼夜节律的时间参数

在皮质、小脑和海马中测量的应激(大鼠强迫游泳)后乙酰胆碱酯酶活性长期变化的次昼夜(少于 24 小时)和昼夜节律时间参数。注意，应激期间海马活性峰值的相似性如何对应于图 16－1 中位点 3 的基因表达和蛋白质合成所需的 90～120 分钟周期(克莱特曼的基本静息-活动周期)。这支持了在基因组水平上压力、心身功能障碍的时间生物学和治愈之间的假设关联(Rossi，2000c，2002)。需要进行研究以确定突触神经传递和基因表达的分子水平上的这种变化是否与治疗性催眠中期待和惊讶的互补动力学有关(Kaufer et al.，1998)

2. **通过应激诱导的基因剪接实现选择性的基因表达** 梅索雷尔等(2002)总结了他们对压力的分子基因组机制的研究，该研究采用了与考夫等(1998)相似的小鼠强迫游泳模型。将他们针对人类创伤后应激障碍体验的发现总结如下。

创伤性压力往往伴随着长期的病理变化。对于人类而言，这种变化的极端情况在临床上被认为是创伤后应激障碍。尽管对急性应激损伤的即时反应已被广泛研究，但导致创伤后应激障碍所特有的长期神经元超敏性(这是创伤性应激障碍的特征)的分子机制尚不清楚。刺激引起的替代剪接变化最近成为神经元适应压力的主要机制，有助于人类基因组表达模式的多样性和复杂性(p.508)。

要理解这项研究对我们在健康、压力和治愈方面的心身交流的社会心理基因组学概念的影响，需要一些基因表达的分子动力学背景知识。即使当今的分子生物学教科书(Lodish et al., 2000)及以行为为导向的基因表达描述(Moore, 2001; Ridley, 1999)对于基因究竟是什么，以及如何运作都给出了不同的定义。最初的"分子生物学法则"意味着来自环境[从分子信使(激素)到社会心理环境的各个层面]的刺激发出信号，使基因"打开"(基因转录)以制造信使 RNA(mRNA)，一种分子代码，从细胞核中被输送到细胞质中的核糖体，并在那里被转录成蛋白质。

然而，在细胞核内 DNA 链的原始形式中，蛋白质的编码区混合在非编码区中，这些非编码区被称为"顺反子"[译者注：顺反子(cistron)即结构基因，一般情况下与"基因"同义，但是不用来指代"调控基因"，为决定一条多肽链合成的功能单位。顺反子的概念和名称来自遗传学中的顺反重组试验，是确定交换片段究竟在一个基因内还是属于两个基因的试验。简言之，顺反子在一定条件下与基因同义，单顺反子是一个基因，多顺反子是多个基因]。为了制造有意义的信使 RNA，区带的非编码区(称为"内含子")必须与编码区(称为"外显子")分开。然后，有意义的外显子被拼接在一起，形成编码蛋白质的信使 RNA。令人惊讶的是，来自一个区系的外显子可以不同的方式拼接在一起，编码不同的蛋白质。如果我们像大多数生物学家现在所做的那样，将一个基因的原始形式定义为顺反子(编码和非编码 DNA 的混合物)，那么我们可以说，最初的"分子生物学法则"——一个基因编码一个蛋白质是错误的。单个密码子(基因)的编码区可以不同的方式拼接在一起，制成不同的蛋白质，在细胞水平上完成不同的任务。

在基因表达的分子生物学层面上的这些细节，看上去的确离一般有意义的人类经验，特别是治疗性催眠的社会心理层面很远。将这些遥远的层面联系在一起的是梅索雷尔等，如上文所引，报告说创伤性压力会诱导神经元中的信使 RNA 的替代剪接(Meshorer et al., 2002)。从心身医学的角度来看，这种由压力引起的信使 RNA 的替代性剪接缩小了所谓的"心灵-身体之间的鸿沟"。如今我们可以理解替代和补充医学的整体方法，以及治疗性催眠是如何成为从社会心理层面的经验到基因表达、蛋白质合成的基本分子动态和治愈的可能性的桥梁的。

3. 应激期间，神经炎信使 RNA 的易位　梅索雷尔等(2002)继续阐述了应激诱导的基因转录和翻译调节，如下所示：

"另一个刺激诱导的转录后过程是树突状信使 RNA 易位，这已被描述为几个转录本。由于心理、物理和化学应激源都会导致神经元激活和过度兴奋，特定靶信使 RNA 的树突状移位可能会随之而来……化学、心理和物理应激都将剪接从编码突触膜 AChES 多聚体的主要信使 RNA 产物转移到通常罕见的'通读'AChE - R 转录本,从而产生可溶性单体。我们的研究结果表明,应激状态下的神经元超敏反应涉及用 AChE - R 替代 AChE - S 的神经炎。"(p.508)

神经科学界已经搭建了一座桥梁,从通常被描述为心理层面上的创伤、压力和惊讶的唤起("过度兴奋、超敏")体验,到分子基因组和突触层面上的心身信息传递位点。表 16 - 1 总结了神经科学对期待和惊讶在心身沟通和治疗中的位置和功能的研究,正如目前所理解的那样。我假设惊讶是一种"内隐性加工启发式",唤起并促进无意识(内隐)加工,这种加工可能会在分子基因组层面上产生创造性反应,根据定义,这种反应很难预测。相比之下,期待是一种更专注于在突触神经传递水平上激发可预测反应的努力。这与催眠的传统理念和方法是一致的。我最近扩展了神经科学的心身桥梁,包括了对于唤起的更大范围的社会心理体验,如疼痛、新奇感和有梦睡眠的快速眼动阶段,以及敬畏、惊奇和神圣的创造性时刻,这些体验促进了人类的文化和人文艺术与科学的发展,以及治疗性催眠的康复和治愈(Rossi, 2000, 2002)。

表 16 - 1 期待和惊讶(出其不意)的社会心理基因组学,可能在压力(应激)、记忆、问题解决和治愈中调节心身沟通的动力

心理层面	分子层面	心理生物学功能	反应可预测性	暗示的风格
惊讶 (出其不意)	细胞核:基因表达 核糖体:蛋白质合成	内隐性加工启发	更低	隐含式创造性
期待	突触囊泡:神经传递	启动:聚焦反应	更高	明晰式 确定性的

催眠治疗界现在如何将神经科学的这种心身沟通联系扩展到治疗性催眠的临床实践中呢?显然,这需要我们与神经科学家之间进行更高水平的合作,他们能够识别治疗性催眠可能引起的基因表达的分子动力学变化(Rossi, 1999, 2000b)。请注意,我使用的术语是"治疗性催眠",而不是简单的催眠,它是根据催眠易感性的情绪中立量表上的分数定义的。简单的催眠敏感性评分可能与基因表达的变化有关,也可能与之无关。行为状态变化涉及心理生物唤起、疼痛、放松、睡眠和做梦,与基因表达的调节有关(Rossi, 2002),但催眠引起的情绪中性状态变化尚未在基因表达层面上进行探索。然而,使用治疗性催眠来引发的行为状态变化[如情绪唤醒、压力(应激)、放松等的变化]预计将在上

述三个层面上调控基因表达(即基因表达的变化、基因替代性剪接,以及其蛋白质产物在神经元中的易位)。鉴于最近在寻找催眠和压力下免疫系统调控之间的实验关联方面取得了成功(Gruzelier, Smith, Nagy, & Henderson, 2001; Kiecolt-Glaser, Marucha, Atkinson, & Glaser, 2001),这将需要对神经科学的新方法进行创新性扩展,以测量催眠如何通过调节免疫系统细胞内的基因表达和蛋白质合成来介导这些心理神经免疫系统的变化。

艾瑞克森神经-心理-生理学方法中的期望与惊讶(出其不意)

我现在提出一些推测是关于在艾瑞克森的神经-生理-心理学方法中,对期待与惊讶(出其不意)的互补动力学的利用,这些方法可能会在基因表达和神经传递的动力学中产生可检测的变化。通过在大量艾瑞克森研究的索引中检索这两个关键词,可以找到期待和惊讶的临床应用实例(Erickson, 1985, 1992; Erickson et al., 1976; Erickson & Rossi, 1979, p.288, 1981, 1989)。罗西(1973)发表了5个案例,强调艾瑞克森利用心理震惊和惊讶(出其不意)来突破阻抗和僵化的心理定势,通过治疗性催眠来重塑人格。艾瑞克森和罗西(1976)概述了在催眠与暗示微动力学的五阶段范式中,期待和惊讶的综合运用。萨德(1990,1999)回顾并强调了"播种"概念和隐喻在艾瑞克森心理治疗时间轴上促进预期启动的重要作用。以下是几个简单的逐字稿的例子,艾瑞克森在一两句话中运用了期待和惊讶的互补动力,以促进催眠引导和治疗效果。

1. **构建期待以促进催眠反应(催眠现实,第10卷:罗西,Erickson-Klein & Rossi, 1976/2010)** 艾瑞克森:催眠引导期间(艾瑞克森悄悄地对罗西说,却没有改变在催眠引导过程中,他越过受试者向远方般地对受试者的凝视的样子)"注意这沉默的等待,和她内心的期待。只要患者知道,你没有在施加压力,你就等待。你等着让患者发现(发现通常是一个惊喜)她是如何进入催眠的。"

艾瑞克森后来评论道,"如果你不知道某事将要发生,你就不可能干等着它"。罗西回应道,"你的等待,有一种隐藏的暗示,即催眠将会发生。这只是一种暗示,但它实际上在患者不知情的情况下构建了行为。你在她身上构建了一种期待,这可能会让她开始留心自己身上任何微小的改变,并予以反应,这可能是全新(新颖的、令人惊讶的)催眠体验的最初迹象"(p.87-88)。

2. **隐含式指令(催眠现实,第10卷:罗西,Erickson-Klein & Rossi, 1976/2010)**

隐含式指令是我们对一种目前在临床催眠中使用的、相当常见的间接暗示的标签。隐含式指令通常有三个部分：①有时间约束的引导语（引发预期）；②隐含（或假设）暗示；③完成隐含暗示后发出信号的行为反应（通常以令人惊讶的简单方式）。因此，我们可以对本节的隐含式指令进行如下分析：

艾瑞克森：一旦你知道（停顿）。

（1）有时间约束的引导语，让患者关注（建立期望）要遵循的暗示。

艾瑞克森：这里只有你或我，或者只有你和我的声音（停顿）。

（2）隐含（或假设的）暗示（令人惊讶的解离）。

艾瑞克森：你的右手将会下降回落到大腿上。

（3）代表暗示信号已经完成的行为反应。

罗西在结束催眠治疗时经常使用的隐含式指令如下：

一旦你的无意识知道（停顿）。

（1）一个有时间约束的引导语，可以促进解离和对无意识的依赖（即，建立期待的内隐性加工）。

下次我们在一起的时候，它可以再次轻松舒适地回到这种状态，并做建设性的工作（停顿）。

（2）以一种治疗式的激励的方式来隐含地暗示受试者会很容易再次进入催眠状态（这会引起期待）。

你会发现自己醒来时感觉神清气爽、机敏异常（在治疗环境中，当不适和症状消失时，通常是一种惊喜）。

（3）表明上述暗示已完成的行为反应。

因此，隐含式指令是一种促进内部学习或解决问题的紧张状态的方式。我们可以假设，一个受试者所有可用的心理资源（如存储的记忆、感官和语言联想模式、各种形式的早期学习经验等）都被整理成了一种创造性的学习和解决问题的状态。最近的学习神经生理学实验表明，在学习过程中新的蛋白质实际上是在适当的脑细胞中合成的（Rossi，1973），我们可以推测，隐含式指令促进了新蛋白质结构的内部合成，这些新蛋白质结构可以作为患者新行为和现象学体验的生物学基础（p.188－189）。

在这一代人中，自从本文撰写以来，神经科学家对记忆、学习、压力（应激）和治愈的社会心理基因组学进行了非常详细的研究。现在需要巧妙地拓展他们在基因表达和突触神经传递水平上的新研究方法，以探索在治疗性催眠中利用惊讶（出其不意）和期待的互补动力。这类研究可以利用内隐性加工启发作为一种治疗暗示的类型，以便在细胞基因组水平上调节心身沟通和治愈(Rossi, 2002)。

总 结

上述概念性回顾表明，当前神经科学研究的前沿是如何通过确定记忆、学习和行为变化的细胞基因组和突触位点，在分子层面上建立起心身之间的桥梁的。引发心理生物唤起以调动基因表达和蛋白质合成水平的创伤、压力(应激)和惊讶的心理体验，也可以促进神经发生、创造性问题解决和治愈。相比之下，期待的社会心理体验可能通过调节神经元之间突触囊泡水平的神经递质释放来激发更集中和可预测的催眠反应。这需要对目前的神经科学方法进行巧妙的拓展，以测量催眠如何在细胞基因组和突触水平上分别介导惊讶和期待的社会心理基因组学。在本论文中，我们推测了艾瑞克森的神经-心理-生理学方法如何引入了作为复杂的创造性适应系统的期待和惊讶的互补动力，从而促进了人类经验从心灵到基因表达的许多层面的康复和治愈。

参考文献

[1] Autelitano, D.I. (1998). Stress-induced stimulation of pituitary POMC gene expression is associated with activation of transcription factor AP - 1 in hypothalamus and pituitary. Brain research bulletin, 45 (1), 75 - 82. https://doi.org/10.1016/s0361-9230(97)00303-1

[2] Azar, B. (1999). New pieces filling in the addiction puzzle. APA Montior, 30, 1 - 15.

[3] Barber, T. X., Spanos, N. P., & Chaves, I. F. (1974). Hypnosis, Imagination and Human Potentialities. New York, NY: Elsevier Science & Technology Books.

[4] Barnier, A.I., Bryant, R.A., & Briscoe, S. (2001). Posthypnotic amnesia for material learned before or during hypnosis: explicit and implicit memory effects. The International journal of clinical and experimental hypnosis, 49(4), 286 - 304. https://doi.org/10.1080/00207140108410079

[5] Bass, M.I. (1931). Differentiation of the hypnotic trance from normal sleep. Journal of Experimental Psychology, 14(4), 382 - 399. https://doi.org/10.1037/h0070771

[6] Bateson, G. (1972). Steps to an Ecology of Mind: Collected Essays in Anthropology, Psychiatry, Evolution, and Epistemology. Chicago, IL: University of Chicago Press.

[7] Bateson, G. (1975). Some components of socialization for trance. Journal for the Society for Psychological Anthropology. https://doi.org/10.1525/eth.1975.3.2.02a00050

[8] Bateson, G., Jackson, D.D., Haley, I., & Weakland, I. (1956). Toward a theory of schizophrenia. Behavioral Science, 1, 251 - 264. https://doi.org/10.1002/bs.3830010402

[9] Beck, L. F. (1936). Hypnotic identification of an amnesia victim. Eugene, OR: The British Psychological Society. https://doi.org/10.1111/j.2044-8341.1936.tb01920.x

[10] Bentivoglio, M. & Grassi-Zucconi, G. (1999). Immediate-Early Gene Expression in Sleep and Wakefulness. In Lydic, R. and Baghdoyan, H. (1998). New York: CRC Press, 235 - 253. https://doi.org/10.1142/9789812816894_0029

[11] Berman, D.E., & Dudai, Y. (2001). Memory extinction, learning anew, and learning the new: dissociations in the molecular machinery of learning in cortex. Science (New York, N.Y.), 291 (5512), 2417 - 2419. https://doi.org/10.1126/science.1058165

[12] Blagosklonny, M.V., & Pardee, A.B. (2002a). Conceptual biology: unearthing the gems. Nature, 416(6879), 373. https://doi.org/10.1038/416373a

[13] Blagosklonny, M.V., & Pardee, A.B. (2002b) The Restriction Point of the Cell Cycle, Cell Cycle, 1: 2, 102 - 109, https://doi.org/10.4161/cc.1.2.108

[14] Braid, I. (1855/1970). The physiology of fascination and the critics criticized. In Tinterow, M., (Ed.). Foundations of hypnosis. Springfield, IL: C.C. Thomas, 376 - 389.

[15] Brenman, M., & Gill, M. M. (1947). Hypnotherapy; a survey of the literature. International Universities Press.

[16] Brickner, R.M., & Kubie, L.S. (1936). A miniature psychotic storm produced by a super-ego conflict over simple posthypnotic suggestion. The Psychoanalytic Quarterly, 5, 467 - 487.

[17] Britannica, T. Editors of Encyclopaedia. (2021). Émile Coué. Encyclopedia Britannica. https://www.britannica.com/biography/Emile-Coue

[18] Byers, W., (2007). How Mathematicians Think: Using Ambiguity, Contradiction, and Paradox to Create Mathematics. Princeton: Princeton University Press.

[19] Castillo, P.E., Schoch, S., Schmitz, F., Südhof, T.C., & Malenka, R.C. (2002). RIM1alpha is required for presynaptic long-term potentiation. Nature, 415(6869), 327 - 330. https://doi.org/10.1038/415327a

[20] Copi, I.M. (1954). Introduction to Logic. Revue de Métaphysique et de Morale 59(3):344 - 345.

[21] David, D., & Brown, R.I. (2002). Suggestibility and negative priming: two replication studies. The International journal of clinical and experimental hypnosis, 50(3), 215 - 228. https://doi.org/10.1080/00207140208410100

[22] David, D., King, B.I., & Borkardt, I.I. (2001). Is a capacity for negative priming correlated with hypnotizability?: A preliminary study. The International journal of clinical and experimental hypnosis, 49(1), 30 - 37. https://doi.org/10.1080/00207140108410377

[23] Dobrunz, L.E., & Garner, C.C. (2002). Priming plasticity. Nature, 415(6869), 277 - 278. https://doi.org/10.1038/415277a

[24] Dorfman, I. & Kihlstrom, I. (1994). Semantic priming in posthypnotic amnesia. Paper presented at the annual meeting of the Psychonomic Society, St. Louis, MO.

[25] Erickson, M.H. (1932/2010). Possible detrimental effects of experimental hypnosis. In General and Historical Surveys of Hypnosis, Volume 8 of The Collected Works of Milton H. Erickson. (E.L. Rossi, R. Erickson-Klein & K. Rossi., Eds.) Phoenix, AZ: The Milton H. Erickson Foundation Press.

[26] Erickson, M. H. (1933/2010). The investigation of a specific amnesia. In Classical Hypnotic Phenomena, Part 1: Psychodynamics, Volume 5 of The Collected Works of Milton H. Erickson. (E. L. Rossi, R. Erickson-Klein & K. Rossi., Eds.) Phoenix, AZ: The Milton H. Erickson Foundation Press.

[27] Erickson, M.H. (1934/2010). Concomitance of Organic and Psychologic Changes During Marked Improvement in Schizophrenia: A Case Analysis. In General and Historical Surveys of Hypnosis, Volume 8 of The Collected Works of Milton H. Erickson. (E.L. Rossi, R. Erickson-Klein & K. Rossi., Eds.) Phoenix, AZ: The Milton H. Erickson Foundation Press.

[28] Erickson, M. H. (1935/2010). Opportunities for psychological research in mental hospitals. In General and Historical Surveys of Hypnosis, Volume 8 of The Collected Works of Milton H. Erickson. (E.L. Rossi, R. Erickson-Klein & K. Rossi., Eds.) Phoenix, AZ: The Milton H. Erickson Foundation Press.

[29] Erickson, M.H. (1937/1939). The application of hypnosis to psychiatry. Medical Record. 60 - 65.

[30] Erickson, M.H. (1937/2010a). Development of apparent unconscious during hypnotic reliving of a traumatic experience. In Classical Hypnotic Phenomena, Part 1: Psychodynamics, Volume 5 of The Collected Works of Milton H. Erickson. (E.L. Rossi, R. Erickson-Klein & K. Rossi., Eds.) Phoenix, AZ: The Milton H. Erickson Foundation Press.

[31] Erickson, M. H. (1937/2010b). Psychological Factors Involved in the Placement of the Mental Patient on Visit and Family Care. In General and Historical Surveys of Hypnosis, Volume 8 of The Collected Works of Milton H. Erickson. (E.L. Rossi, R. Erickson-Klein & K. Rossi., Eds.) Phoenix, AZ: The Milton H. Erickson Foundation Press.

[32] Erickson, M.H. (1938/2010a). A study of clinical and experimental findings on hypnotic deafness: I. clinical experimentation and findings. In Classical Hypnotic Phenomena, Part 2: Memory and Hallucination, Volume 6 of The Collected Works of Milton H. Erickson. (E.L. Rossi, R. Erickson-Klein & K. Rossi., Eds.) Phoenix, AZ: The Milton H. Erickson Foundation Press.

[33] Erickson, M.H. (1938/2010b). A study of clinical and experimental findings on hypnotic deafness: II. clinical experimentation and findings. In Classical Hypnotic Phenomena, Part 2: Memory and Hallucination, Volume 6 of The Collected Works of Milton H. Erickson. (E.L. Rossi, R. Erickson-Klein & K. Rossi., Eds.) Phoenix, AZ: The Milton H. Erickson Foundation Press.

[34] Erickson, M. H. (1938/2010c). Negation or reversal of legal testimony. In Classical Hypnotic Phenomena, Part 1: Psychodynamics, Volume 5 of The Collected Works of Milton H. Erickson. (E. L. Rossi, R. Erickson-Klein & K. Rossi., Eds.) Phoenix, AZ: The Milton H. Erickson Foundation Press.

[35] Erickson, M.H. (1938/2010d). Problem of the Definition and the Dynamic Values of Psychiatric Concepts. In General and Historical Surveys of Hypnosis, Volume 8 of The Collected Works of Milton H. Erickson. (E.L. Rossi, R. Erickson-Klein & K. Rossi., Eds.) Phoenix, AZ: The Milton H. Erickson Foundation Press.

[36] Erickson, M.H. (1939/2010a). Experimental Demonstrations of the Psychopathology of Everyday Life. In Classical Hypnotic Phenomena, Part 1: Psychodynamics, Volume 5 of The Collected Works of Milton H. Erickson. (E.L. Rossi, R. Erickson-Klein & K. Rossi., Eds.) Phoenix, AZ: The Milton H. Erickson Foundation Press.

[37] Erickson, M.H. (1939/2010b). Induction of color blindness by a technique of hypnotic suggestion. In Classical Hypnotic Phenomena, Part 2: Memory and Hallucination, Volume 6 of The Collected Works of Milton H. Erickson. (E.L. Rossi, R. Erickson-Klein & K. Rossi., Eds.) Phoenix, AZ: The Milton H. Erickson Foundation Press.

[38] Erickson, M. H. (1939/2010c). An experimental investigation of the possible antisocial use of hypnosis. In General and Historical Surveys of Hypnosis, Volume 8 of The Collected Works of Milton H. Erickson. (E.L. Rossi, R. Erickson-Klein & K. Rossi., Eds.) Phoenix, AZ: The Milton H. Erickson Foundation Press.

[39] Erickson, M.H. (1941/2010). Psychological factors involved in the placement of the mental patient on visit and family care. In General and Historical Surveys of Hypnosis, Volume 8 of The Collected Works of Milton H. Erickson. (E.L. Rossi, R. Erickson-Klein & K. Rossi., Eds.) Phoenix, AZ: The Milton H. Erickson Foundation Press.

[40] Erickson, M. H. (1943/2010a). Hypnotic Investigation of Psychosomatic Phenomena: Psychosomatic Relationships Studied by Experimental Hypnosis Psychosomatic Medicine. In Mind-Body Healing and Rehabilitation, Volume 7 of The Collected Works of Milton H. Erickson. (E.L. Rossi, R. Erickson-Klein & K. Rossi., Eds.) Phoenix, AZ: The Milton H. Erickson Foundation Press.

[41] Erickson, M.H. (1943/2010b). Concomitance of Organic and Psychologic Changes During Marked Improvement in Schizophrenia: A Case Analysis. In General and Historical Surveys of Hypnosis, Volume 8 of The Collected Works of Milton H. Erickson. (E.L. Rossi, R. Erickson-Klein & K. Rossi., Eds.) Phoenix, AZ: The Milton H. Erickson Foundation Press.

[42] Erickson, M.H. (1943/2010c). Hypnotic Investigation of Psychosomatic Phenomena: A Controlled Experimental Use of Hypnotic Regression in the Therapy of an Acquired Food Intolerance. In Mind-Body Healing and Rehabilitation, Volume 7 of The Collected Works of Milton H. Erickson. (E.L. Rossi, R. Erickson-Klein & K. Rossi., Eds.) Phoenix, AZ: The Milton H. Erickson Foundation Press.

[43] Erickson, M.H. (1943/2010d). Experimentally Elicited Salivary and Related Responses to Hypnotic Visual Hallucinations Confirmed by Personality Reactions. In Mind-Body Healing and Rehabilitation, Volume 7 of The Collected Works of Milton H. Erickson. (E.L. Rossi, R. Erickson-Klein & K. Rossi., Eds.) Phoenix, AZ: The Milton H. Erickson Foundation Press.

[44] Erickson, M.H. (1944). Hypnosis in Medicine. The Medical Clinics of North America.

[45] Erickson, M.H. (1944/1945). Hypnotic techniques for the therapy of acute psychiatric disturbances in war. American Journal of Psychiatry, (101), 668 – 672.

[46] Erickson, M.H. (1948). Hypnotic psychotherapy. State of Mind, (1).

[47] Erickson, M.H. (1954/2010). Utilizing the Patient's Own Personality and Ideas: "Doing His Own Way". In Opening the Mind, Volume 3 of The Collected Works of Milton H. Erickson. (E.L. Rossi, R. Erickson-Klein & K. Rossi., Eds.) Phoenix, AZ: The Milton H. Erickson Foundation Press.

[48] Erickson, M.H. (1957). Hypnosis in general practice. State of Mind, (1).

[49] Erickson, M.H. (1961). Historical Note on the Hand Levitation and other Ideomotor Techniques, American Journal of Clinical Hypnosis, 3:3, 196 – 199, https://doi.org/10.1080/00029157.1961.10701715

[50] Erickson, M.H. (1964/2010). A Hypnotic Technique for Resistant Patients: The Patient, The Technique, and its rationale and Field Experiments. In Advanced Approaches to Therapeutic Hypnosis, Volume 4 of The Collected Works of Milton H. Erickson. (E.L. Rossi, R. Erickson-Klein & K. Rossi., Eds.) Phoenix, AZ: The Milton H. Erickson Foundation Press.

[51] Erickson, M.H. (1966/1970). Hypnosis: Its Renascence as a Treatment Modality, American Journal of Clinical Hypnosis, 13:2, 71 – 89, https://doi.org/10.1080/00029157.1970.10402085

[52] Erickson, M.H. (1975). Varieties of Double Bind, American Journal of Clinical Hypnosis, 17:3, 143 – 157, https://doi.org/10.1080/00029157.1975.10403733

[53] Erickson, M.H. (1976). Indirect forms of suggestion. Presented at 28th Annual Meeting of the Society for Clinical and Experimental Hypnosis under the title of "Milton H. Erickson's Approaches to Trance Induction."

[54] Erickson, M.H. (1977). Hypnotic approaches to therapy. American Journal of Clinical Hypnosis, 20 (1), 20 – 35. https://doi.org/10.1080/00029157.1977.10403899

[55] Erickson, M.H. (1985/2014). Life reframing in hypnosis: Seminars, workshops, and lectures, Part 2. Volume 14 of The Collected Works of Milton H. Erickson. (E.L. Rossi, R. Erickson-Klein & K. Rossi., Eds.) Phoenix, AZ: The Milton H. Erickson Foundation Press.

[56] Erickson, M.H. (1992/2014). Creative Choice in hypnosis: Seminars, workshops and lectures, Part 4. Volume 16 of The Collected Works of Milton H. Erickson. (E.L. Rossi, R. Erickson-Klein & K. Rossi., Eds.) Phoenix, AZ: The Milton H. Erickson Foundation Press.

[57] Erickson, M. H. & Brickner, R. M. (1943/2010). Hypnotic Investigation of Psychosomatic Phenomena: Aphasia-like Reactions from Hypnotically Induced Amnesias. Experimental Observations and a Detailed Case Report. In Mind-Body Healing and Rehabilitation, Volume 7 of The Collected Works of Milton H. Erickson. (E.L. Rossi, R. Erickson-Klein & K. Rossi., Eds.) Phoenix, AZ: The Milton H. Erickson Foundation Press.

[58] Erickson, M.H. & Erickson, E.M. (1938/2010). Hypnotic induction of hallucinatory color vision followed by pseudo-negative after images. In Classical Hypnotic Phenomena, Part 2: Memory and Hallucination, Volume 6 of The Collected Works of Milton H. Erickson. (E.L. Rossi, R. Erickson-Klein & K. Rossi., Eds.) Phoenix, AZ: The Milton H. Erickson Foundation Press.

[59] Erickson, M.H. & Erickson, E.M. (1941). Concerning the Nature and Character of Post-Hypnotic Behavior, The Journal of General Psychology, 24: 1, 95 – 133, https://doi.org/10.1080/00221309.1941.10544362

[60] Erickson, M.H., Haley, I. & Weakland, I.H. (1959). A Transcript of a Trance Induction with

Commentary, American Journal of Clinical Hypnosis, 2: 2, 49 - 84, https://doi.org/10.1080/00029157.1959.10401799

[61] Erickson, M.H. & Hill, L.B. (1944/2010). Unconscious Mental Activity in Hypnosis: Psychoanalytic Implications. In Classical Hypnotic Phenomena, Part 1: Psychodynamics, Volume 5 of The Collected Works of Milton H. Erickson. (E.L. Rossi, R. Erickson-Klein & K. Rossi., Eds.) Phoenix, AZ: The Milton H. Erickson Foundation Press.

[62] Erickson, M.H. & Kubie, L.S. (1939/2010a). Permanent Relief of an Obsessional Phobia by Means of Communications with an Unsuspected Dual Personality. In Classical Hypnotic Phenomena, Part 1: Psychodynamics, Volume 5 of The Collected Works of Milton H. Erickson. (E.L. Rossi, R. Erickson-Klein & K. Rossi., Eds.) Phoenix, AZ: The Milton H. Erickson Foundation Press.

[63] Erickson, M.H. & Kubie, L.S. (1939/2010b). Use of automatic drawing in the interpretation and relief of a state of acute obsessional depression. In Classical Hypnotic Phenomena, Part 1: Psychodynamics, Volume 5 of The Collected Works of Milton H. Erickson. (E.L. Rossi, R. Erickson-Klein & K. Rossi., Eds.) Phoenix, AZ: The Milton H. Erickson Foundation Press.

[64] Erickson, M.H. & Kubie, L.S. (1940/2010). Translation of the Cryptic Automatic Writing of One Hypnotic Subject by Another in a Trancelike Dissociated State. In Classical Hypnotic Phenomena, Part 1: Psychodynamics, Volume 5 of The Collected Works of Milton H. Erickson. (E.L. Rossi, R. Erickson-Klein & K. Rossi., Eds.) Phoenix, AZ: The Milton H. Erickson Foundation Press.

[65] Erickson, M.H. & Rossi, E.L. (1974/2010). Varieties of Hypnotic Amnesia. In Classical Hypnotic Phenomena, Part 1: Psychodynamics, Volume 5 of The Collected Works of Milton H. Erickson. (E. L. Rossi, R. Erickson-Klein & K. Rossi., Eds.) Phoenix, AZ: The Milton H. Erickson Foundation Press.

[66] Erickson, M.H. & Rossi, E.L. (1974/2010). Varieties of Hypnotic Amnesia. In Classical Hypnotic Phenomena, Part 1: Psychodynamics, Volume 5 of The Collected Works of Milton H. Erickson. (E. L. Rossi, R. Erickson-Klein & K. Rossi., Eds.) Phoenix, AZ: The Milton H. Erickson Foundation Press.

[67] Erickson, M.H. & Rossi, E.L. (1976/2010). Hypnotic realities: The induction of clinical hypnosis and forms of indirect suggestion. Volume 10 of The Collected Works of Milton H. Erickson. (E.L. Rossi, R. Erickson-Klein & K. Rossi., Eds.) Phoenix, AZ: The Milton H. Erickson Foundation Press.

[68] Erickson, M.H. & Rossi, E.L. (1976 - 1978). Indirect forms of suggestion in Hand Levitation. Unpublished manuscript.

[69] Erickson, M.H. & Rossi, E.L. (1976). Two Level Communication and the Microdynamics of Trance and Suggestion, American journal of clinical hypnosis, 18: 3, 153 - 171, https://doi.org/10.1080/00029157.1976.10403794

[70] Erickson, M.H., & Rossi, E.L. (1976). Two level communication and the microdynamics of trance and suggestion. American journal of clinical hypnosis, 18(3), 153 - 171. https://doi.org/10.1080/00029157.1976.10403794

[71] Erickson, M.H. & Rossi, E.L. (1979/2014). Hypnotherapy: An exploratory Casebook. Volume 11 of The Collected Works of Milton H. Erickson. (E.L. Rossi, R. Erickson-Klein & K. Rossi., Eds.) Phoenix, AZ: The Milton H. Erickson Foundation Press.

[72] Erickson, M.H. & Rossi, E.L. (1981/2014). Experiencing hypnosis: Therapeutic approaches to altered states. Volume 12 of The Collected Works of Milton H. Erickson. (E.L. Rossi, R. Erickson-Klein & K. Rossi., Eds.) Phoenix, AZ: The Milton H. Erickson Foundation Press.

[73] Erickson, M.H. & Rossi, E.L. (1989). The February man: Evolving consciousness and identity in hypnotherapy. Volume 9 of The Collected Works of Milton H. Erickson. (E.L. Rossi, R. Erickson-Klein & K. Rossi., Eds.) Phoenix, AZ: The Milton H. Erickson Foundation Press.

[74] Farber, L.H. & Fisher, C. (1943). An Experimental Approach to Dream Psychology Through the

Use of Hypnosis, The Psychoanalytic Quarterly, 12:2, 202－216, https://doi.org/10.1080/21674086.1943.11925525

[75] Gill, M.M., & Brenman, M. (1943). Treatment of a case of anxiety hysteria by an hypnotic technique employing psychoanalytic principles. Bulletin of the Menninger Clinic, 7, 163－171.

[76] Gruzelier, I., Smith, F., Nagy, A., & Henderson, D. (2001). Cellular and humoral immunity, mood and exam stress: the influences of self-hypnosis and personality predictors. International Journal of Psychophysiology: Official Journal of the International Organization of Psychophysiology, 42(1), 55－71. https://doi.org/10.1016/s0167-8760(01)00136-2

[77] Gur, R.C. & Reyher, I. (1976). Enhancement of Creativity via Free-Imagery and Hypnosis, American Journal of Clinical Hypnosis, 18:4, 237－249, https://doi.org/10.1080/00029157.1976.10403806

[78] Haley, I. (1963). Strategies of psychotherapy. Grune & Stratton. https://doi.org/10.1037/14324-000

[79] Harriman, P. L. (1943). A new approach to multiple personalities. American Orthopsychiatric Association. https://doi.org/10.1111/j.1939-0025.1943.tb06027.x

[80] Hebb, D. (1949). The organization of behavior: A neuropsychological theory. New York: Wiley.

[81] Huston, P.E., Shakow, D. & Erickson, M.H. (1934). A study of hypnotically induced complexes by means of the Luria technique. Journal of General Psychology, 11: 65－97.

[82] Kandel, E.R. (1983). From metapsychology to molecular biology: explorations into the nature of anxiety. The American journal of psychiatry, 140(10), 1277－1293. https://doi.org/10.1176/ajp.140.10.1277

[83] Kandel, E.R. (1989). Genes, nerve cells, and the remembrance of things past. The Journal of neuropsychiatry and clinical neurosciences, 1(2), 103－125. https://doi.org/10.1176/jnp.1.2.103

[84] Kandel, E. R. (1998). A new intellectual framework for psychiatry. The American journal of psychiatry, 155(4), 457－469. https://doi.org/10.1176/ajp.155.4.457

[85] Kandel, E.R. (2000). Cellular mechanisms of learning and the biological basis of individuality. In Kandel, E., Schwartz, I., & Jessell, T. (Eds.) Principles of neural science. 4th Edition, 1247－1279.

[86] Kandel, E.R. (2001). The Molecular Biology of Memory Storage: A Dialogue Between Genes and Synapses. Science, 294(5544), 1030－8. https://doi.org/10.1126/science.1067020

[87] Kaufer, D., Friedman, A., Seidman, S., & Soreq, H. (1998). Acute Stress Facilitates Long-lasting Changes in Cholinergic Gene Expression. Nature, 393 (6683), 373－377. https://doi.org/10.1038/30741

[88] Kelner, K. & Bloom, F. (2000). The Best of Science: Neuroscience. Washington: American Association for the Advancement of Science.

[89] Kempermann, G., & Gage, F.H. (1999). New Nerve Cells for the Adult Brain. Scientific American, 280(5), 48－53. https://doi.org/10.1038/scientificamerican0599-48

[90] Kempermann, G., Kuhn, H.G., & Gage, F.H. (1997). More Hippocampal Neurons in Adult Mice Living in an Enriched Environment. Nature, 386(6624), 493－495. https://doi.org/10.1038/386493a0

[91] Kendler, T.S., & Kendler, H.H. (1962). Inferential behavior in children as a function of age and subgoal constancy. Journal of Experimental Psychology, 64 (5), 460－466. https://doi.org/10.1037/h0042038

[92] Kiecolt-Glaser, I.K., Marucha, P.T., Atkinson, C., & Glaser, R. (2001). Hypnosis as a Modulator of Cellular Immune Dysregulation During Acute Stress. Journal of Consulting and Clinical Psychology, 69(4), 674－682. https://doi.org/10.1037/0022-006x.69.4.674

[93] Kihlstrom, I. (1998). Hypnosis and the psychological unconscious. In The encyclopedia of mental health, Vol.2. New York: Academic Press, 467－477.

[94] Kinsbourne, M. (1974). Mechanisms of hemispheric interaction in man. In M. Kinsbourne & W. L. Smith (Eds.), Hemispheric disconnection and cerebral function. Charles C Thomas. 260 - 285.

[95] Kirsch, I. (2000). The response set theory of hypnosis. The American journal of clinical hypnosis, 42(3 - 4), 274 - 292. https://doi.org/10.1080/00029157.2000.10734362

[96] Kirsch, I., & Lynn, S.I. (1997). Hypnotic involuntariness and the automaticity of everyday life. The American journal of clinical hypnosis, 40 (1), 329 - 348. https://doi. org/10. 1080/00029157. 1997.10403402

[97] Kleitman, N. & Rossi, E. (1992). The basic rest-activity cycle — 32 years later. An interview with Nathaniel Kleitman at 96. In Lloyd, D. & Rossi, E., Eds. (1992). Ultradian Rhythms in Life Processes: A Fundamental Inquiry into Chronobiology and Psychobiology. New York: Springer-Verlag, 303 - 306.

[98] Koestler, A. (1964). The Act of Creation. London: Picador Pan Books.

[99] Kroger, W.S. (1963). An analysis of valid and invalid objections to hypnotherapy. American Journal of Clinical Hypnosis, 6(2), 120 - 131. https://doi.org/10.1080/00029157.1963.10402331

[100] Liebman, M. (1941). Traumatic amnesia during hypnosis. The Journal of Abnormal and Social Psychology, 36(1), 103 - 105. https://doi.org/10.1037/h0060046

[101] Lloyd, D. & Rossi, E., Eds. (1992). Ultradian Rhythms in Life Processes: A Fundamental Inquiry into Chronobiology and Psychobiology. New York: Springer-Verlag.

[102] Lloyd, D., & Rossi, E.L. (1993). Biological rhythms as organization and information. Biological reviews of the Cambridge Philosophical Society, 68(4), 563 - 577. https://doi.org/10.1111/j.1469-185x.1993.tb01244.x

[103] Lodish, H., Berk, A., Zipursky, S., Matsudaria, P., Baltimore, D. & Darnell, I. (Eds.) (2000). Molecular cell biology, 4th edition, New York: Freeman.

[104] Luria, A.R. (1932). The Nature of Human Conflicts. Liveright.

[105] Lydic, R. (Ed.) (1998). Molecular Regulation of Arousal States. New York: CRC Press.

[106] Lydic, R. and Baghdoyan, H. (1999). Handbook of Behavioral State Control: Cellular and Molecular Mechanisms. New York: CRC Press.

[107] Meshorer, E., Erb, C., Gazit, R., Pavlovsky, L., Kaufer, D., Friedman, A., Glick, D., Ben-Arie, N., & Soreq, H. (2002). Alternative splicing and neuritic mRNA translocation under long-term neuronal hypersensitivity. Science (New York, N.Y.), 295(5554), 508 - 512. https://doi.org/10. 1126/science.1066752

[108] Moll, A. (1890). Hypnotism. London, England: Walter Scott.

[109] Moore, D. (2001). The dependent gene: The fallacy of "nature vs. nurture". New York: Freeman.

[110] Morton Prince (1935). The Journal of Abnormal and Social Psychology, 30(1), 1 - 3. https://doi. org/10.1037/h0049689

[111] Nader, K., Schafe, G.E. & Le Doux, I.E. (2000a). Fear Memories Require Protein Synthesis in the Amygdala for Reconsolidation after Retrieval. Nature, 406, 722 - 726. https://doi. org/10. 1038/35021052

[112] Nader, K., Schafe, G.E., & LeDoux, I.E. (2000b). The labile nature of consolidation theory. Nature reviews. Neuroscience, 1(3), 216 - 219. https://doi.org/10.1038/35044580

[113] O'Neill, M., Hicks, C., Shaw, G., Parameswaran, T., Cardwell, G., & O'Neill, M. (1998). Effects of 5-hydroxytryptamine2 receptor antagonism on the behavioral activation and immediate-early gene expression induced by dizocilpine. Journal of Pharmacological Experimental Therapy, 287 (3), 839 - 846.

[114] Osgood, C.E. (1953). Method and theory in experimental psychology. Oxford University Press.

[115] Otto, R. (Harvey, I.W., translator) (1926/1950). The Idea of the Holy. New York, NY: Oxford University Press.

[116] Platonov, K.I. (1933). On the objective proof of the experimental personality age regression. Journal of General Psychology, 9, 190 – 209. https://doi.org/10.1080/00221309.1933.9920920

[117] Platonov, K.I. (1959). The Word as a Physiological and Therapeutic Factor: The Theory and Practice of Psychotherapy According to I.P. Pavlov. Foreign Languages Publishing House.

[118] Prince, M. (1929). Clinical and experimental studies in personality. Sci-Art.

[119] Ribeiro, S., Goyal, V., Mello, C.V., & Pavlides, C. (1999). Brain gene expression during REM sleep depends on prior waking experience. Learning & memory (Cold Spring Harbor, N.Y.), 6(5), 500 – 508. https://doi.org/10.1101/lm.6.5.500

[120] Ridley, M. (1999). Genome: The autobiography of a species in 23 chapters. New York: HarperCollins.

[121] Rossi, E.L. (1967). Game and Growth: Two Dimensions of Our Psychotherapeutic Zeitgeist. Journal of Humanistic Psychology, 7(2), 139 – 154. https://doi.org/10.1177/002216786700700203

[122] Rossi, E.L. (1968). The Breakout Heuristic: A Phenomenology of Growth Therapy with College Students. Journal of Humanistic Psychology, 8(1), 16 – 28. https://doi.org/10.1177/002216786800800102

[123] Rossi, E.L. (1973). Psychological Shocks and Creative Moments in Psychotherapy. American Journal of Clinical Hypnosis, 16(1), 9 – 22. https://doi.org/10.1080/00029157.1973.10403646

[124] Rossi, E.L. (1986/1993). The Psychobiology of Mind-body Healing: New Concepts of Therapeutic Hypnosis. 2nd Edition. New York: Norton.

[125] Rossi, E.L. (1990). Mind-molecular communication: Can we really talk to our genes? Hypnos, 77 (1), 3 – 14.

[126] Rossi, E.L. (1994). The emergence of mind-gene communication. European Journal of Clinical Hypnosis, 3, 4 – 17.

[127] Rossi, E.L. (1996). The Symptom Path to Enlightenment: The New Dynamics of Self-Organization in Hypnotherapy. Phoenix: Zeig, Tucker, Theisen, Inc.

[128] Rossi, E. L. (1999). Sleep, dream, hypnosis and healing: behavioral state-related gene expression and psychotherapy. Sleep and Hypnosis: An International Journal of Sleep, Dream, and Hypnosis, 1:3, 141 – 157.

[129] Rossi, E.L. (2000a). Exploring gene expression in sleep, dreams, and hypnosis with the new DNA microarray technology: A call for clinical experimental research. Sleep and Hypnosis: An International Journal of Sleep, Dream, and Hypnosis, 2:1, 40 – 46.

[130] Rossi E.L. (2000b). In search of a deep psychobiology of hypnosis: visionary hypotheses for a new millennium. The American journal of clinical hypnosis, 42(3 – 4), 178 – 207. https://doi.org/10.1080/00029157.2000.10734360

[131] Rossi, E.L. (2000c). Dreams, Consciousness, Spirit: The Quantum Experience of Self-Reflection and Co-Creation. (Third edition of Dreams and the Growth of Personality, 1972/1986). Phoenix: Zeig, Tucker, Theisen, Inc.

[132] Rossi, E.L. (2000d). The numinosum and the brain: The weaving thread of consciousness. Psychological Perspectives, 40:1, 94 – 103, https://doi.org/10.1080/00332920008403378

[133] Rossi, E.L. (2001a). The deep psychobiology of psychotherapy. In Corsini, R. (Ed.) Handbook of Innovative Therapy, 2nd edition, N.Y.: Wiley, 155 – 165.

[134] Rossi, E. L. (2001b). Updating Milton Erickson's neuropsychophysiological dynamics of

therapeutic hypnosis and psychotherapy. The Milton H. Erickson Foundation Newsletter. Phoenix, Arizona, 10 - 13.

[135] Rossi, E.L. (2002a). The Psychobiology of Gene Expression: Neuroscience and Neurogenesis in Hypnosis and the Healing Arts. New York: W.W.Norton Professional Books.

[136] Rossi, E.L. (2002b). The Psychosocial Genomics of Therapeutic Hypnosis and Psychotherapy. Sleep and Hypnosis: An International Journal of Sleep, Dream, and Hypnosis, 4(1), 26 - 38.

[137] Rossi, E.L. & Cheek, D. (1988). Mind-Body Therapy: Methods of Ideodynamic Healing in Hypnosis. New York, NY: W.W. Norton. https://doi.org/10.1192/S0007125000006218

[138] Rossi, E.L., Lippincott, B. & Bessette, A. (1994). Ultradian Dynamics in Hypnotherapy: Part One. The European Journal of Clinical Hypnosis, 2, 1, 10 - 20.

[139] Rossi, E.L., Lippincott, B. & Bessette, A. (1995). Ultradian Dynamics in Hypnotherapy: Part Two. The European Journal of Clinical Hypnosis, 2, 2, 6 - 14.

[140] Sears, R.R. (1932). An experimental study of hypnotic anesthesia. Journal of Experimental Psychology, 15(1), 1 - 22. https://doi.org/10.1037/h0072231

[141] Schanberg, S. (1995). The genetic basis for touch effects. Field, T. (Ed.) Touch in Early Development. N.Y.: Lawrence Erlbaum, 67 - 79.

[142] Schoch, S., Castillo, P.E., Jo, T., Mukherjee, K., Geppert, M., Wang, Y., Schmitz, F., Malenka, R.C., & Südhof, T.C. (2002). RIM1alpha forms a protein scaffold for regulating neurotransmitter release at the active zone. Nature, 415(6869), 321 - 326. https://doi.org/10.1038/415321a

[143] Senba, E., & Ueyama, T. (1997). Stress-induced expression of immediate early genes in the brain and peripheral organs of the rat. Neuroscience research, 29(3), 183 - 207. https://doi.org/10.1016/s0168-0102(97)00095-3

[144] Shimizu, E., Tang, Y.P., Rampon, C., & Tsien, I.Z. (2000). NMDA receptor-dependent synaptic reinforcement as a crucial process for memory consolidation. Science (New York, N.Y.), 290 (5494), 1170 - 1174. https://doi.org/10.1126/science.290.5494.1170

[145] Sluzki, C.E. & Ransom, D.C. (1976). Double Bind: The Foundation of the Communicational Approach to the Family. Grune & Stratton.

[146] Snowdon, D. (2001). Aging with Grace. New York: Bantam.

[147] Sternberg, E. (2000). The Balance Within: The Science of Connecting Health and Emotions. N. Y.: Freeman.

[148] Sternberg, R.I. (2001). What is the common thread of creativity? Its dialectical relation to intelligence and wisdom. The American psychologist, 56(4), 360 - 362.

[149] Sternberg, R.I. & Davidson, I. (1995). The Nature of Insight. Cambridge, Mass.: The MIT Press.

[150] Tinterow, M.M. (1970). Foundations of Hypnosis: From Mesmer to Freud. Springfield, IL: Charles C. Thomas.

[151] Tölle TR, Schadrack J, Zieglgansberger, W. (1995). Immediate-early Genes in the CNS. New York: Springer-Verlag.

[152] Toppila, I., Stenberg, D., Alanko, L., Asikainen, M., Urban, I.H., Turek, F.W., & Porkka-Heiskanen, T. (1995). REM sleep deprivation induces galanin gene expression in the rat brain. Neuroscience letters, 183(3), 171 - 174. https://doi.org/10.1016/0304-3940(94)11143-7

[153] van Praag, H., Kempermann, G., & Gage, F.H. (1999). Running Increases Cell Proliferation and Neurogenesis in the Adult Mouse Dentate Gyrus. Nature Neuroscience, 2(3), 266 - 270. https://doi.org/10.1038/6368

[154] van Praag, H., Kempermann, G., & Gage, F.H. (2000). Neural Consequences of Environmental Enrichment. Nature reviews. Neuroscience, 1(3), 191 – 198. https://doi.org/10.1038/35044558

[155] Waelti, P., Dickinson, A., & Schultz, W. (2001). Dopamine responses comply with basic assumptions of formal learning theory. Nature, 412(6842), 43 – 48. https://doi.org/10.1038/35083500

[156] Watzlawick, P., Beavin, I.B., & Jackson, D.A. (1967). Pragmatics of Human Communication: A Study of Interactional Patterns, Pathologies, and Paradoxes. New York, NY: W.W. Norton

[157] Watzlawick, P., Weakland, I.H., & Fisch, R. (1974). Change: Principles of problem formation and problem resolution. New York, NY: W.W. Norton.

[158] Weitzenhoffer, A.M. (1953). Hypnotism: An Objective Study in Suggestibility. New York, NY: Harper.

[159] Weitzenhoffer, A.M. (1957). General techniques of hypnotism. Grune & Stratton.

[160] Weitzenhoffer, A.M. (1960). Unconscious or Co-Conscious? Reflections upon Certain Recent Trends in Medical Hypnosis, American Journal of Clinical Hypnosis, 2:4, 177 – 196, https://doi.org/10.1080/00029157.1960.10401822

[161] Weitzenhoffer, A. M. (1963). The nature of hypnosis. Part 1. American Journal of Clinical Hypnosis, 5(4), 295 – 321. https://doi.org/10.1080/00029157.1963.10402307

[162] Weitzenhoffer, A.M. (1974). When is an "instruction" an "instruction"? International Journal of Clinical and Experimental Hypnosis, 22(3), 258 – 269. https://doi.org/10.1080/00207147408413005

[163] Whitehead, A.N. & Russell, B. (1910). Principia Mathematica. Cambridge, England: Cambridge University Press.

[164] Whitehorn, I.C. & Zilboorg, G. (2006). Present trends in American psychiatric research. J ournal of the American Psychiatric Association. https://doi.org/10.1176/ajp.90.2.303

[165] Williams, G.W. (1929). The effect of hypnosis on muscular fatigue. The Journal of Abnormal and Social Psychology, 24(3), 318 – 329. https://doi.org/10.1037/h0075346

[166] Wolberg, L.R. (1948). Medical hypnosis. Vol. 1. The principles of hypnotherapy. Grune & Stratton. https://doi.org/10.1037/10641-000

[167] Zeig, J.K. (1990). Seeding. In Zeig, I. and Gilligan, S. (Eds.) Brief therapy: Myths, methods, and metaphors. New York: Brunner/Mazel, 221 – 246.

[168] Zeig, J.K. (1999). The virtues of our faults: A key concept of Ericksonian therapy. Sleep and Hypnosis: An International Journal of Sleep, Dream, and Hypnosis, 1:2, 129 – 138.

[169] Zeki, S. (1999). Inner vision: An exploration of art and the brain. Oxford: Oxford University Press. Zeki, S. (2001). Artistic creativity and the brain. Science, 293, 51 – 52.

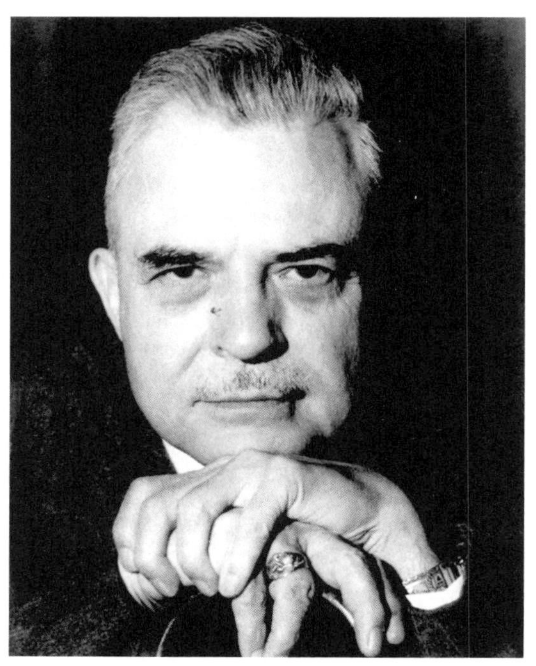

1956 年 5 月，亚利桑那州凤凰城，艾瑞克森的照片，用于《美国名人传记》

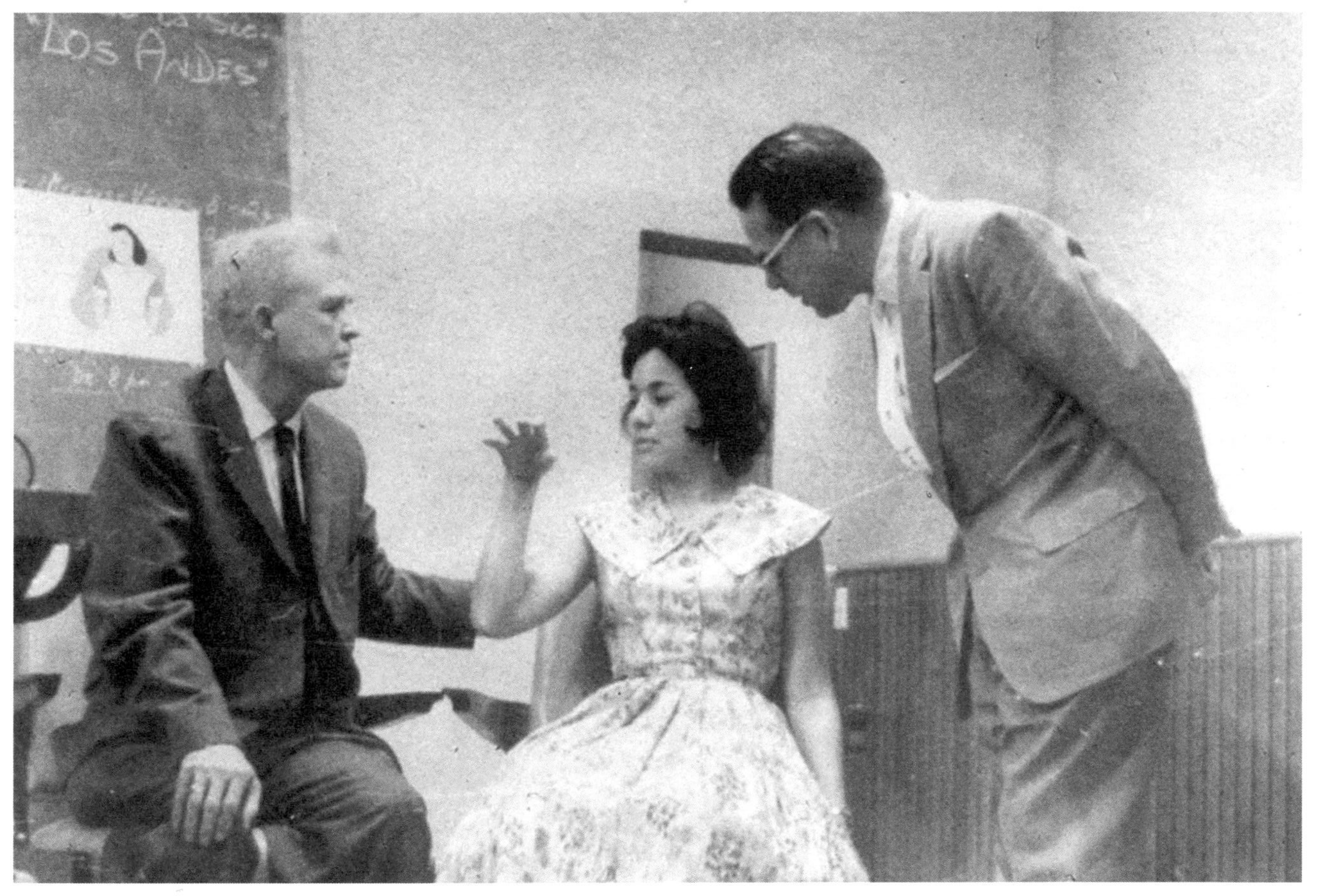

1960 年，委内瑞拉的加拉加斯，艾瑞克森正向在场的医生们演示用非言语的方式将一位只会说西班牙语的受试者导入催眠状态